POP | Patienten-
Orientierte Pharmazie

POP | Patienten-Orientierte Pharmazie

Klinisches Medikationsmanagement
17 Fälle

Mit Beiträgen von
(Die Nennung erfolgt nach der Anzahl
der bearbeiteten Kapitel)

Prof. Dr. Hartmut Derendorf, Gainesville, Florida
Dr. med. Robert Hermann, Radolfzell
Olaf Rose, PharmD, Steinfurt
Andreas Niclas Förster, PharmD, Velbert
Dr. Markus Zieglmeier, München
Isabel Waltering, PharmD, Nottuln
Gabriele Baumgärtner, Amberg
Monika Dircks, Erlangen
Dr. Frank Dörje, MBA, Erlangen
Dr. med. Angelika Dübbers, Münster
Dr. med. Christian Fechtrup, Münster
Dr. med. Tilman Fey, Münster
Dr. med. Florian Fuchs, Erlangen
Dr. med. Dolf Hage, Steinfurt
Dr. Martina Hahn, PharmD, Eltville am Rhein
Prof. Dr. Kristina Leuner, Erlangen/Nürnberg
Prof. Dr. med. Thomas Liebig, Köln
Prof. Dr. med. David Maintz, Köln
Prof. Dr. med. Heymut Omran, Münster
Dr. med. Jürgen Rech, Möhrendorf
Ina Richling, PharmD, Iserlohn
Dr. med. Sibylle C. Roll, Eltville am Rhein

Mit 38 Abbildungen, 55 Tabellen
und 21 Illustrationen

Deutsche
ApothekerZeitung

 Deutscher
Apotheker Verlag

Vorwort

Bei der Behandlung von Krankheiten spielt die Arzneimitteltherapie heute eine essentielle Rolle. Leider gibt es aber oft große Probleme beim Einsatz von Arzneimitteln. Diese arzneimittelbezogenen Probleme umfassen viele Aspekte: falsche oder unnötige Verordnungen, zu hohe oder zu niedrige Dosierungen, Arzneimittelinteraktionen, unzureichende Therapietreue u.v.a. Dies betrifft vor allem ältere Patienten und solche, die viele Arzneimittel gleichzeitig einnehmen. Studien aus der ganzen Welt haben gezeigt, dass eine therapiebegleitende Arzneimittelbetreuung durch einen kompetenten Apotheker gleich in doppeltem Sinne gewinnbringend ist: Zum einen resultiert ein solches Medikationsmanagement in deutlich besseren Therapieerfolgen, und zum zweiten werden durch diese Maßnahmen die Gesamttherapiekosten der Patienten erheblich verringert. Es kommt zu weniger Folgekosten wie Notfallaufnahmen oder Sekundärbehandlungen unerwünschter Arzneimittelwirkungen. Auch die Krankenausfalltage sind bei Durchführung eines Medikationsmanagements verringert. Dieses Einsparpotential ist in den letzten Jahren immer deutlicher von Krankenkassen und Politikern erkannt worden.

Apotheker können die häufig äußerst komplexe Medikation der Patienten dank ihrer Schlüsselposition in der Arzneimittelbelieferung meist gut überblicken. Bei entsprechender Kompetenz des Apothekers nehmen Ärzte dieses Angebot in der Regel dankbar an. Ein Vertrauensverhältnis von Arzt und Apotheker ist hierbei eine Grundvoraussetzung, um ohne Eitelkeiten professionell die bestmögliche Patientenbetreuung zu erzielen. Das vorliegende Buch will in Form von Fallbeispielen die Kompetenz der Apotheker trainieren. Für sämtliche Empfehlungen gibt es eine nachweisbare Grundlage, die evidenzbasiert und leitlinienkonform ist.

Das vorliegende Buch ist von einem engagierten Autorenteam verfasst worden, der sogenannten POP-Gruppe. Es ist eine wahre Freude mit diesen Kollegen zusammenzuarbeiten, die alle mit viel Kompetenz und Herzblut ihre Beiträge erstellt haben. Bei fast allen Beiträgen ist neben den Apothekern ein Arzt mit im Autorenteam, denn eine optimale Arzneimitteltherapie ist ein gemeinsames Anliegen von Arzt und Apotheker, das kollegial und konstruktiv angegangen werden muss. Danken möchte ich neben den Autoren auch dem Deutschen Apotheker Verlag, vor allem Frau Dr. Doris Uhl, die diese POP-Serie mit großem Engagement koordiniert hat, und Frau Antje Piening, die daraus dieses Buch zusammengestellt hat. Dank gebührt auch den Kollegen, die in diesem Buch nicht mit im Autorenteam sind, aber konzeptionell an der Erstellung der POP-Serie mitgewirkt haben wie die Apotheker Jochen Pfeiffer und Monika Alter sowie Frau Dr. Verena Stahl, die in der DAZ die POP-Fälle jeweis mit einem Arzneimitteltherapiesicherheits(AMTS)-Aspekt begleitet.

Im Frühling 2014,   Hartmut Derendorf

Inhalt

Eine Patientin mit Hyperlipidämie.................................... 6

Eine Schmerz-Patientin................................ 15

Eine Hypertonie-Patientin.............................. 24

Eine Parkinson-Patientin mit Sturzneigung..................... 32

Ein junger Asthma-Patient............................. 38

Ein Patient mit COPD................................. 47

Eine depressive Patientin.............................. 58

Ein jugendlicher Diabetiker............................ 68

Ein Schlaganfall-Patient.............................. 76

Eine junge Rheuma-Patientin......................... 86

Ein Patient mit bipolarer Störung.................... 98

Eine Patientin mit Juckreiz und Ödemen........................ 107

Eine Patientin mit Verhütungswunsch............................ 116

Ein junger CF-Patient................................ 123

Ein Alzheimer-Patient................................ 132

Eine Patientin mit Herzinsuffizienz.................... 143

Eine Patientin mit Herzrhythmusstörungen....................... 151

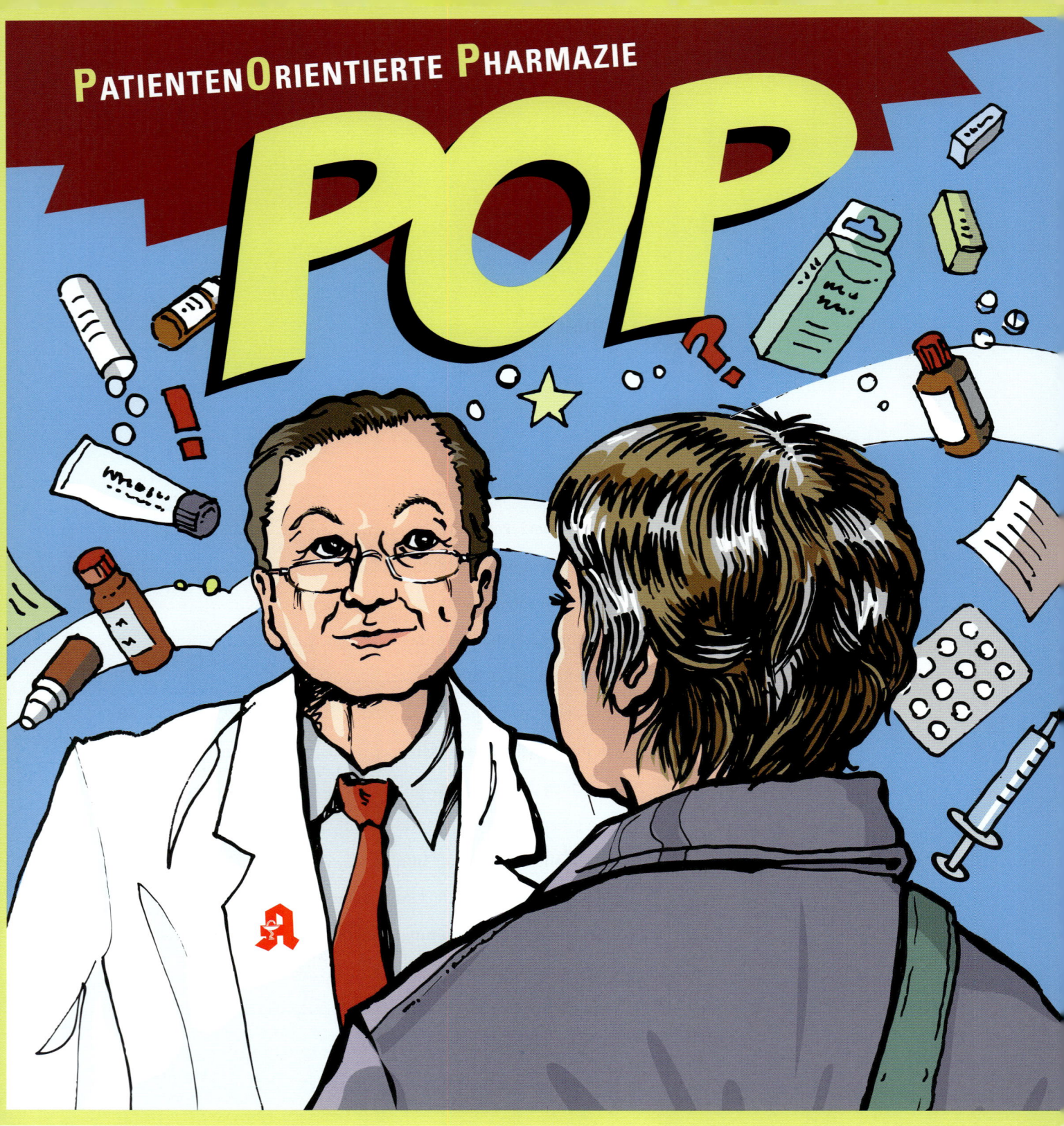

Eine Patientin mit Hyperlipidämie

Von Olaf Rose und Hartmut Derendorf | In der Klinischen Pharmazie dreht sich alles um den Patienten, um Leitlinien und um das klinische Ergebnis. Bearbeiten Sie mit uns folgenden Patientenfall und erlernen Sie so zusätzliches Wissen in Klinischer Pharmazie.

Patientin Gerhardine Meyer (G.M.) ist 73 Jahre alt und erscheint besorgt in ihrer Apotheke. Sie zeigt ihrem Apotheker folgende Hautveränderungen um die Augen und am Ellenbogen und bittet ihn am Freitagnachmittag um Rat ...

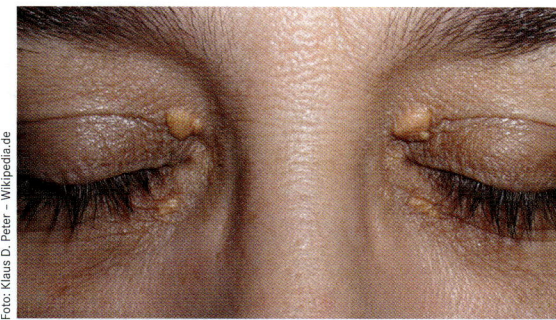

Foto: Klaus D. Peter – Wikipedia.de

Wie lautet Ihre Vermutung bezüglich der Hautveränderungen?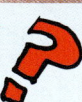

Die gelbliche Farbe, die Form und die Lokalisierung der Ablagerungen auf den Augenlidern spricht ebenso wie die trotz hochdosierter Statingabe erhöhten Cholesterinwerte dafür, dass es sich hier um Cholesterinablagerungen in der Haut handelt, also um ein Xanthelasma. Die Patientin wird zur Abklärung der Hautveränderungen an den Arzt verwiesen, der die Diagnose Xanthelasma stellt.

Der Entlassungsbericht

Diagnosen:
Bluthochdruck, Fettleibigkeit, Diabetes mellitus Typ 2, stabile Angina pectoris

Medikation:
- Amlodipin 10 mg, 1 x täglich
- HCT 25 mg, 1 x täglich
- Metformin 500 mg, 2 x täglich
- Acetylsalicylsäure 100 mg, 1 x täglich
- Simvastatin 80 mg, 1 x täglich

PATIENTEN-**O**RIENTIERTE **P**HARMAZIE

Laborwerte am 7. 12. 2011:
Na: 138 mmol; Cl: 108 mmol ; K: 4,3 mmol; Kreatinin: 0,8 mg/dl; Glucose: 215 mg/dl; HbA_{1c}: 8,3% des Hb

Allergien: nicht bekannt

Vitalparameter:
Blutdruck: 135/89 mmHg; Puls: 55; Gewicht: 114 kg, Körperlänge: 177 cm; Raucher 15 Zigaretten pro Tag; gelegentlicher Alkoholkonsum

Lipidpanel nüchtern
Gesamtcholesterin (TC): 208 mg/dl; Triglyceride: 175 mg/dl; HDL: 58 mg/dl; LDL: 115 mg/dl

Der Apotheker macht sich zunächst ein Bild von der Patientin und fragt nach Dauer, Intensität, Veränderung, Schmerzhaftigkeit. Dann versucht er die Hintergründe zu erforschen:

Die Patientin G.M. berichtet, dass sie nach unklaren Herzbeschwerden drei Tage im Krankenhaus gewesen sei. Dort fanden sich nach ihrer Aussage keine Hinweise auf einen Infarkt. Nun ist sie frisch aus dem Krankenhaus entlassen worden und zeigt dem Apotheker den Entlassungsbericht (s. Kasten).

Nachdem der Apotheker nun also erfahren hat, dass es sich um eine Patientin mit hohen Cholesterinwerten handelt, vermutet er harmlose Cholesterinablagerungen in der Haut, ein sogenanntes Xanthelasma. Die Patientin bittet er jedoch, diese Hautveränderungen durch einen Arzt abklären zu lassen. Dann schreibt er eine Notiz für den Arzt, in der er ihn um Abklärung bittet und gibt sie der Patientin mit.

Nach 5 Tagen bedankt sich der Arzt für die Zuweisung. Er erklärt dem Apotheker, dass er ein Xanthelasma diagnostiziert hat und bittet ihn um seine Meinung zur besagten Patientin. Dazu sendet er den Entlassungsbericht zu. Er verweist darauf, dass er schon die höchste Simvastatin-Dosierung verordnet hat und fragt, was er noch tun könne. Zudem bittet er um ein Medikationsmanagement.

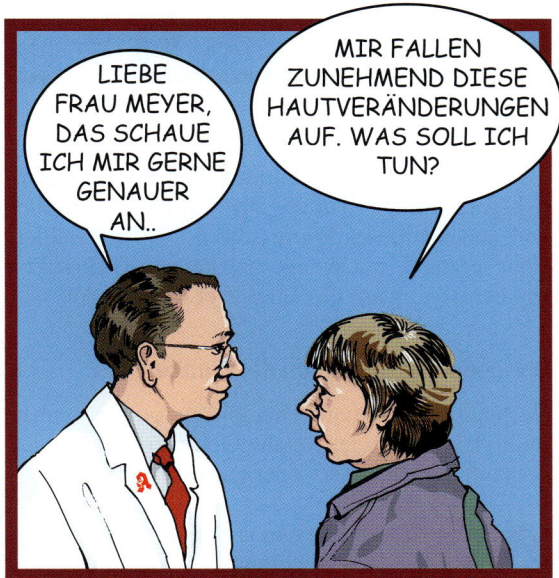

LIEBE FRAU MEYER, DAS SCHAUE ICH MIR GERNE GENAUER AN..

MIR FALLEN ZUNEHMEND DIESE HAUTVERÄNDERUNGEN AUF. WAS SOLL ICH TUN?

Ernst nehmen! Ein Patient, der in die Apotheke kommt, möchte ernst genommen werden. Wenn man ihn sofort zum Arzt schicken würde, entspricht dies nicht seiner Erwartungshaltung. Der Apotheker sollte die Gelegenheit nutzen und das Vertrauen, das der Patient ihm entgegenbringt, rechtfertigen. Im Gespräch ergeben sich oft Ansatzpunkte, in denen der Apotheker bereits tätig werden und Verantwortung übernehmen kann, um für den Patienten ein möglichst gutes Ergebnis zu erreichen. Er kann sich so seinem Wissensstand gemäß einbringen.

▷

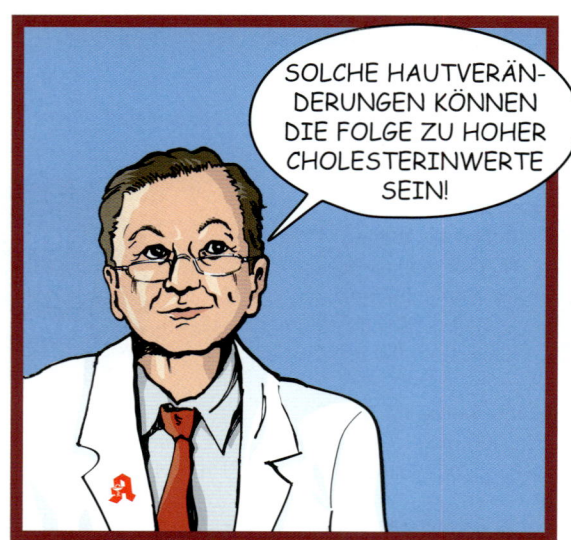

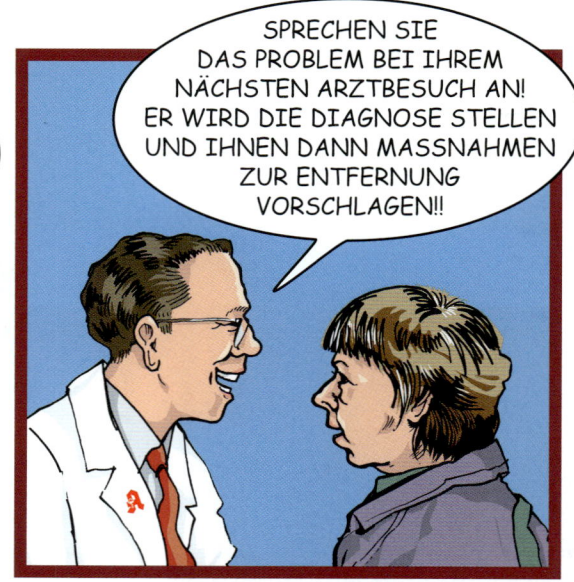

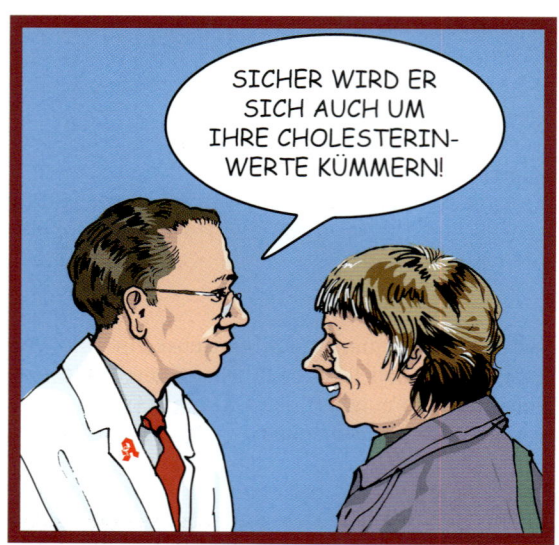

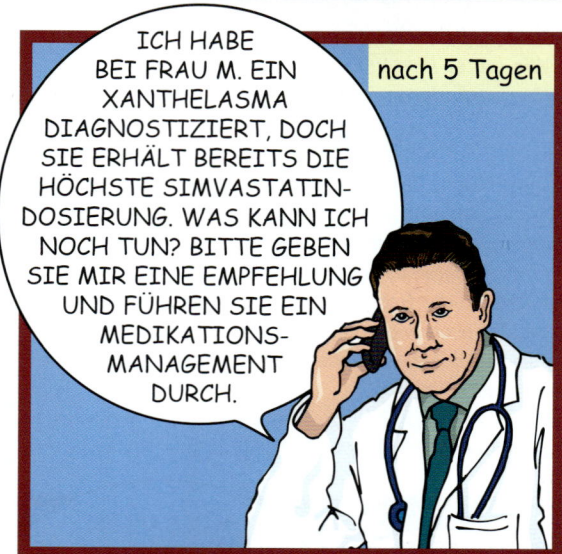

Berechnung des lipidsenkenden Therapieziels

Der Apotheker recherchiert oder kennt bereits die Vorgaben der Leitlinien. Anhand des Berichtes NCEP-ATP3 [National Cholesterol Education Program Adult Treatment Panel III Guidelines: http://www.lipidcenter.com/pdf/ncepatp3.pdf] entscheidet er, dass in der Behandlung der Lipidwerte die Behandlung des LDL-Wertes erste Priorität hat. Das LDL-Ziel muss jedoch für jeden Patienten individuell berechnet werden (Abb. 1).

Frau M. fällt wegen ihrer Diagnose eines Diabetes mellitus Typ 2 automatisch in die höchste Risikogruppe. Da sie sogar wegen der zusätzlichen Angina pectoris ein weiteres Kriterium aus der höchsten Risikogruppe aufweist, somit also zwei Diagnosen erfüllt, ist ein LDL-Zielwert < 70 mg/dl anzustreben.

Der aktuelle LDL-Nüchternwert von Frau M. beträgt aber 115 mg/dl. In der Tat muss die lipidsenkende Therapie also weiter forciert werden, der LDL-C-Wert um rechnerische 34% gesenkt werden.

Hätte Frau M. zwei Risikofaktoren aus Gruppe 2, so würde man zusätzlich das Framingham-10-Jahres-Risiko (Framingham-Index: http://framingham-riskscore.com/) [5] in die Beurteilung einbeziehen und anhand dieses Wertes das LDL-Ziel wählen. Hätte Frau M. nur einen oder keinen Risikofaktor aus Feld 2 so wäre das LDL-Ziel <160 mg/dl.

Optionen zum Erreichen der Lipidwerte

Nachdem das primäre Therapieziel gesetzt wurde, stellt sich die Frage, welche Optionen der Apotheker zum Erreichen des Therapiezieles hat.

Simvastatin-Dosierung erhöhen? Generell gilt, dass eine Verdoppelung der Dosierung den LDL-Wert um 6% LDL senkt [6]. Im vorliegenden Fall ist die Simvastatin-Maximaldosis mit 80 mg allerdings bereits erreicht.

Wechsel zu „Superstatinen"? Um zu klären, ob ein Wechsel innerhalb der Gruppe der Statine zielführend sein kann, muss man sich die Äquivalenzdosierungen von Statinen anschauen (Tab. 1). Bei Frau M. könnten Atorvastatin und Rosuvastatin aus klinischer Sicht bei Maximaldosierung noch eine Stufe wirksamer sein als Simvastatin und so-

höchste Risikogruppe	bei Vorliegen von ein oder mehreren **Diagnosen:** ☐ TIA ☐ Diabetes ☐ Herzinfarkt ☐ Verschlusskrankheit (Angina pectoris etc.) ☐ Aneurysma ☐ Framingham 10 Jahres-risiko > 20%		LDL-Ziel: > 70 – 100 mg/dl
mittlere Risikogruppe	bei Vorliegen von zwei oder mehr **Risikofaktoren:** ☐ Rauchen ☐ KHK Vater < 55 Jahre ☐ Blutdruck > 140/90 mmHg ☐ KHK Mutter < 65 Jahre ☐ HDL-Cholesterin ☐ > 55 Jahre oder Männer < 40 mg/dl > 45 Jahre Falls HDL > 60 kann 1 Risikofaktor abgezogen werden	und Framing-ham-10-Jahres-Risiko > 20%	LDL-Ziel: < 70 – 100 mg/dl
		und Framing-ham-10-Jahres-Risiko > 10 – 20%	LDL-Ziel: < 100 – 130 mg/dl
		und Framing-ham-10-Jahres-Risiko < 10%	LDL-Ziel: < 130 mg/dl
niedrige Risikogruppe	bei Vorliegen von keinem oder nur einem Risikofaktor		LDL-Ziel: < 160 mg/dl

Abb. 1: Individuelles LDL-Ziel – vereinfachte Berechnung (© Olaf Rose)

mit eine weitere LDL-C-Senkung von 6% (Atorva-statin) bzw. 12% (Rosuvastatin) bewirken. Das wäre allerdings nicht ausreichend, da eine Reduktion um 34% erforderlich ist.

Da Simvastatin in der Dosierung von 80 mg aber zunehmend kritisch betrachtet wird [www.deut-sche-apotheker-zeitung.de/pharmazie/news/2011/06/10/fda-keine-hochdosierte-simvasta-tin-therapie.html], ist eine Umstellung auf Rosuva-statin 20 mg trotzdem sinnvoll, wenn auch nicht ausreichend. Die Umstellung auf Rosuvastatin wird also vom Apotheker empfohlen.

Um das Therapieziel zu erreichen, sind **Zusatz-maßnahmen** erforderlich.

Zusätzliche Gabe von Fenofibrat? Die Gabe eines Fibrates, speziell von Fenofibrat, zusätz-lich zu einem Statin, ist ein häufig praktizierter Ansatz zur Cholesterinsenkung. Zwar gibt es hierzu eine gute Datenlage [ACCORD-Study [3]), http://www.nhlbi.nih.gov/health/prof/heart/other/accord/q_a.htm] allerdings konnte in neueren Auswer-tungen keine signifikante Senkung der Mortalität durch die Kombination von Fenofibrat mit einem

Statin errechnet werden [DAZ 2011, Nr. 46, S. 53]. Daher entscheidet sich der Apotheker gegen eine zusätzliche Gabe von Fenofibrat.

Zusätzliche Gabe von Ezetimib? Ähnlich wie bei einer Kombination mit Fibraten ist auch bei einer zusätzlichen Gabe von Ezetimib der Nachweis einer Senkung der Mortalität bislang nicht gelungen. Das IQWiG steht Ezetimib daher sehr kritisch gegenüber. Somit entscheidet sich der Apotheker auch hier gegen eine Kombinationsthe-rapie mit einem Statin.

Zusätzliche Gabe von Colestyramin oder Colesevelam? Die meisten Leitlinien zur Li-pidsenkung sehen vor, dass bei nicht ausreichender LDL-C-Senkung eine Kombination von Statinen mit Gallensäurebindern erfolgen soll (NCEP-ATP3). Dosisabhängig kann der LDL-Wert so bis zu 30% gesenkt werden. Colesevelam weist weni-ger Wechselwirkungen mit anderen Medikamenten auf, im vorliegenden Patientenfall kommen aller-dings betroffene Medikamente nicht zur Anwen-dung.

Daher entscheidet sich der Apotheker bei Frau M. ▷

Tab. 1: Statine – äquivalente Dosierungen

% LDL Reduktion (approx.)	Atorvastatin	Fluvastatin	Lovastatin	Pravastatin	Rosuvastatin	Simvastatin
ca. 10 – 20%	–	20 mg	10 mg	10 mg	–	5 mg
ca. 20 – 30%	–	40 mg	20 mg	20 mg	–	10 mg
ca. 30 – 40%	10 mg	80 mg	40 mg	40 mg	5 mg	20 mg
ca. 40 – 45%	20 mg	–	80 mg	80 mg	5 – 10 mg	40 mg
ca. 46 – 50%	40 mg	–	–	–	10 – 20 mg	80 mg*
ca. 50 – 55%	80 mg	–	–	–	20 mg	–
ca. 56 – 60%	–	–	–	–	40 mg	–

* 80 mg-Dosierung wegen erhöhtem Rhabdomyolyse-Risiko nicht länger empfohlen

für die zusätzliche Gabe des günstigeren Colestyramins.

 Zusätzliche Empfehlung: Therapeutic Lifestyle Changes. Eine Gewichtsabnahme und Ernährungsumstellung (DASH-Diät) bei mehr Sport und Bewegung kann den Gesamtcholesterinwert bei konsequenter Umsetzung um maximal 5 bis 15% senken. Allerdings kann im Alltag diese Konsequenz nur selten beobachtet werden. G.M. würde jedoch auch wegen des Bluthochdruckes und des Diabetes in mehrerer Hinsicht von Therapeutic Lifestyle Changes (TLC) profitieren, so dass der Apotheker auf diese Maßnahmen hinweist und idealerweise ein Schulungs-Programm empfehlen kann.

Optimierung des Blutglucosespiegels. Hohe Blutglucosespiegel wirken sich negativ auf den Cholesterinwert aus. Eine Senkung des HbA_{1c}-Wertes würde bei Frau M. somit auch zu einer Senkung der Cholesterinwerte führen. Der Apotheker weist daher auch auf den zu hohen HbA_{1c}-Wert hin.

Die Empfehlung

Die Therapieempfehlung des Apothekers zur Änderung der lipidsenkenden Therapie steht also fest. Er empfiehlt dem Arzt die zusätzliche Gabe von Colestyramin, zunächst dreimal täglich 4 g zu den Hauptmahlzeiten und eine Dosiserhöhung sofern die Patientin dies toleriert und keine übermäßigen Magen-Darm-Beschwerden auftreten. Ein Wechsel des Statins wird zudem angeraten. Therapeutic Lifestyle Changes und eine Änderung der Diabetestherapie werden zusätzlich empfohlen.

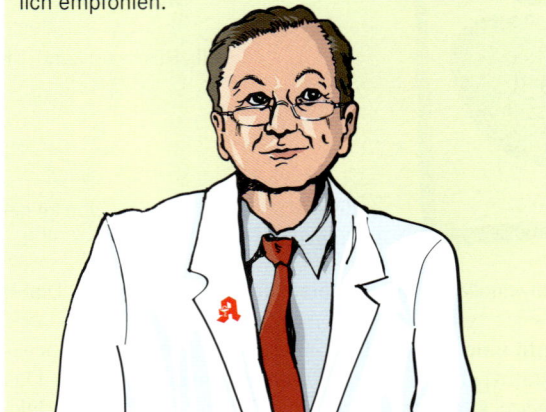

MTM – das Medikationsmanagement

Der Arzt hatte den Wunsch geäußert, dass der Apotheker die Daten der Patientin G.M. insgesamt klinisch-pharmazeutisch aufarbeitet und ein Medication Therapy Management (MTM) erstellt. Der Apotheker befasst sich nun intensiver mit der Patientin. Für ein MTM muss er weitere Parameter untersuchen.

- Wie findet er zu einer Entscheidung?
- Welchen Vorschlag macht er dem Arzt?
- Wie erstellt er ein MTM?

Zunächst formuliert der Apotheker eine Kurzbeschreibung der Patientin und formuliert ihre Hauptbeschwerden, dann sichtet er die Daten der Patientin. Er prüft die relevanten Laborwerte und Vitalparameter. Dann formuliert er die Ziele anhand der Leitlinien, gibt eine konkrete und verbindliche Empfehlung und formuliert dazu Parameter, mit denen die Therapie der Medikamente überwacht und eingestellt werden kann.

SOAP-Note

Eine SOAP-Note ist eine Art der Mitteilung zwischen Gesundheitsberufen, die weltweit in mehr oder weniger abgewandelter Form verwendet wird. Die Buchstaben SOAP stehen für **S**ubjectives, **O**bjectives, **A**ssessment, **P**lan, im deutschen etwa vergleichbar mit der Abfolge: Anamnese, Diagnostik, Befund und Therapie.

Der Apotheker beginnt mit dem MTM. Für ein MTM gibt es allerdings keine starren weltweiten Standards, teilweise werden die Anforderungen auch durch die jeweiligen Kostenträger näher definiert. Die Autoren schlagen für Deutschland zunächst vor, ein MTM als erweiterte SOAP-Note (s. Kasten) zu schreiben.

 Kurzbeschreibung der Patientin

G.M. ist eine 73-jährige übergewichtige Dame in gutem Allgemeinzustand mit metabolischem Syndrom, Diabetes mellitus Typ 2, Hyperlipidämie und Bluthochdruck. Sie beschwert sich über Xanthelasmen in den Augenhöhlen und an den Ellenbogen.

Tipp: Ein MTM beginnt mit den subjektiven Beschwerden der Patientin und erwähnt die Hauptdiagnosen, diese Einleitung sollte dabei gut leserlich sein. Ein anderer Gesundheitsberufler muss sich ggf. mit diesem Satz bereits ein Bild von der Patientin machen können.

 Objektive Parameter und relevante Ziele

Die objektiven diagnostischen Parameter ergeben sich in diesem Fall aus der Entlassmedikation (s. Kasten S. 7), die die Patientin dem Apotheker zur

Verfügung gestellt hat. Sie können für das MTM übernommen werden.

Tipp: Die Diagnostik wird an dieser Stelle lediglich aufgeführt, aber nicht bewertet.

 Befund

Das LDL-Ziel ist nicht erreicht! Eine LDL-Senkung um 34% von 115 mg/dl auf unter 70 mg/dl ist anzustreben. Daher wird Colestyramin zunächst in einer Dosierung von 3 x 4 g peroral zu den Hauptmahlzeiten zusätzlich zum Statin angeraten. Später sollte die Colestyramin-Dosis erhöht werden und es sollen die weiteren Lipidziele überprüft und eingestellt werden.

Simvastatin wird in der Dosierung von 80 mg täglich derzeit nicht mehr empfohlen, stattdessen ein Wechsel auf Rosuvastatin 20 mg peroral 1 x täglich abends (sofern versicherungstechnisch machbar).

Tipp: Man hält sich an eine belastbare Leitlinie, hier aus dem NCEP APT3, ergänzt ggf. um aktuelle Studien.

Das HbA$_{1c}$-Ziel ist nicht erreicht. Ziel: 7,0–7,5 % aktueller Wert: 8,3%. Die Metformin-Dosierung kann noch von 3 x 500 mg täglich auf 3 x 850 mg täglich erhöht werden. Metformin weist eine lineare Dosis-Wirkungsbeziehung auf.

Tipp: Bevor ein weiteres Medikament zum Medikationsplan hinzugefügt wird, sollte zunächst versucht werden die Maximaldosis auszuschöpfen. [Herdegen T: Pharmako-logisch!- Update Diabetes mellitus DAZ 2010, Nr. 48 S. 56–59]

Medikamentenprüfung

- Interaktionsprüfung: ohne Befund

Tipp: Zusätzlich zur ABDA-Datenbank sollte man weitere Literatur und andere Quellen befragen, da die Datenbanken nach sehr unterschiedlichen Vorgaben arbeiten: Empfehlung: Lexicomp Drug Information Handbook.

- Kontraindikationen: ohne Befund
Begründung: Die Creatinin-Clearance (C_{Cr}) als Maß für die glomeruläre Filtrationsrate wurde bei bei Patientin G.M. nach der Cockcroft-Gault-Formel wie folgt ermittelt:

$$\frac{(140 - \text{Alter [73 J]}) \times \text{AjBW [98,3 kg]}}{72 \times S_{Cr}\,[0,80]} \times 0,85 = 97,2\ [\text{ml/min}]$$

Metformin wäre erst kontraindiziert bei $C_{Cr} < 60$ ml/min.

Tipp: Wichtigste Kontraindikation ist eine nachlassende Nierenfunktion. Man berechnet hierzu die Creatinin-Clearance (C_{Cr}) als Maß für die Glomeruläre Filtrationsrate (GFR) meist nach der **Cockcroft-Gault-Formel**. In diese Formel gehen der Serumcreatininwert (S_{Cr}), das Alter, das Gewicht und ein Faktor von 0,85 bei weiblichem Geschlecht ein

$$C_{Cr}\,[\text{ml/min}] = \frac{(140 - \text{Alter/Jahre}) \times \text{Gewicht [kg]}}{72 \times S_{Cr}\,[\text{mg/dL}]} \times 0,85\ [\text{falls weiblich}]$$

Bei übergewichtigen Patienten wird statt dem tatsächlichen Körpergewicht das adjusted body weight (AjBW) eingesetzt.

- Leitlinienkonformität: Die meisten Leitlinien (deutsche Hochdruckliga, JNC7) und Studien zur Behandlung des Diabetes Typ 2 [8,9] empfehlen aufgrund der Datenlage zur Kardio- und Nephroprotektion einen ACE-Hemmer oder Angiotensin-1-Rezeptorblocker als Blutdrucksenker der ersten Wahl. Beta-Blocker erhöhen einerseits das Risiko, einen Typ-2-Diabetes zu entwickeln, haben andererseits eine gute Datenlage bei gleichzeitig vorliegenden Verschlusskrankheiten. Angiotensin-Rezeptorblocker schneiden hier aber insgesamt etwas besser ab [10]. Unter Abwägung der Vor- und Nachteile scheint G.M. derzeit von einer Therapie mit einem ACE-Hemmer oder Angiotensin-1-Rezeptorblocker am meisten zu profitieren. G.M. erhält derzeit Amlodipin 10 mg und HCT 25 mg zur Blutdrucksenkung. Ein Wechsel von Amlodipin hin zu Lisinopril unter Beibehaltung von HCT 25 mg wird empfohlen. Lisinopril soll von initial 5 mg auf dann 10 mg erhöht werden.

Tipp: Die Blutdruckziele sind nach der ACCORD-Studie von allen Leitlinien wieder leicht angehoben worden auf nunmehr: 130–139/80–85 mmHg [11].

 Plan

- Zusätzliche Gabe von Colestyramin, 3 x täglich 4 g vor den Hauptmahlzeiten peroral.
- Absetzen von Amlodipin, stattdessen neu: Lisinopril 5 mg 1 x täglich morgens peroral für eine Woche, danach 10 mg 1 x täglich morgens peroral.
- Erhöhung der Dosierung von Metformin von 500 mg auf 850 mg peroral 3 x täglich.
- Wechsel von Simvastatin 80 mg zu Rosuvastatin 20 mg peroral 1 x täglich abends.

 Monitoring/Therapieüberwachung

Die Tabellen 2 bis 5 geben Hinweise zur Therapieüberwachung von Lisinopril, Rosuvastatin, Colestyramin und Metformin.

 Kontrolle

Eine erneute Kontrolle wird nach vier Wochen empfohlen, eventuell sind dann Dosisänderungen erforderlich.   ▷

Tab. 2: Therapieüberwachung Lisinopril

Parameter	Häufigkeit	Zielwerte	Aufgabe von	Maßnahmen
Überwachung auf Wirksamkeit:				
Blutdruck	wöchentlich	130 – 139 mmHg/ 80 – 85 mmHg	Primärarzt	ggf. Dosis auf 20 mg/Tag erhöhen
Überwachung auf Toxizität:				
Kalium	nach 2 Wochen, danach jährlich	3,8 – 5,2 mmol/l	Primärarzt	ggf. Blutdruck-senker wechseln (Betablocker)
S_{CR}	nach 2 Wochen, danach jährlich	0,66 – 1,09 mg/dl	Primärarzt	ggf. Blutdruck-senker wechseln (BetaBlocker)
Leukozyten	nach 2 Wochen, danach jährlich	$4 – 9 \times 10^2/l$	Primärarzt	ggf. Blutdruck-senker wechseln (BetaBlocker)
Reizhusten	fortlaufend	ja/nein	Patient	Ggf. Blutdruck-senker wechseln (AT-1-Blocker)

Tab. 3: Therapieüberwachung Rosuvastatin

Parameter	Häufigkeit	Zielwerte	Aufgabe von	Maßnahmen
Überwachung auf Wirksamkeit:				
LDL-C	3-monatlich	< 70 mg/dl	Primärarzt	Therapieplan ändern
Überwachung auf Toxizität:				
Leberenzyme	initial und nach 3 Monaten bei Bedarf	AST, ALT < 35 U/l Frauen < 50 U/l Männer	Primärarzt/Patient	Absetzen
Blutdruck	3-monatlich	130 – 139/ 80 – 85 mmHg	Primärarzt	Blutdrucktherapie ändern, Absetzen
Übelkeit, Diarrhö, Obstipation	fortlaufend	ja/nein	Patient	ggf. Komedikation
Myalgie	fortlaufend	ja/nein	Patient	ggf. Therapie-wechsel
Pharyngitis	fortlaufend	ja/nein	Patient	ggf. Therapie-wechsel
Anämie	inital, dann jährlich	Männer: 8,7 – 11,2 Frauen: 7,5 – 9,9	Primärarzt	ggf. Therapie-wechsel

Tab. 4: Therapieüberwachung Colestyramin

Parameter	Häufigkeit	Zielwerte	Aufgabe von	Maßnahmen
Überwachung auf Wirksamkeit:				
LDL-C	monatlich, nüchtern	< 70 mg/dl	Primärarzt	ggf. Dosis auf 3×8 g/Tag p.o. erhöhen
Überwachung auf Toxizität:				
Obstipation	fortlaufend	ja/nein	Patient	ggf. Apotheker/Arzt informieren
Übelkeit, Diarrhö, Meteorismus	fortlaufend	ja/nein	Patient	ggf. Apotheker/Arzt informieren

Tab. 5: Therapieüberwachung Metformin

Parameter	Häufigkeit	Zielwerte	Aufgabe von	Maßnahmen
Überwachung auf Wirksamkeit:				
HbA$_{1C}$	monatlich	7,0 – 7,5%	Primärarzt	ggf. Therapie-wechsel
Überwachung auf Toxizität:				
Hypoglykämie	monatlich/ bei Bedarf	Nüchternblutzucker < 50 mg/dl	Primärarzt/Patient	ggf. Dosierung anpassen
Nierenfunktion	initial, dann jährlich	CrCl < 70 ml/min	Primärarzt	Therapiewechsel
Hämoglobin	initial, dann jährlich	Männer: 8,7 – 11,2 Frauen: 7,5 – 9,9	Primärarzt	Therapiewechsel
Übelkeit, Diarrhö, Flatulenz	fortlaufend	ja/nein	Patient	ggf. Therapie-wechsel
Myalgie	fortlaufend	ja/nein	Patient	ggf. Therapie-wechsel
Laktazidose	fortlaufend	ja/nein	Patienten über Alarmsymptome informieren	ggf. Therapie-wechsel

Schulung

Sofern die Vorschläge vom Arzt umgesetzt werden, sollte der klinische Apotheker den Patienten entsprechend schulen. Wichtig ist es hier, dass man mit griffigen Sätzen die Botschaft kurz und prägnant vermittelt.

Im Beispiel würde der Apotheker die Notwendigkeit eines weiteren Medikamentes zur Cholesterinsenkung genauso vermitteln müssen wie die Erhöhung der Metformin-Dosierung und das Ausschleichen des Amlodipins bei einsetzender Lisinopril-Therapie. Der Patient sollte auch auf die möglichen Nebenwirkungen und Monitoring-Parameter hingewiesen werden, soweit er diese selbst beurteilen kann. Durch das Einbeziehen auch der Nebenwirkungen in die Patientenschulung kann die Compliance deutlich gefördert werden.

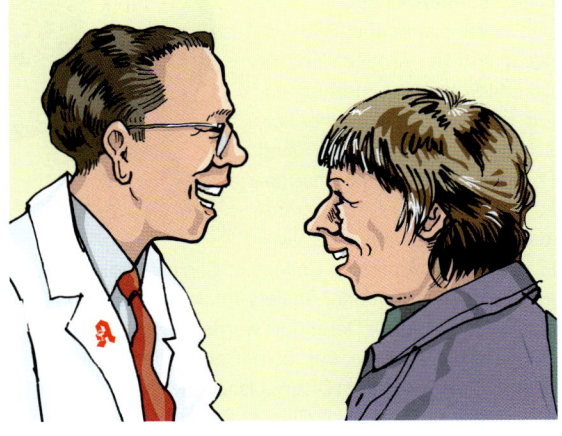

Zusammenfassung

Anhand der Patientin G.M. haben wir gemeinsam einen typischen Fall einer Patientin mit überhöhten Cholesterinwerten und metabolischem Syndrom klinisch aufgearbeitet. Wichtig für den Apotheker, der ein MTM für einen Arzt erstellt ist, dass er die aktuellen Leitlinien kennt sowie die Zielwerte sicher formulieren und berechnen kann. Er muss somit nicht nur kontrollieren, sondern auch eigenmächtig entscheiden können.

Im Beispiel war es wichtig zu wissen, dass die LDL-Behandlung Priorität in der Cholesterin-Therapie hat, wie man Statine klinisch in ihrer Wirkintensität bewerten kann und welche Therapieoptionen daraus resultieren. Therapiesicherheit in der Diabetes-Behandlung war ebenso gefordert wie geschicktes Recherchieren und gute Kommunikation. Der Vorschlag zur Therapieänderung wird zwanglos an den Arzt übergeben, der seinerseits dann überlegen muss, ob er diese Vorschläge umsetzen will. Dieser Patientenfall hat gezeigt, dass sowohl die Patientin als auch der Arzt von einer klinisch-pharmazeutischen Aufarbeitung und einem darüber hinausgehenden MTM profitieren:

- Die Patientin hat durch die Änderungen in der Medikation eine bessere Chance, ihre Therapieziele zu erreichen.
- Dem Arzt wird die Arbeit sehr erleichtert, weil der Apotheker ihm die zur Entscheidungsfindung nötigen Informationen aufbereitet hat. ◄   ▷

AMTS-Spezial

Im AMTS-Spezial werden ausgesuchte Arzneimittelthe-rapiesicherheits-Aspekte des jeweiligen Themenge-bietes vorgestellt. Dies beinhaltet zum Beispiel Infor-mationen über risikobehaftete Wirkstoffe, Empfehlun-gen zur Vermeidung von gefährlichen Wirkstoff-Kombi-nationen oder Hinweise zu berücksichtigenden Patientenfaktoren wie Alter, Geschlecht oder ein-geschränkten Organfunktionen. In der **DAZ.online**-Ver-sion zu diesem Fall finden Sie ein ausführliches AMTS-Spezial zur Statin-induzierten Myopathie.

Statin-induzierte Myopathie

- seltene UAW bei Standard-Dosierung, myotoxisches Potenzial steigt dosisabhängig und in Kombination mit bestimmten Arznei- und Nahrungsmitteln.

- Risiko nicht nur aufgrund von Interaktionen mit CYP450 3A4- oder 2D9-Hemmern erhöht, sondern auch durch OATP1B1-Hemmer (Gemfibrozil) oder über P-Glycoprotein.

- Grapefruitsaft in Verbindung mit Statinen, die über CYP3A4 verstoffwechselt werden, meiden!

- Pravastatin und Rosuvastatin umgehen die CYP-Interaktionen.

- Ciclosporin hemmt neben CYP3A4 und P-Glycopro-tein auch OATP1B1 und beeinflusst den Statin-Metabolismus somit mehrfach.

Dr. Verena Stahl, Saarbrücken

Literatur

[1] Third Report of the National Cholesterol Education Pro-gram (NCEP) Expert Panel on Detection, Evaluation, and Treatment of High Blood Cholesterol in Adults (Adult Treatment Panel III) Executive Summary.

[2] Matthaei S et al.: Medikamentöse antihyperglykämische Therapie des Diabetes mellitus Typ 2, Update der evidenz-basierten Leitlinie der Deutschen Diabetes-Gesellschaft 2009; 4: 32 – 64.

[3] ACCORD Study Group, Gerstein HC, et al.: Long-term effects of intensive glucose lowering on cardiovascular outcomes. N Engl J Med. 2011 Mar 3;364(9):818-28.

[4] DiPiro JT, Talbert RL, Yee GC et al.: Pharmacotherapy: A Pathophysiologic Approach. 8th edition.chapter 83: 1255-1302.

[5] Anderson KM, Odell PM, Wilson PW, et al.: Cardiovascu-lar disease risk profiles. Am Heart J. 1991 Jan;121(1 Pt 2): 293-8.

[6] Illingworth DR: Management of hypercholesterolemia. Med Clin North Am. 2000;84:23-42.

[7] Bays H, Dujovne C. Colesevelam HCl: a non-systemic lipid-altering drug. Expert Opin Pharmacother 2003;4:779-790.

[8] K/DOQI Clinical Practice Guidelines on Hypertension and Antihypertensive Agents in Chronic Kidney Disease, Am J Kidney Dis. 2004 May;43(5 Suppl 1):S1-290.

[9] The ALLHAT Officers and Coordinators for the ALLHAT Collaborative Research Group. Major outcomes in high-risk hypertensive patients randomized to angiotensin-con-verting enzyme inhibitor or calcium channel blocker vs di-uretic: The antihypertensive and Lipid-Lowering treatment to prevent Heart Attack Trial (ALLHAT). JAMA 2002; 288:2981–2997.

[10] Lindholm LH, Ibsen H, Dahlof B, Devereux RB,Beevers G, de Faire U, et al. Cardiovascular morbidity and mortali-ty in patients with diabetes in the Losartan Intervention For Endpoint Reduction in Hypertension Study (LIFE): A ran-domised trial against atenolol. Lancet 2002;359:1004-10.

[11] ACCORD Study Group, Cushman WC, Evans GW, Bying-ton RP, et.al., Effects of intensive blood-pressure control in type 2 diabetes mellitus. N Engl J Med. 2010 Apr 29; 362(17):1575-85.

Autoren

Olaf Rose, Studium der Phar-mazie von 1989 – 1993 an der WWU in Münster, Studium zum Doctor of Pharmacy an der University of Florida 2006 – 2009. Inhaber dreier Apotheken in Münster und im Münsterland. Wissenschaft-liches Mitglied und Mitinitia-tor der WestGem-Studie (MTM und sektorübergreifen-de Versorgungsforschung bei multimorbiden Patienten) in Zusammenarbeit mit der Bergischen Universität Wup-pertal und der Katholischen Hochschule in NRW. Wis-senschaftlicher Mitarbeiter im Arbeitskreis von Prof. Jaehde in Bonn.

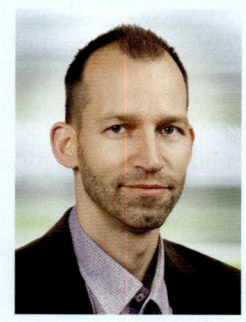

Olaf Rose, Apotheker, Doctor of Pharmacy (USA),
Elefanten-Apotheke, Steinstr. 14, 48565 Steinfurt

Professor Dr. Hartmut Derendorf ist Distinguished Professor und Chairman des Departments of Pharma-ceutics an der University of Florida in Gainesville, wo er

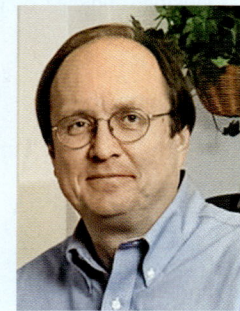

seit 1983 Pharmakokinetik, Pharmakodynamik und Klini-sche Pharmakokinetik lehrt. Er publizierte bisher über 380 wis-senschaftliche Arbeiten und ist Co-Editor von fünf internationa-len Fachjournalen. Seine For-schungsschwerpunkte sind Pharmakokinetik und Pharma-kodynamik von Corticostero-iden und Antibiotika. Er war Präsident des American College of Clinical Pharmacolo-gy und der International Society for Anti-infective Phar-macology. Professor Derendorf wurde für herausragende Forschungsleistungen auf dem Gebiet der Klinischen Pharmakologie mit dem Distinguished Investigator Award des American College of Clinical Pharmacology (ACCP) 2010 ausgezeichnet. Im gleichen Jahr wurde ihm auch der Volwiler Award verliehen, die höchste Forschungs-auszeichnung der amerikanischen Hochschulpharmazie.

Prof. Dr. Hartmut Derendorf, Distinguished Professor and Chairman, Department of Pharmaceutics, University of Florida, 100494, College of Pharmacy, 1600 SW Archer Road, P3-27, Gainesville, FL 32610

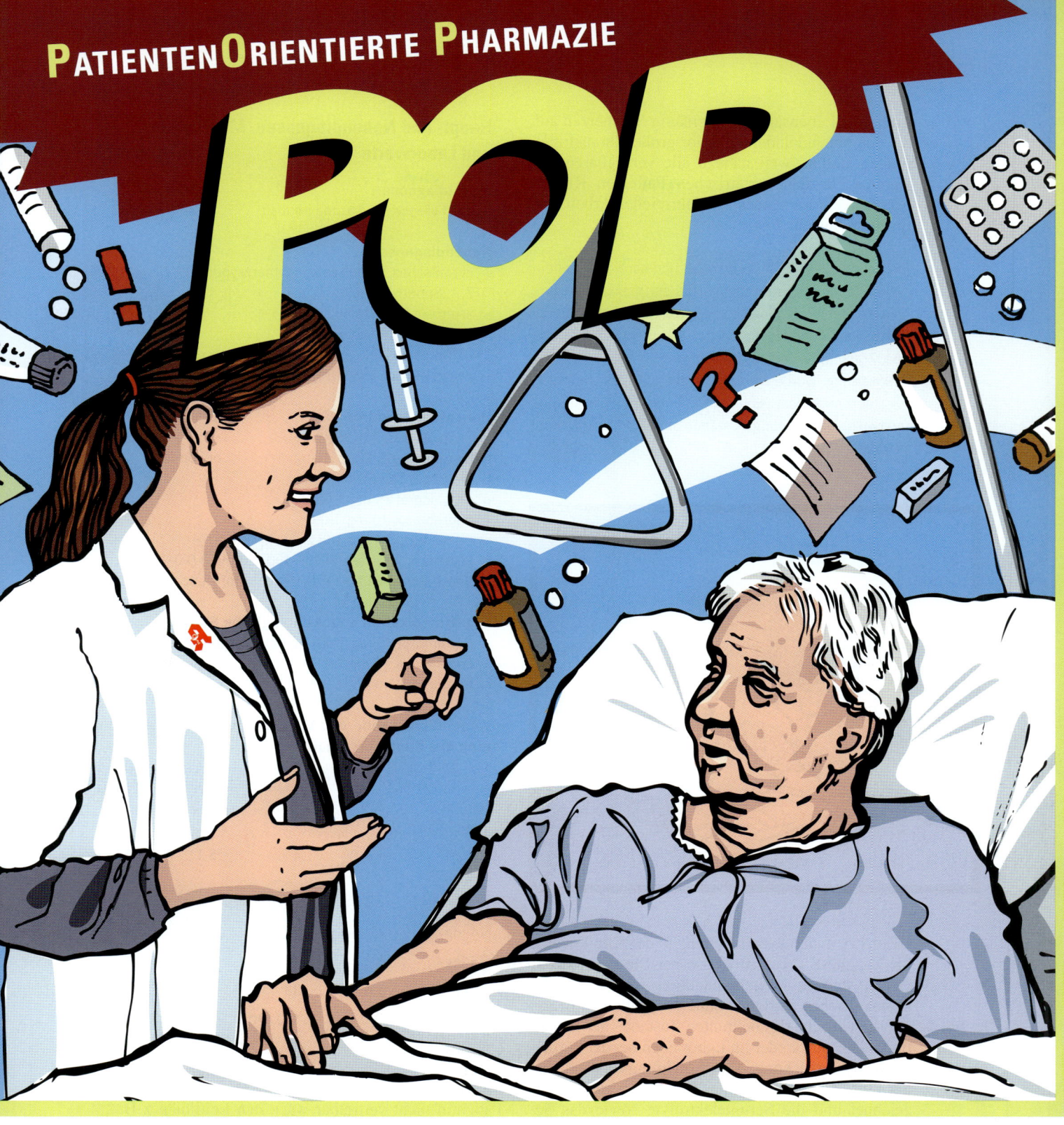

Alle Illustrationen: DAZ / go-grafik.de

Eine Schmerz-Patientin

Von Markus Zieglmeier, Hartmut Derendorf und Robert Hermann |

In der Klinischen Pharmazie dreht sich alles um den Patienten, um Leitlinien und um das klinische Ergebnis. Bearbeiten Sie mit uns diesen Patientenfall und erwerben Sie so zusätzliches Wissen in Klinischer Pharmazie.

Im hohen Lebensalter treten häufig Schmerzen auf, die den behandelnden Arzt vor große Herausforderungen stellen, weil nahezu alle verfügbaren Analgetika für den geriatrischen Patienten Risiken bergen – ein lohnendes und lehrreiches Arbeitsfeld für die Klinische Pharmazie.

Patientin Luise D. ist 98 Jahre alt und bereits seit über einer Woche im Krankenhaus, als der Klinikapotheker sie kennenlernt. Sie ist verwitwet und Bewohnerin einer Seniorenresidenz, in der sie intensiv von ihrer ca. 70-jährigen Tochter betreut worden ist. Die Klinikeinweisung wurde vom Hausarzt auf Drängen der Tochter veranlasst, weil die Patientin im Heim durch Verwirrtheit, Erregungszustände und Blutdruckspitzen auffiel.

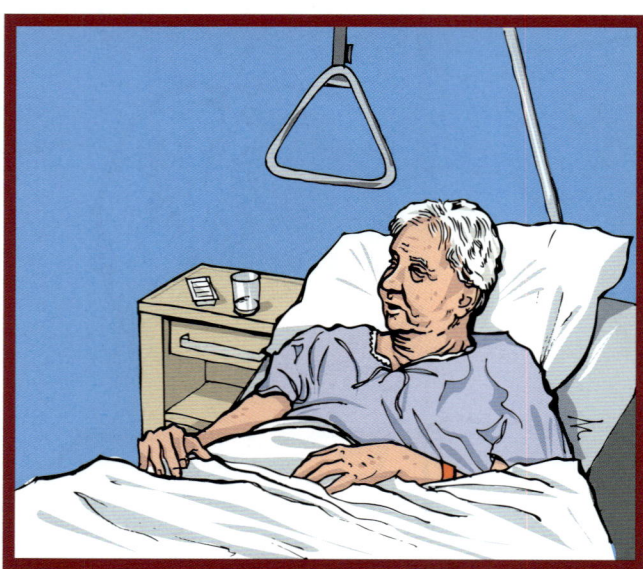

Haupt- und Nebendiagnosen, Medikation und Laborwerte

Hauptdiagnose
Hyperthyreose bei Struma nodosa

Nebendiagnosen
- chronisches Wirbelsäulenschmerzsyndrom, Z. n. Spondylodiscitis
- arterielle Hypertonie
- Restless-Legs-Syndrom (RLS)
- Schwerhörigkeit
- anamnestisch Unverträglichkeit von ASS

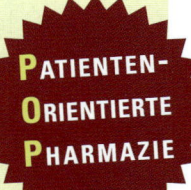

PATIENTEN-**O**RIENTIERTE **P**HARMAZIE

Hausarztmedikation
- Tramadol ret. 400 mg 1-0-1
- Metamizol gtt. 20 (500 mg) 1-1-1-1, „bei Bedarf"
- Macrogol Btl. 1-0-0
- Clopidogrel 75 mg 1-0-0
- Pantoprazol 40 mg 1-0-0
- Candesartan 4 mg 1-0-1
- Levodopa/Benserazid Tbl. 100/25 mg 0-0-0-1
- Saccharomyces boulardii (Perocur forte) Kps. 1-0-1

Zusatzmedikation endokrinologische Station
- Carbimazol 10 mg 1-0-0 (initial Thiamazol i.v. für zwei Tage)
- Propranolol 10 mg 1-1-1
- Quetiapin 12,5 mg 1-0-1

Wesentliche Labor- und Vitalparameter der Patientin während des Klinikaufenthalts

Parameter	Tag 1	Tag 7	Tag 15	Tag 19
Natrium [mmol/l]	139	138	145	143
Kalium [mmol/l]	4,4	4,9	5,1	3,3
TSH [mU/l]	< 0,01	< 0,01	< 0,01	< 0,01
fT4 [ng/l]	22,1	20,6	24,2	16,3
fT3 [ng/l]	6,1	4,2	4,3	3,4
Puls [b/min]	132	88	72	68
Blutdruck [mm Hg]	190/110	140/90	140/90	140/80

Bei der Aufnahmeuntersuchung in der Klinik wurde die Diagnose „Hyperthyreose bei Struma nodosa" gestellt und die Weiterbehandlung auf einer endokrinologischen Station veranlasst. Weitere Hinweise auf die Ursache des deliranten Zustands der Patientin fanden sich weder im Labor noch bei der körperlichen Untersuchung. Der Ernährungszustand und der Flüssigkeitshaushalt der Patientin waren ausgezeichnet und die Serumelektrolyte sowie das Serumcreatinin im Referenzbereich (s. Zieglmeier M: Laborparameter; DAZ 2012, Nr. 18, S. 52 ff.). Nebendiagnosen, Hausarztmedikation, Laborwerte und Vitalparameter sind in nebenstehendem Kasten aufgeführt. Auf der endokrinologischen Station wurden wegen der Hyperthyreose und des Delirs drei zusätzliche Arzneimittel angesetzt (s. Kasten). In den ersten Tagen des Klinikaufenthaltes waren Puls und Blutdruck starken Schwankungen unterworfen und bei Agitiertheit stark erhöht.

Was ist auffällig an der Medikation?
Während die thyreostatische Therapie (Thiamazol i.v., gefolgt von Carbimazol, Propranolol initial für 4 bis 6 Wochen unter Berücksichtigung der Tatsache, dass eine Operation des u. a. sonografisch

lokalisierbaren Knotens wegen des Zustands der Patientin nicht vertretbar war), den Leitlinien z. B. der American Thyroid Association [1] entspricht, bestehen insbesondere bei der hausärztlichen Therapie und dem Neuroleptikum einige Auffälligkeiten:
- Die Kombination von Macrogol (Movicol®, gegen Opioid-induzierte Obstipation) und Saccharomyces boulardii (Perocur®, gegen Durchfälle) – ein Widerspruch.
- Eine Indikation für Pantoprazol ist nicht erkennbar.
- Die Gabe von Metamizol „bei Bedarf" ist nicht leitliniengerecht. Das WHO-Schema sieht die kontinuierliche Gabe eines Nicht-Opioids als analgetische Basistherapie vor (s. AMTS-Spezial S. 19 und Abb. 3).
- Die Dosierung von Tramadol erscheint mit 800 mg pro Tag extrem hoch und überschreitet

die zugelassene Tageshöchstdosis um das Doppelte.

■ Die Teilung einer Tablette Seroquel® (Quetiapin) 25 mg ist vom Hersteller nicht vorgesehen. Allerdings ist die 12,5-mg-Dosierung bei sehr alten Patienten mit agitierter Verwirrtheit nicht unüblich.

■ Es gibt Interaktionsmeldungen (s. u.).

Verlauf des Falls und Intervention

Trotz der endokrinologischen Therapie und der Gabe des atypischen Neuroleptikums Quetiapin blieb die Patientin über mehrere Tage hinweg delirant und agitiert mit starker Unruhe insbesondere in der Nacht. Drei Tage vor der ersten Intervention des Apothekers versuchten die Endokrinologen, Tramadol durch transdermales Fentanyl 25 µg/h zu ersetzen. Der Zustand der Patientin verschlimmerte sich daraufhin, sie gab an „verrückt zu werden". Das Pflaster wurde daraufhin entfernt und Tramadol erneut nach dem alten Dosierungsschema gegeben. Der Blutdruck war weiterhin schwankend, meist um 140/90 mmHg mit gelegentlichen Spitzen.

Dies ist der Status bei der ersten Intervention des klinischen Pharmazeuten, etwa eine Woche nach der stationären Aufnahme der Patientin.
Der Apotheker macht sich zunächst ein Bild vom Zustand der Patientin, vom Verlauf der Medikation und von den Laborparametern. Er formuliert daraufhin die Ziele in der Therapie der Patientin:

■ Beseitigung der Ursache des deliranten Zustands
■ Änderung der Schmerztherapie gemäß dem WHO-Stufenschema

Er empfiehlt das Absetzen von Perocur forte, für das keine Indikation erkennbar ist, und stellt vor dem Hintergrund der pharmakokinetischen Besonderheiten des Tramadols (s. u.) die Arbeitshypothese auf, dass es sich sowohl bei den Symptomen des Delirs, als auch beim Restless-Legs-Syndrom dieser Patientin um die Symptomatik einer serotonergen Überstimulation – einer Nebenwirkung von Tramadol – handeln könnte. Parallel dazu gibt der Stationsarzt ein geriatrisches Konsil in Auftrag.
Der Konsilbericht des geriatrischen Oberarztes beginnt mit den Worten „Katastrophale Situation" und empfiehlt die sofortige Übernahme der Patientin durch die Akutgeriatrie. Die weitere klinisch-pharmazeutische Analyse des Falls erfolgt zusammen mit den Geriatern.

Aus Sicht der klinischen Pharmazie stellen sich folgende Fragen:

Ist Tramadol die Ursache des Delirs?

Tramadol ist ein Opioid der WHO-Stufe II, hat jedoch darüber hinaus eine hemmende Wirkung auf die Wiederaufnahme von Noradrenalin. Es ist damit Analgetikum und Koanalgetikum (Noradrenalin-Wiederaufnahmehemmer werden häufig bei chronischen Schmerzen eingesetzt) in einem Molekül. Dem stehen allerdings zwei gravierende Nachteile

gegenüber, nämlich pharmakogenetisch bedingte Wirkungsschwankungen und serotonerge Nebenwirkungen:

■ **Prodrug.** Tramadol ist ein vergleichsweise schwach wirksames Prodrug, dessen aktiver Metabolit O-Desmethyltramadol am CYP 2D6 in der Leber gebildet wird. 7 bis 10% der mitteleuropäischen Bevölkerung haben keine oder nur eine eingeschränkte Enzymaktivität an diesem Cytochrom-Isoenzym. Bei ihnen ist Tramadol in normalen Dosierungen nur schwach wirksam. Diesen „poor metabolizers" stehen 2 bis 3% „ultrarapid metabolizers" gegenüber, bei denen das Risiko einer Intoxikation besteht [2]. Ob die Patientin ein CYP-2D6-poor metabolizer war und deshalb kein aktiver Metabolit gebildet wurde, konnte und sollte nicht untersucht werden. Es ist jedoch wahrscheinlich, dass dies der Fall war und die Fehleinschätzung des Hausarztes darin bestand, aufgrund der schwachen Wirksamkeit trotz des hohen Alters der Patientin die Dosis zu erhöhen, anstatt das Opioid zu wechseln (Abb. 1).

Abb.1: Metabolismus von Tramadol Der aktive Metabolit Desmethyltramadol (M1) entsteht am CYP 2D6.

■ **Eine serotonerge Nebenwirkung** macht Tramadol zu einem Analgetikum mit vergleichsweise hohem Krampfanfallrisiko und zu einer Substanz mit dem Potenzial, klinisch relevante Wechselwirkungen (u. a. mit SSRI und Levodopa) zu verursachen. Im vorliegenden Fall offenbaren sich die Nebenwirkungen des Tramadols nicht in Krampfanfällen, sondern in Symptomen wie Zuckungen (als Restless-Legs-Syndrom fehlinterpretiert), Verwirrtheit und Agitiertheit, was insgesamt mit der Diagnose eines Serotoninsyndroms vereinbar erscheint. Insofern war der zunächst bereits von den Endokrinologen unternommene Versuch, durch Ersatz des Tramadols das serotonerge Risiko zu minimieren, die richtige Entscheidung. Problematisch waren hier die Wahl des neuen Opioids (Fentanyl Matrixpflaster) sowie die Vorgehensweise bei der Umstellung.

Warum scheiterte der Versuch, Tramadol durch Fentanyl-Matrixpflaster zu ersetzen?

Hier sind zwei Ursachen möglich (Abb. 2):

■ die Langsamkeit des Anflutens bei der ersten Applikation und ▷

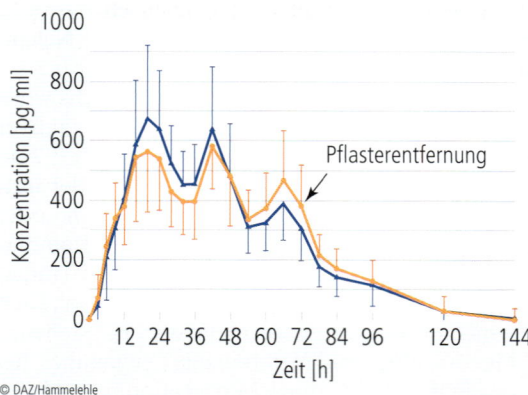

© DAZ/Hammelehle

Abb. 2: Bioäquivalenzstudie der Firma Ratiopharm zu Fentanyl-ratiopharm® 25 µg/h (orange Kurve), Referenz: Durogesic® SMAT 25 µg/h (blaue Kurve), Erstapplikation. Erkennbar sind das sehr langsame Anfluten des Fentanyls aus dem subkutanen Depot mit 12 – 20 Stunden bis zum Erreichen wirksamer Spiegel sowie die vergleichsweise hohen Standardabweichungen.

■ die hohe Streubreite der erzielbaren Plasmaspiegel.

Bei einer Umstellung von oraler auf transdermale Gabe muss also mindestens eine überlappende orale Dosis gegeben werden. Auch dann ist eine Pharmakokinetik, die für eine ausreichende analgetische Wirkung einer rechnerisch äquivalenten Dosis die Voraussetzung wäre, nicht in jedem Fall gegeben. Die altersbedingten Veränderungen an Haut und Unterhautfettgewebe lassen eine Übertragbarkeit der Ergebnisse aus Probandenstudien (mit zumeist jungen Probanden) auf geriatrische Patienten in vielen Fällen nicht zu. Durchbruchschmerzen (oder wie in diesem Fall Entzugssymptome) wegen zu niedriger Spiegel können dabei ebenso auftreten wie Atemdepressionen infolge zu starker Resorption. Vor diesem Hintergrund ist die am 12. April 2012 herausgegebene Warnung der Arzneimittel-

kommission der deutschen Ärzteschaft vor dem allzu häufigen und unkritischen Einsatz von Fentanylpflastern durchaus nachvollziehbar [DAZ 2012, Nr. 16, S. 36].

Tipp: Beim Umstellen auf Opioid-TTS immer auf Wirkungsverzögerung achten!

Welche Alternativen zu Tramadol bieten sich an?

Alle Opioide der WHO-Stufe II sind Prodrugs. Aus **Codein** wird der aktive Metabolit Morphin wie bei Tramadol am CYP 2D6 gebildet. Da im Falle dieser geriatrischen Schmerzpatientin anzunehmen war, dass sie poor metabolizer am CYP 2D6 war, kam Codein schon allein deshalb, unter anderem aber auch wegen seiner zu geringen analgetischen Potenz, nicht infrage. Da **Tilidin** bei alten Menschen häufig Schwindel verursacht, wurde auch diese Alternative verworfen.

Geriater bevorzugen oft orale Opioide der WHO-Stufe III, wobei sie Morphin wegen der aktiven Metabolite, die bei nachlassender Nierenfunktion kumulieren und Nebenwirkungen verursachen, in der Regel meiden. **Retardiertes Hydromorphon**, das mit 4 mg alle 12 Stunden in den meisten nicht-onkologischen Fällen ausreichend dosiert ist, ist das Opioid der ersten Wahl in der Geriatrie. In vielen Fällen genügt bereits eine Dosierung von 2 x 2 mg. Diese Retarddosierung des Hydromorphons ist seit Kurzem auf dem Markt und findet bei Geriatern großen Anklang. **Retardiertes Oxycodon** ist die Substanz der zweiten Wahl und wird wegen seiner tendenziell geringeren sedierenden Eigenschaften bevorzugt dann eingesetzt, wenn eine hohe Vigilanz des Patienten gefordert ist oder dieser unter Hydromorphon über belastende Müdigkeit klagt. Ein Zusatz von Naloxon (in Targin®) wirkt der Opioid-induzierten Obstipation entgegen und kann zusätzlich möglicherweise pharmakokinetische Schwankun-

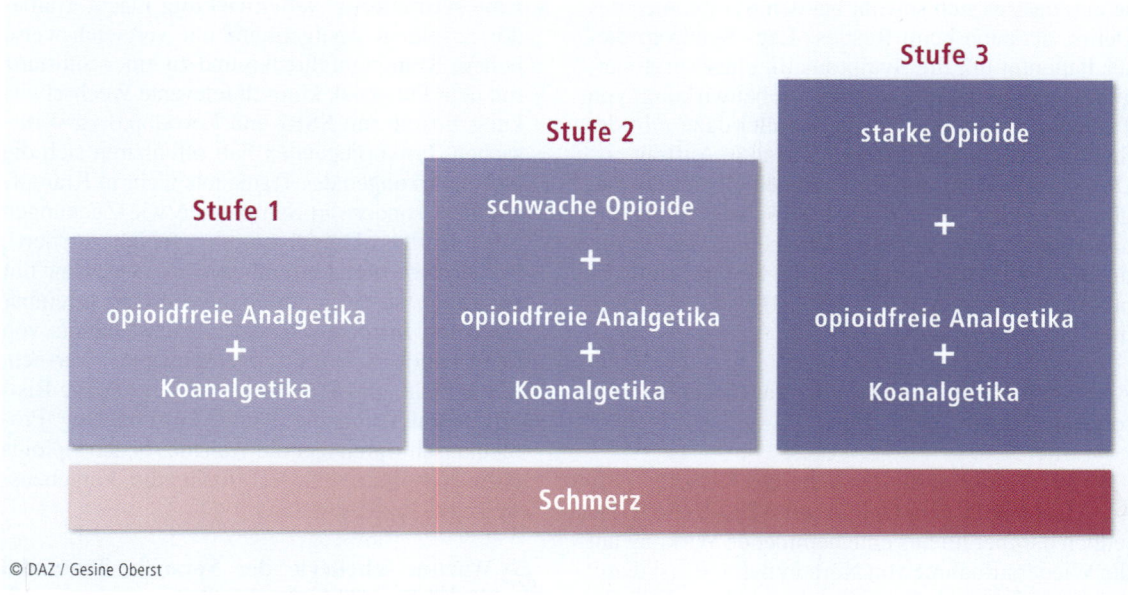

© DAZ / Gesine Oberst

Abb. 3: WHO-Stufenschema der Schmerztherapie Das WHO-Stufenschema beschreibt den konsekutiven Einsatz von Nicht-Opioidanalgetika, schwachen und starken Opioiden [aus Herdegen T: Pharmako-logisch! Opioide– Die Verstärkung der körpereigenen Schmerzhemmung. DAZ 2011, Nr. 35, S. 50 ff.].

gen korrigieren, die in Zusammenhang mit einer verzögerten Magenentleerung stehen [Opioide und Magenmotilität. Interview mit Prof. Dr. Henning Blume, DAZ 2012, Nr. 15, S. 48 ff]

Metamizol oder Paracetamol?

Das WHO-Stufenschema beschreibt die Bedingungen einer optimierten Schmerztherapie damit, dass ein Analgetikum der Stufe I zuerst in Monotherapie und bei stärkeren Schmerzen mit einem Opioid der Klasse II oder III zusammen gegeben wird. Nicht-Opioide bilden also die Basis der Schmerztherapie. In der Geriatrie kommen als Analgetika der Stufe I wegen des Risikos lebensbedrohlicher Blutungskomplikationen und Ulcera bei den klassischen NSAR meist nur Paracetamol und Metamizol infrage. Beide Alternativen sind umstritten, Metamizol wegen des Risikos der Agranulozytose, Paracetamol wegen seiner möglicherweise unterschätzten Hepatotoxizität.

In Deutschland steht – seit kurzer Zeit auch für die Dauertherapie zugelassen – als zusätzliche Alternative **Flupirtin** zur Verfügung. Auch hier ist, wie bei Metamizol („weißes" Blutbild zur Erkennung einer möglichen Agranulozytose) in der Langzeittherapie ein klinisch-chemisches Monitoring obligat, das bei Flupirtin die Leberwerte umfasst.

Neben dem Stufenschema („by the ladder") empfiehlt die WHO die orale Gabe („by mouth") sowie die regelmäßige Einnahme („by the clock") insofern, als der Patient mit der Einnahme nicht bis zum Wiederauftreten der Schmerzen warten soll (s. Kasten AMTS-Spezial und den erweiterten AMTS-Spezial-Beitrag von Dr. Verena Stahl auf DAZ.online).

Im vorliegenden Fall war Metamizol im Heim lediglich als eine Art Bedarfsmedikation gehandhabt worden, was in der Klinik korrigiert wurde. Zu beachten ist allerdings die mögliche Interaktion mit Clopidogrel, die eine Überwachung der Patientin in Hinblick auf ihr Blutungsrisiko erforderlich macht. Diese Interaktionsmeldung findet sich in der Literatur jedoch lediglich als eine Art Analogieschluss zu NSAR wie Diclofenac oder Ibuprofen, wobei allerdings die eingeschränkte Datenlage aufgrund der Tatsache, dass Metamizol nur noch in wenigen Ländern verfügbar ist, als zusätzlicher Unsicherheitsfaktor hinzukommt. Nach intensiver Erörterung der Datenlage wurde entschieden, Metamizol wegen der stärkeren analgetischen Wirkung den Vorzug zu geben, jedoch im Arztbrief Blutbildkontrollen anzumahnen. Diese schließen den Hämoglobinwert ein, der Hinweise auf eine Blutungskomplikation gibt (Zieglmeier M: Laborparameter. DAZ 2012, Nr. 18, S. 52 ff.].

Was lässt sich noch optimieren?

Die weitere Medikation bietet einige Nebenaspekte von geringerer Bedeutung. In sich widersprüchliche Verordnungen – in diesem Fall Movicol® (Indikation: Obstipation) plus Perocur® forte (Indikation: Diarrhö) – entstehen meist dadurch, dass Medikationen noch lange fortgeführt werden, deren Indikation – hier vielleicht die Nebenwirkung einer längeren Antibiotikatherapie wegen der Spondylodiscitis – einmal bestand, aber längst weggefallen ist. Ein kurzer Hinweis genügt hier, um Kosten und Nebenwirkungen einzusparen.

Der Einsatz von Neuroleptika bei agitierten geriatrischen Patienten ist ethisch umstritten und risikobehaftet. Die Datenlage weist auf eine erhöhte Mortalität, insbesondere in Zusammenhang mit einem erhöhten Schlaganfallrisiko hin [3]. Wer das „medikamentöse Ruhigstellen" anprangert, möge jedoch die Alternativen berücksichtigen. Sie bestehen einerseits in einem erhöhten Sturz-, Verletzungs- und (aus diesen Ursachen) Mortalitätsrisiko beim Unterlassen von Maßnahmen, an- ▷

AMTS-Spezial

Im AMTS-Spezial werden ausgesuchte Arzneimitteltherapiesicherheits-Aspekte des jeweiligen Themengebietes vorgestellt. Dies beinhaltet zum Beispiel Informationen über risikobehaftete Wirkstoffe, Empfehlungen zur Vermeidung von gefährlichen Wirkstoff-Kombinationen oder Hinweise zu berücksichtigenden Patientenfaktoren wie Alter, Geschlecht oder eingeschränkten Organfunktionen. In der DAZ.online-Version zu diesem Fall finden Sie ein ausführlicheres AMTS-Spezial zur Schmerztherapie nach dem WHO-Stufenschema

Schmerztherapie nach dem WHO-Stufenschema

- WHO-Stufenschema besteht seit 25 Jahren und beschreibt in drei Stufen die eskalierende Nutzung verschiedener Analgetika-Substanzgruppen und sogenannter Ko-Analgetika/Adjuvanzien.
- Englischer Merksatz für die Behandlung von Tumorschmerzen nach dem WHO-Schema: **„By mouth, by the clock, by the ladder, for the individual, with attention to detai**l."
- In einer deutschen Studie konnten angehende Palliativmediziner im Mittel 18 von 24 Fragen zum WHO-Stufenschema richtig beantworten, angehende Notfallmediziner nur 11. Es wurden nur die Ärzte befragt, die angaben, das WHO-Stufenschema zu kennen (70,5%).
- Bei älteren Schmerzpatienten ist eine Anpassung der Dosierung aufgrund einer Einschränkung der Kognition, der Organfunktionen und einer Veränderung des Verteilungsvolumens angeraten. Merksatz: **„Start low, go slow"**!
- Patienten sollen auf Nebenwirkungen einer (Opioid-) Analgetikatherapie angesprochen werden (z.B. in 40 bis 60% der Fälle Obstipation). Maßnahmen zu deren Minimierung sind durchzuführen, um einem eigenmächtigen Therapieabbruch vorzubeugen.

Apothekerin Dr. Verena Stahl, Saarbrücken

dererseits in einer mechanischen Fixierung, die mitunter die Menschenwürde verletzt, oft eine freiheitsentziehende Maßnahme darstellt und damit einer richterlichen Anordnung bedarf. Der Kompromiss kann darin bestehen, dass man versucht, die kognitive Leistung so schnell wie möglich zu verbessern, (falls dies möglich ist, weitere Fallbeispiele werden sich damit befassen) und die Zeit bis dahin mit niedrig dosierten atypischen Neuroleptika überbrückt. Es hat sich gezeigt, dass Quetiapin (wenngleich hier off label eingesetzt) dafür eine vergleichsweise risikoarme Substanz ist, insbesondere weil die Dosierung deutlich niedriger anzusetzen ist als bei den zugelassenen Indikationen Schizophrenie und bipolare Störung. Oft reichen 12,5 mg, am Abend eingenommen, aus. Aus der Sicht des Pharmazeuten ist dies problematisch wegen der fehlenden Zulassung und der Teilung einer dafür nicht vorgesehenen Filmtablette.

Tipp: Bei Morbus Parkinson und RLS ist Quetiapin das Antipsychotikum der Wahl!

Pantoprazol oder PPI allgemein ist eine Substanz(klasse), die alten Menschen sehr häufig ohne erkennbare Indikation über lange Zeit hinweg verordnet wird. Pantoprazol wurde im vorliegenden Fall beibehalten, um das von den Interaktionsdatenbanken gemeldete erhöhte Risiko gastrointestinaler Blutungen bei gleichzeitiger Gabe von Metamizol und Clopidogrel zu reduzieren. Im Arztbrief sollte vermerkt werden, dass ein Austausch gegen Omeprazol wegen der Interaktion mit Clopidogrel vermieden werden sollte. Ein Austausch von Clopidogrel gegen ASS war wegen einer gastrointestinalen Unverträglichkeit nicht möglich.

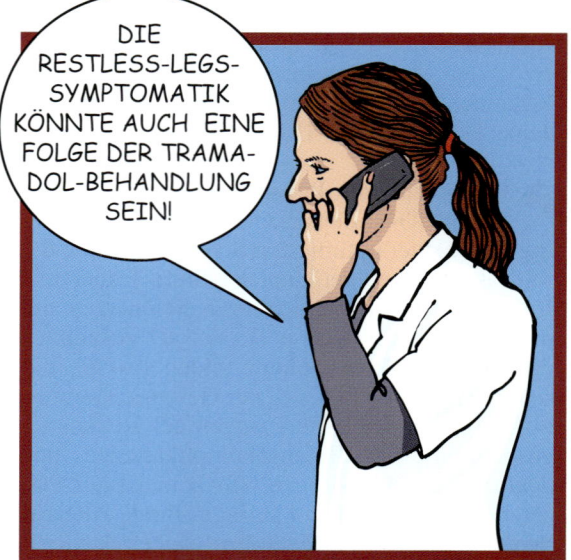

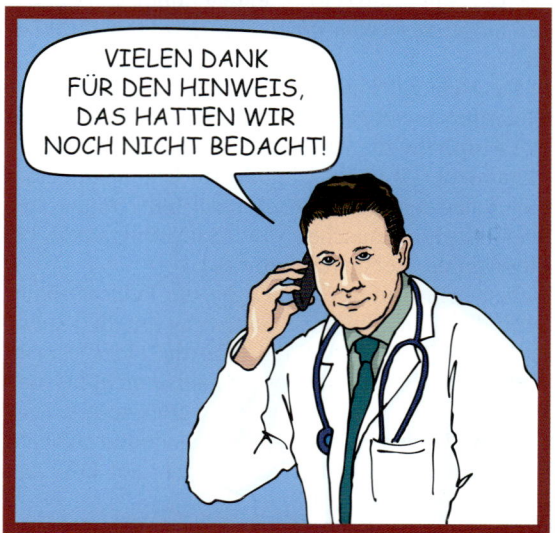

MTM – das Medikationsmanagement

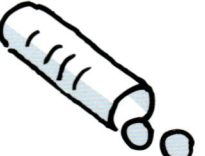

Da der Apotheker nicht von Anfang an in die Therapie involviert war, geht dem Eingriff in die Arzneimitteltherapie eine gründliche Analyse der vorbestehenden Medikation voraus.

 Beschreibung der Patientin

Die 98-jährige Patientin ist bereits seit über einer Woche im Krankenhaus, als der Klinikapotheker sie kennenlernt. Sie ist verwitwet und Bewohnerin einer Seniorenresidenz, in der sie intensiv von ihrer ca. 70-jährigen Tochter betreut worden ist. Die Klinikeinweisung wurde vom Hausarzt auf Drängen der Tochter veranlasst, weil die Patientin im Heim durch Verwirrtheit, Erregungszustände und Blutdruckspitzen auffiel.

 Objektive Parameter

Die Hauptdiagnose der geriatrischen Patientin ist ein akutes Delir mit zunächst unbekannter Ursache, als gesicherte Nebendiagnosen kommen ein chronisches Wirbelsäulenschmerzsyndrom, arterielle Hypertonie und – neu diagnostiziert – eine Hyperthyreose hinzu.

 Befund

Keine der Diagnosen – im zeitlichen Verlauf auch nicht die Hyperthyreose – ist eine hinreichende Erklärung für den deliranten Zustand der Patientin. Auch der Ernährungszustand (keine Exsikkose) und die Serumelektrolyte sind als Ursache des Delirs auszuschließen. Die Diagnose „Restless-Legs-Syndrom" ist fraglich.

Medikamentenprüfung

Bisheriger Medikationsplan:
Tramadol ret. 400 mg 1-0-1
Metamizol gtt. 20 (500 mg) 1-1-1-1, „bei Bedarf"
Macrogol Btl. 1-0-0
Clopidogrel 75 mg 1-0-0
Pantoprazol 40 mg 1-0-0
Candesartan 4 mg 1-0-1
Levodopa / Benserazid Tbl. 100/25 mg 0-0-0-1
Saccharomyces boulardii (Perocur forte) Kps. 1-0-1
Carbimazol 10 mg 1-0-0
Propranolol 10 mg 1-1-1
Quetiapin 12,5 mg 1-0-1

■ **Interaktionscheck:**
Zwischen **Pantoprazol** und **Clopidogrel** besteht eine geringfügige, durch klinische Studien nicht konsistent belegte Interaktion, bei der die Wirksamkeit von Clopidogrel vermindert wird (allerdings in geringerem Maße als durch Omeprazol). Es besteht kein Handlungsbedarf.
Zwischen **Metamizol** und **Clopidogrel** besteht aufgrund von spontanen Meldungen der Verdacht einer Interaktion in Gestalt einer Zunahme des Blutungsrisikos. Eine Überwachung ist ratsam.
Quetiapin kann die Wirkung von **Levodopa** abschwächen, andererseits in niedriger Dosierung aber psychotische Symptome, die durch Levodopa ausgelöst werden können, günstig beeinflussen. Es besteht kein Handlungsbedarf, die Problematik erübrigt sich ohnehin durch Absetzen von Levodopa.

■ **Absolute Kontraindikationen:** ohne Befund

■ **Relative Kontraindikationen:**
Das Antipsychotikum ist bei einer 98-jährigen Patientin mit einem erhöhtem Risiko verbunden und sollte zeitnah abgesetzt werden.

■ **Leitlinienkonformität:**
Während die Hyperthyreose von den Endokrinologen leitliniengerecht anbehandelt worden war, besteht die Problematik in den Abweichungen von den Leitlinien zur Schmerztherapie (WHO-Schema). Es wird daher empfohlen, das Analgetikum der WHO-Stufe I durchgehend zu geben und das Opioid der WHO-Stufe II durch ein geeigneteres Opioid zu ersetzen. Daraus resultiert der folgende Vorschlag:

 Plan

■ Ersatz von Tramadol durch niedrig dosiertes, retardiertes Hydromorphon (4 mg alle 12 Stunden).
■ Metamizol, das im Heim nur bei Bedarf eingenommen worden war, soll durchgehend eingenommen werden. Alternativ kommen Paracetamol 4 x 500 mg und Flupirtin 2 x 100 mg infrage.
■ Versuchsweises Absetzen von Levodopa / Benserazid parallel zum Wechsel des Opioids.
■ Macrogol soll weiter gegeben werden, ggf. mit Anpassung an eine verstärkte opioidinduzierte Obstipation.
■ Quetiapin soll versuchsweise auf 12,5 mg abends reduziert und später ganz abgesetzt werden.

Arzneimittelverordnung bei Entlassung siehe Tabelle.

 Monitoring

■ Herzfrequenz: Täglich. < 60 Schläge pro Minute weisen auf eine Überdosierung von Propranolol hin. Mit dem Ausschleichen von Propranolol sollte vorher begonnen werden.
■ Blutdruck: Täglich. Die Normalisierung der Blutdruckwerte ist ebenfalls ein Hinweis auf das notwendige Ausschleichen von Propranolol. Hypotonien können eine unerwünschte Wirkung von Metamizol sowie ein Hinweis auf eine Verschlechterung der Nierenfunktion (und damit eine Verminderung der Candesartan-Clearance) sein.
■ Stuhlfrequenz: Die Änderung der Analgesie erfordert möglicherweise eine Anpassung der Dosis oder einen Wechsel des Laxans.
■ Test auf okkultes Blut im Stuhl: Gelegentlich, zum Ausschluss einer gastrointestinalen Blutung.
■ Blutbild: (Hb, Hkt, zelluläre Blutbestandteile): Ein Absinken des Hb-Werts würde auf eine Blutung hinweisen, ein Absinken der Leukozytenzahl auf eine mögliche Agranulozytose. ▷

Tab.: Arzneimittelverordnung bei Entlassung

Medikation	Indikation	Anmerkung
Hydromorphon ret. 4 mg 1-0-1	Rückenschmerz	
Metamizol gtt. 20 (500 mg) 1-1-1-1*	Rückenschmerz	Ggf. als Tabletten
Macrogol Btl. 1-0-0*	Obstipation (Opioid)	
Clopidogrel 75 mg 1-0-0*	Prophylaxe Apopl./HI	Überwachung Blutungen!
Pantoprazol 40 mg 1-0-0*	Ulkusprophylaxe	
Propranolol 10 mg 1-1-1	Hyperthyreose	Nach 4 – 6 Wochen ausschleichen
Candesarten 4 mg 1-0-1*	Hypertonie	
Quetiapin 12,5 mg 0-0-1	Verwirrtheit	off label, bald absetzen
Carbimazol 10 mg 1-0-0	Hyperthyreose	

* bereits vorbestehende Dauermedikation

Schulung

Da die Patientin in die Hände von ausgebildetem Heimpersonal entlassen wurde, konnte auf Schulungen und Unterweisungen verzichtet werden. Lediglich die Tochter der Patientin wurde darauf hingewiesen, dass u. a. wegen der opioidinduzierten Obstipation auf eine ausreichende Zufuhr von Flüssigkeit geachtet werden muss. Weiter wurde die Bedeutung eines 12-stündigen Einnahmeabstands des retardierten Opioids angesprochen.

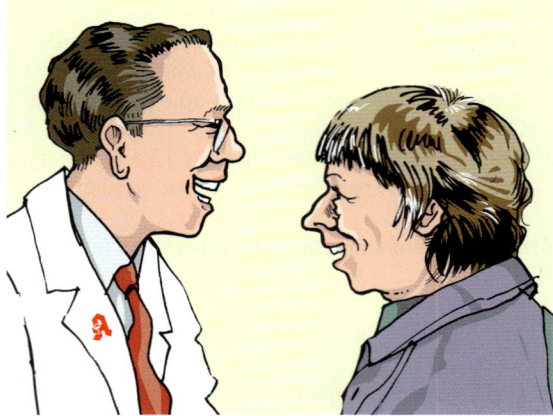

Zusammenfassung

Im vorliegenden Beispiel war es wichtig zu erkennen, dass hohe Dosierungen bei alten Menschen oft ein Alarmsignal darstellen. Die damit verbundenen Nebenwirkungen können leicht zu Verschreibungskaskaden führen [4], weil sie als Symptome einer neuen Erkrankung interpretierbar sind. Neu angesetzte Arzneimittel aber führen zu neuen Neben- und Wechselwirkungen … und so weiter. Hinzu kommt, dass oft vergessen wird, einmal angesetzte Arzneimittel wieder abzusetzen, wenn ihre Indikation nicht mehr besteht.

Wichtig ist es auch, zu erkennen, wie der Apotheker in den Dialog zwischen Ärzten verschiedener Fachrichtungen eingebunden werden kann. Gelingt dies, ist es auch kein Sakrileg mehr, eine bestehende Diagnose oder deren Therapiebedürftigkeit infrage zu stellen – solange dies diplomatisch, kollegial und konstruktiv als Arbeitshypothese formuliert wird.

Und schlussendlich zeigt das Beispiel auch, wie sich die Klinische Pharmazie im Krankenhaus von der im ambulanten Sektor unterscheidet. Medikationsprobleme sind ein häufiger Grund für die stationäre Aufnahme und müssen daher zunächst retrospektiv aufgearbeitet werden – oftmals eine detektivische Tätigkeit. Dabei wird der Apotheker – wenn überhaupt – meist erst zu einem relativ späten Zeitpunkt eingeschaltet. Deutschland ist mit ca. 0,3 Apothekern pro hundert Krankenhausbetten das pharmazeutische Schlusslicht in Europas Kliniksektor [5]. Angesichts dieser personellen Situation ist es wenig wahrscheinlich, dass sich ein Apotheker bereits am Tag der Klinikeinweisung der Medikationsprobleme annimmt. Ebenso endet der Einfluss des Klinikapothekers auf das MTM, abgesehen von einem möglichen Beitrag zum Arztbrief, am Tag der Entlassung. Die neue Apothekenbetriebsordnung sieht vor, dass Krankenhausapotheker bei Bedarf Patienten zur Arzneimittelanwendung beraten sollen, insbesondere hinsichtlich der Entlassungsmedikation. Zu den bisherigen Ansprechpartnern Arzt und Pflegepersonal kommt also verstärkt der Patient, mit dem der Krankenhausapotheker bisher eher wenig Kontakt hatte. Damit fordert der Gesetzgeber indirekt Verbesserungen bei der Personalsituation, ebenso wie bei der Organisation der Überleitung vom stationären in den ambulanten Sektor ein. Man darf gespannt sein, wie sich die praktische Umsetzung dieses Anspruchs in den nächsten Jahren entwickeln wird. ◄

Literatur

[1] Bahn RS et al.: Hyperthyroidism and other causes of thyrotoxicosis: Management guidelines of the American Thyroid Association and American Association of Clinical Endocrinologists. Thyroid 2011; 21(6): 593–646
[2] Freye E: Opioide in der Medizin. 8. Aufl. 2010, Springer Verlag Heidelberg
[3] Wang PS, Schneeweiss S, Avorn J, et al. Risk of death in elderly users of conventional vs. atypical antipsychotic medications. N Engl J Med. 2005 Dec 1;353(22):2335–41 .
[4] Rochon PA, Gurwitz JH :Drug therapy. Lancet 1995; 346: 32-36.
[5] Surugue et al., EJHPPractice 2006; 12:31–34

Autoren

Dr. **Markus Zieglmeier**, Studium der Pharmazie an der LMU in München, seit 1989 in der Apotheke des Klinikums München-Bogenhausen. Promotion zum Dr. rer. biol. hum. Fachapotheker für Klinische Pharmazie, Zusatzbezeichnungen Ernährungsberatung und Geriatrische Pharmazie. Seit 2002 verstärkt freiberufliche Tätigkeit als Referent und Autor.

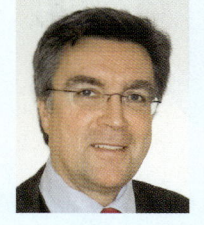

Kontaktadresse:
Dr. Markus Zieglmeier
Städt. Klinikum München, Apotheke Klinikum Bogenhausen
Englschalkinger Str. 77, 81925 München

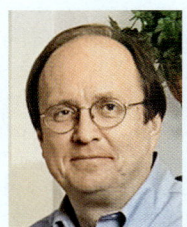

Professor Dr. Hartmut Derendorf ist Distinguished Professor und Chairman des Departments of Pharmaceutics an der University of Florida in Gainesville, wo er seit 1983 Pharmakokinetik, Pharmakodynamik und Klinische Pharmakokinetik lehrt. Seine Forschungsschwerpunkte sind Pharmakokinetik und Pharmakodynamik von Corticosteroiden und Antibiotika. Er war Präsident des American College of Clinical Pharmacology und der International Society for Anti-infective Pharmacology. Professor Derendorf wurde für herausragende Forschungsleistungen auf dem Gebiet der Klinischen Pharmakologie mit dem Distinguished Investigator Award des American College of Clinical Pharmacology (ACCP) 2010 ausgezeichnet. Im gleichen Jahr wurde ihm auch der Volwiler Award verliehen, die höchste Forschungsauszeichnung der amerikanischen Hochschulpharmazie.

Prof. Dr. Hartmut Derendorf, Distinguished Professor and Chairman, Department of Pharmaceutics, University of Florida, 100494, College of Pharmacy, 1600 SW Archer Road, P3-27, Gainesville, FL 32610

Dr. med. Robert Hermann, Studium der Human-Medizin an der Johann-Wolfgang Goethe Universität Frankfurt, Facharzt für Anästhesie & Intensivmedizin, Facharzt für Klinische Pharmakologie, selbstständiger Berater für klinische Entwicklungsfragen innovativer Arzneimittel und pharmazeutischer Produkte.

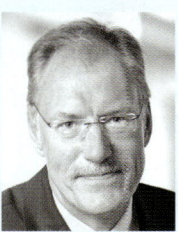

Dr. med. Robert Hermann, Arzt für Anästhesiologie und Klinische Pharmakologie, Managing Director, Clinical Research Appliance (cr.appliance), Rossittenstraße 15, 78315 Radolfzell

Alle Illustrationen: DAZ/go-grafik.de

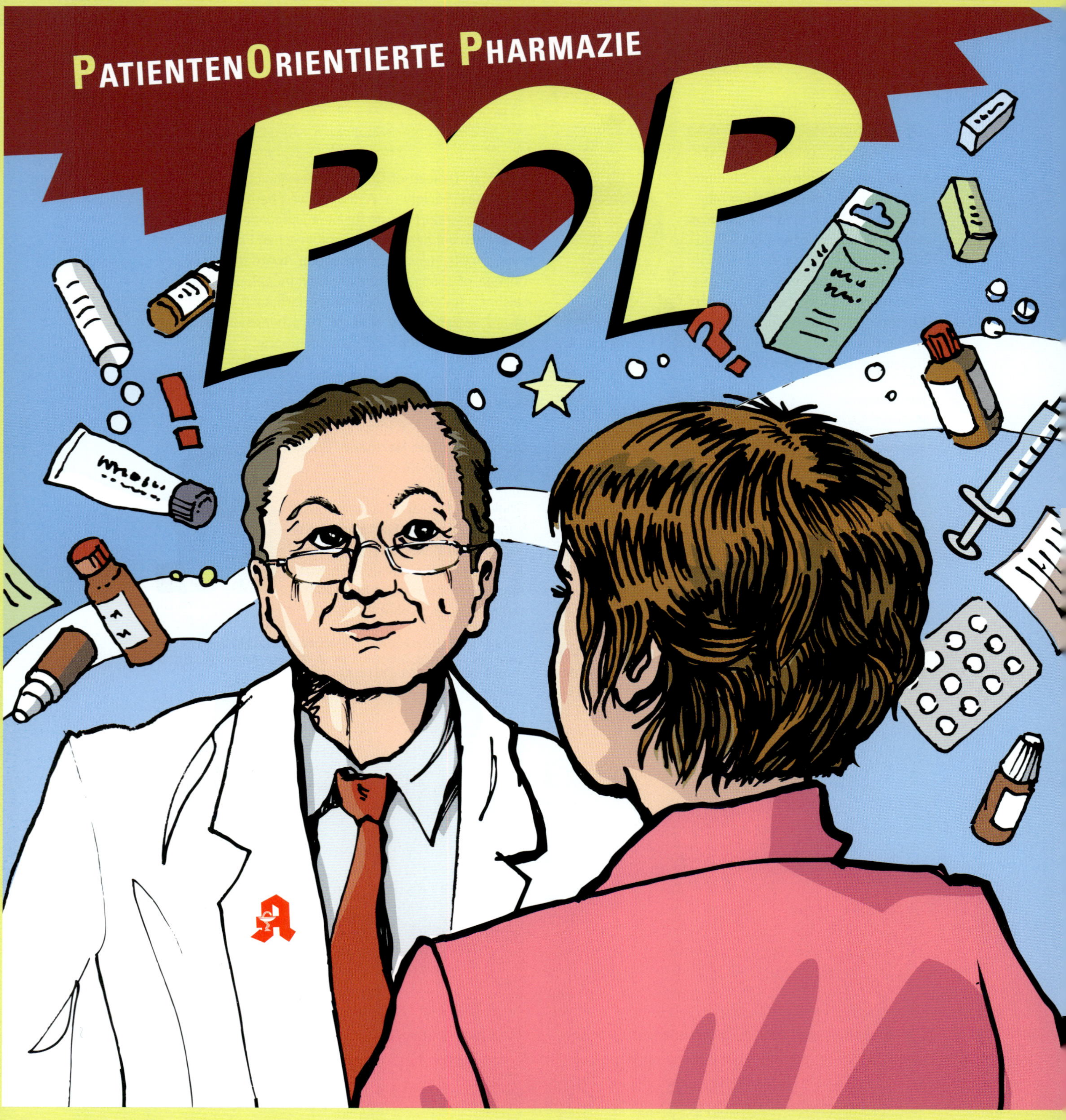

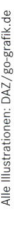

Eine Hypertonie-Patientin

Von Andreas Niclas Förster, Hartmut Derendorf und Robert Hermann | **In der Klinischen Pharmazie dreht sich alles um den Patienten, um Leitlinien und um das klinische Ergebnis. Bearbeiten Sie mit uns diesen Patientenfall und erwerben Sie so zusätzliches Wissen in Klinischer Pharmazie.**

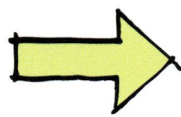

Hoher Blutdruck ist ein ernst zu nehmendes Problem. Die steigende Prävalenz und ein zunächst geringer Leidensdruck beim Patienten führen zu großen Belastungen des Gesundheitssystems und vermeidbaren Einschränkungen der Lebensqualität vieler Mitmenschen. Der folgende Fall einer relativ jungen Patientin soll verdeutlichen, wie viele Parameter bei der Therapie dieser Krankheit zu beachten sind und welch entscheidende Rolle dem betreuenden Apotheker zukommt.

Die Patientin – in diesem Fall 38 Jahre alt – kommt mit einem Rezept über Fluticason-Nasenspray in die Apotheke. Sie leidet unter saisonaler allergischer Rhinitis und hat mit diesem Medikament in den vorherigen Jahren gute Erfolge gehabt.

Bei der Gelegenheit fragt sie, ob man ihr schnell noch ihren Blutdruck messen könne. Die Werte der Messung liegen mit einem systolischen Wert von 162 mmHg und einem diastolischen Wert von 94 mmHg deutlich über den Werten für normalen Blutdruck. Der Puls liegt mit 68 Schlägen pro Minute im Normbereich.

Die Patientin bestätigt, dass die Werte am Vortag beim Arzt ebenfalls ähnlich hoch gewesen seien. Bereits vor einigen Jahren hatte ihr ein Arzt geraten, etwas gegen den erhöhten Blutdruck zu unternehmen, woraufhin sie mit Joggen und gesunder Ernährung begonnen hat. Den Sport musste sie leider wegen einer Knieverletzung einstellen und will nun mit leichtem Aerobic anfangen. Jetzt hat ihr Hausarzt ihr eine Überweisung zum Kardiologen zur genaueren Untersuchung des Herzens gegeben.

Aus diesen Informationen wird für den Apotheker deutlich, dass die Patientin von einer ausführlichen Betreuung profitieren kann.

Das Angebot nimmt die Patientin freudig an und gemeinsam verabreden sie einen Folgetermin für den Zeitraum kurz nach der genaueren Abklärung der Diagnose durch die behandelnden Ärzte.

Auf den Termin bereiten sich beide vor: Die Patientin bringt die Laborwerte und Informationen des letzten Arztbesuchs und ihre Hausapotheke mit. Der Apotheker hat sich mit der Krankenkasse der Patientin in Verbindung gesetzt und nach örtlichen Unterstützungsmaßnahmen gefragt.

Einleitend fragt der Apotheker nach dem Verlauf der Fluticason-Therapie. Hier war schon bei dem ersten Termin eine Anwendungsschulung durch den Apotheker erfolgt, um eine Überdosierung durch die Patientin zu verhindern. Es stellt sich heraus, dass die Patientin zusätzlich zu Fluticason noch Pseudoephedrin-haltige OTC-Produkte verwendet, um die Nase gelegentlich richtig frei zu bekommen.

Die Knieschmerzen werden mit OTC-Ibuprofen bekämpft. Hier nimmt die Patientin bis zu zweimal wöchentlich 2 g Ibuprofen innerhalb von 24 h ein.

Bei dem Termin erfolgt auch die Kalkulation des BMI (Body Mass Index) der Patientin. Das Ergebnis ist 29 kg/m^2.

Bei den Laborwerten zeigt sich bei einem Serum-Creatinin-Wert von 0,9 mg/dl, dass die Nieren bislang nicht in Mitleidenschaft gezogen worden zu sein scheinen. Das war auch das Ergebnis der hierfür sensitiveren und spezifischeren Tests. Dort wur- $\triangleright$

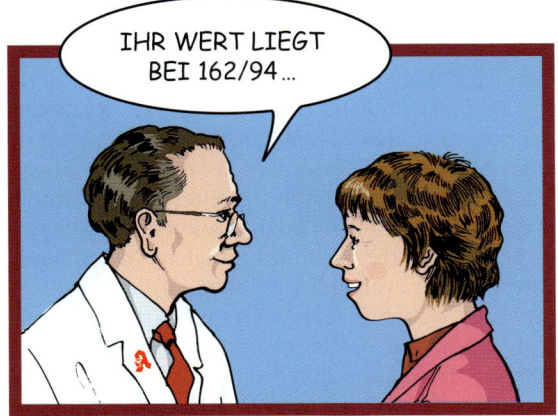

> **KÖNNEN SIE MIR DEN BLUTDRUCK MESSEN?**

> **IHR WERT LIEGT BEI 162/94 …**

Diagnosen, Medikation und Laborwerte

Diagnosen/Beschwerden
Allergische Sinusitis, Hypertonie, Schmerzen aufgrund einer Knieverletzung

Medikation
- Fluticason-Spray nach Bedarf
- Ibuprofen bis zu zweimal wöchentlich 2 g innerhalb 24 h
- Pseudoephedrin-haltige Präparate

Laborwerte
- Serum
  Serum-Creatinin: 0,9 mg/dl
  CrCl: 112 mL/min
  Glucose (nüchtern): 82 mg/dl
  Gesamtcholesterol: 220 mg/dl
  HDL: 52 mg/dl
  LDL: 126 mg/dl
  Triglyceride: 210 mg/dl
  Alanin-Aminotransferase (ALT): 15 mg/dl
  Aspartat-Aminotransferase (AST): 10 mg/dl
- Urin
  Protein: 34 mg/dl
  pH: 5,8
  Glucose: neg
  Keton: neg

Gewicht
BMI 29 kg/m^2

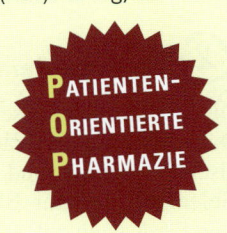

PATIENTEN-
ORIENTIERTE
PHARMAZIE

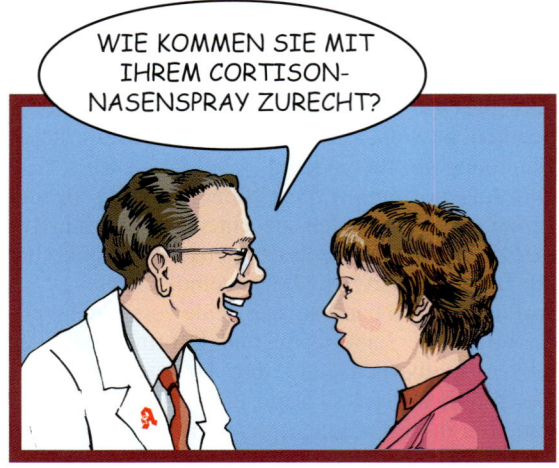

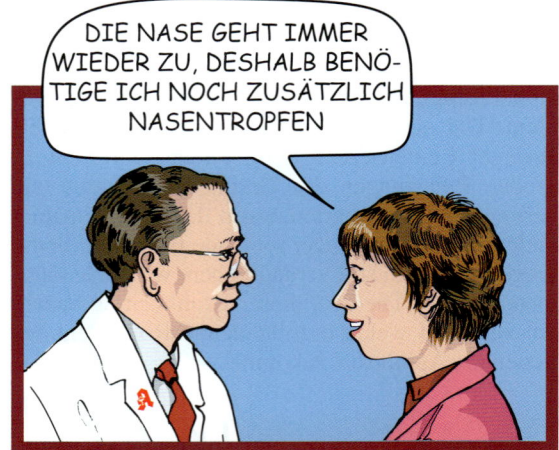

de durch die Feststellung der Creatinin-Clearance und der Laboranalyse des Urins auf Albumin (Mikroalbuminurie) ergründet, ob bereits Nephrone in den Nieren geschädigt worden waren.

Der Glucose-Wert liegt ebenfalls im normalen Bereich. Die Werte für das Gesamtcholesterol liegen knapp oberhalb des normalen Bereichs. Und auch die Leberenzyme sind nicht auffällig. Insgesamt also ein positives Bild, das zeigt, dass bei dieser Patientin, wenn der Blutdruck jetzt unter Kontrolle gebracht wird, die Wahrscheinlichkeit einer erfolgreichen Prävention von Organschäden und der typischen Folgekrankheiten hoch ist.

Auf die Frage nach Tabakkonsum kann die Patientin angeben, bereits seit 10 Jahren nicht mehr zu rauchen. Sie hatte vorher seit ihrer Teenager-Zeit drei Packungen pro Woche geraucht.

Ihr Vater ist mit 68 Jahren nach einem Herzinfarkt gestorben, ihr älterer Bruder ist 46 Jahre alt und hat hohen Blutdruck und Diabetes.

Die Patientin hat zwei Kinder im Alter von 11 und 14 Jahren. Auf Nachfrage bestätigt sie, dass ihre Familienplanung damit abgeschlossen sei.

Die den Bluthochdruck betreffende Diagnose durch die behandelnden Ärzte lautet auf essentielle Hypertonie. Die Ursache des Hochdrucks ist also nicht in organischen oder hormonellen Ursachen zu finden. Hierzu wurde mit der Patientin unter anderem eine 24-h-Blutdruckmessung, ein Belastungs-EKG (zur Feststellung etwaiger vaskulärer Organmanifestationen in Form der KHK), eine Echokardiographie (zur Feststellung bereits eingetretener kardialer Manifestation in Form einer Linksherzhypertrophie) und neben dem Test auf Mikroalbuminurie auch eine Prüfung auf Catecholamine im 24-h-Urin durchgeführt, um auch ein Phäochromozytom ausschließen zu können.

Die Ziele der gemeinsam zu besprechenden Maßnahmen sind
- schrittweise Erniedrigung des Blutdrucks auf Werte im normalen Bereich und damit die Vermeidung der Folgeschäden,
- Schmerzfreiheit im Kniegelenk,
- Therapie der allergischen Rhinitis unter Vermeidung einer Erhöhung des Blutdrucks.

MTM – das Medikationsmanagement

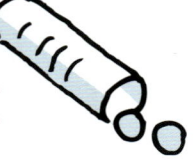

 Beschreibung der Patientin

Subjektiv ist die Patientin über den seit Längerem erhöhten Blutdruck beunruhigt. Sie leidet unter ihrer jährlich auftretenden allergischen Rhinitis und hat Schmerzen im Knie, besonders unter der Belastung ihrer bisherigen sportlichen Aktivität, dem Joggen. Die allergische Rhinitis ist durch die starke Rhinorrhö besonders störend im Tagesablauf.

 Objektive Parameter

Die Diagnose der essentiellen Hypertonie liegt vor. Daneben leidet die Patientin unter saisonaler allergischer Rhinitis und Schmerzen aufgrund einer Gelenkreizung. Ihr BMI ist leicht erhöht. Laborwerte s. Kasten auf S. 25.

 Befund/Auswertung

Zu bearbeiten sind die folgenden Problemfelder:
- Die **Indikation des Bluthochdrucks,** für die bisher kein Arzneimittel verschrieben wurde. Mittel der ersten Wahl bei einem Bluthockdruck der Stufe 2 (Tab. 1) ist ein ACE-Hemmer oder AT_1-Rezeptor-Blocker bzw. ein Calciumkanal-Blocker. Häufig ist eine Kombination erforderlich, meist mit einem Thiazid-Diuretikum (Abb.). Sollte die Hypertonie in Kombination mit anderen Krankheiten vorliegen, so ändert sich die Wahl des initialen Arzneimittels entsprechend eventueller Effekte auf diese Probleme. Eine weitere wichtige Gruppe von Arzneimitteln, neben den bereits erwähnten, sind die Beta-Blocker. Evtl. kann durch den Erfolg einer initial forcierten Einhaltung des DASH-Diät (DASH =

Dietary approach to stop hypertension) und weiterer nicht medikamentöser Maßnahmen bereits eine Reduktion des Blutdrucks erreicht werden.

Ein BMI von < 25 kg/m² wird angestrebt, da eine Gewichtsreduktion um 10 kg den Blutdruck um bis zu 22 mmHg senken kann. Als sportliche Aktivität sollte eine täglich stattfindende 30-minütige aerobe Tätigkeit gefunden werden. Bei Gelenkproblemen empfiehlt sich eine Aktivität im Wasser. Bei der Ernährung sollte auf einen hohen Anteil von Früchten und Gemüse geachtet werden. Milchprodukte sollten einen verminderten Fettanteil haben und die Zufuhr von Na⁺ bei unter 2,4 g (entsprechend 6 g Kochsalz) am Tag liegen. Diese Maßnahmen können bereits einen deutlichen Effekt auf den Blutdruck haben. Die ausgewogene Ernährung kann eine Reduktion von ca. 10 mmHg und die Einschränkung des Natrium von ca. 5 mmHg bewirken.

■ Die schlecht kontrollierten **Schmerzen im Kniegelenk,** für die ebenfalls keine adäquate Medikation erfolgt. Hier sollte auf NSAR (nichtsteroidale Antirheumatika) wie Ibuprofen verzichtet werden. Diese beeinflussen über die Hemmung der Cyclooxygenase und daraus resultierend die Reduktion der Prostaglandinsynthese die Durchblutung der Nieren, was in Kombination mit dem Bluthochdruck einen verstärkt organgefährdenden Charakter hat. Alternativ zur langfristigen Einnahme der NSAR Ibuprofen oder Diclofenac steht Paracetamol zur Verfügung. Weder die Nieren-, noch die Leberfunktion der Patientin erscheinen eingeschränkt, so dass sie Paracetamol gut vertragen sollte.

■ Eine potenzielle Wirkung der **Cortisongabe** auf den Blutdruck. Hier kann vor allem eine zu häufige Dosisgabe durch die Patientin zu Problemen führen.

■ Die **zusätzliche Einnahme von Pseudoephedrin** zeigt die unzureichende Wirksamkeit des Cortison-haltigen Nasensprays. Sie sollte bei Bluthochdruck vermieden werden. Das Nasenspray wurde von der Patientin mehrmals täglich eingesetzt. Trotz der oral schlechten Verfügbarkeit des Fluticasons erhöht sich die Wahrscheinlichkeit für systemische Nebenwirkungen bei zu häufiger Anwendung.

Etwa 60% der Patienten mit allergischer Rhinitis sind mit ihrer Medikation unzufrieden und wünschen sich eine bessere Einstellung. Die ARIA-Richtlinie (Allergic Rhinitis and its Impact on Asthma) sieht dabei Cortison-haltige Nasensprays ▷

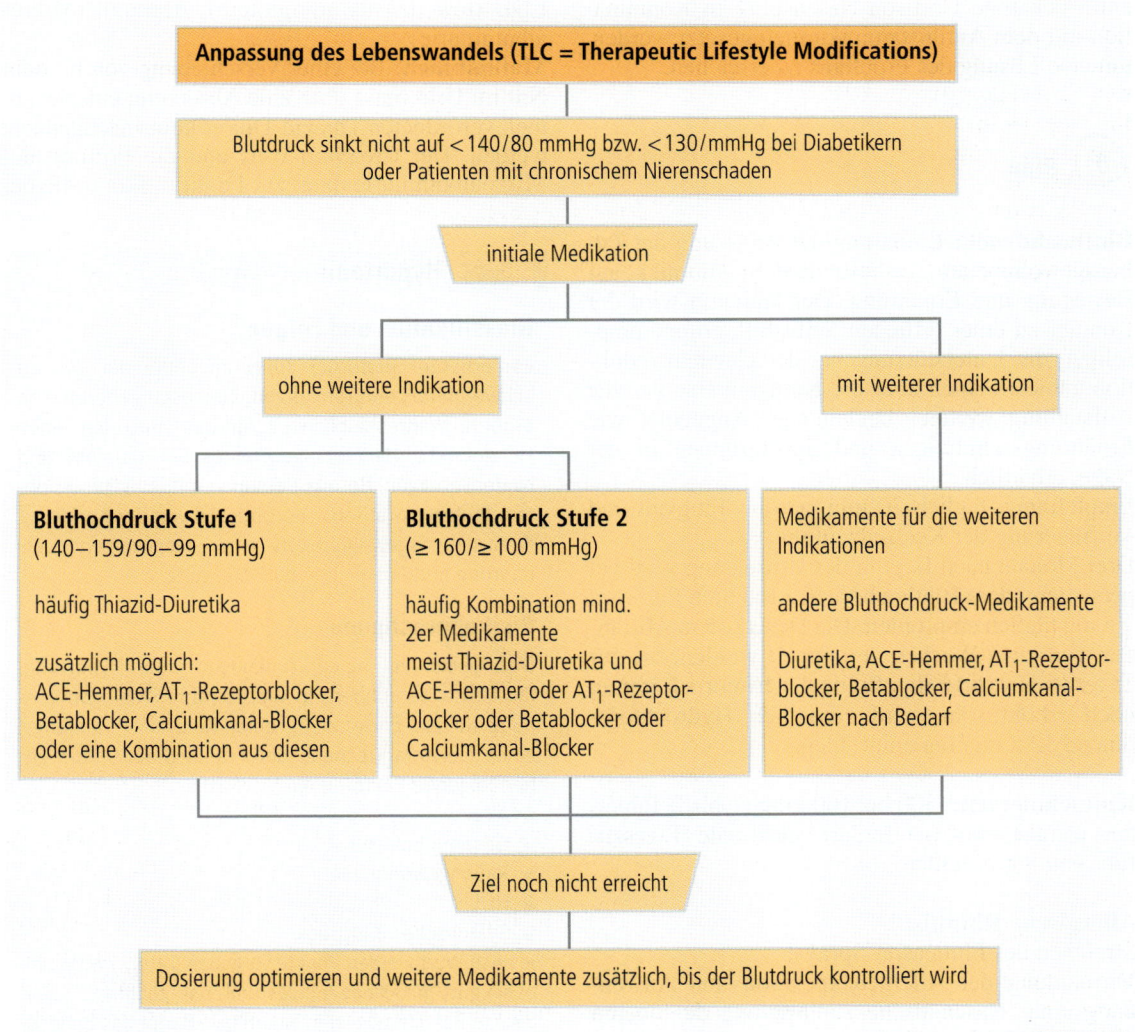

Abb.: Therapiealgorithmus bei Hypertonie Als erste Maßnahme ist eine Anpassung des Lebenswandels indiziert. Der Einsatz und die Auswahl der Antihypertonika richten sich nach der so zu erreichenden Blutdruckhöhe.

Tab. 1: Klassifikation des Blutdrucks

Blutdruck Klassifikation	systolischer Blutdruck [mmHg]	Diastolischer Blutdruck [mmHg]	Anpassung Lebensgewohnheiten
Normaler Blutdruck	< 120	< 80	Empfohlen
Erhöhter Blutdruck	120 – 139	80 – 89	Notwendig
Hochdruck Stufe 1	140 – 159	90 – 99	Notwendig
Hochdruck Stufe 2	>= 160	>= 100	Notwendig

für eine schwerere Symptomatik vor und empfiehlt zunächst die Anwendung von H_1-Antihistaminika. Die erste Maßnahme ist die Expositionsreduktion. Bei der saisonalen Rhinitis, die nicht durch Hausstaub oder ähnliche relativ gut vermeidbare Faktoren ausgelöst wird, kann das durch die Anwendung einer Nasendusche gefördert werden.

Bei fortbestehender Symptomatik, also Tränenfluss, laufender Nase, starkem Juckreiz, sollte ein H_1-Antihistaminikum angewendet werden, das möglichst geringe sedierende und anticholinerge Nebenwirkungen zeigt. Azelastin oder Levocabastin sind hier für die nasale Anwendung gut geeignet.

Sollten die Symptome trotz einer ordnungsgemäßen Anwendung weiterhin bestehen, kann das der Patientin bekannte Cortison-Nasenspray in Kombination mit dem Antihistaminikum eingesetzt werden, um eine Lösung des Problems zu erreichen.

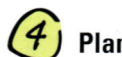 **Plan**

Bluthochdruck: Einleitung der Änderung der Lebensgewohnheiten, insbesondere in Hinblick auf Bewegung und Ernährung. Der Patientin wird der Kontakt zu einer örtlichen Selbsthilfegruppe empfohlen, die Unterstützung bei der Gewichtsreduktion anbietet. Auch über die Krankenkasse ist eine Aufstellung weiterer begleitender Angebote, wie Ernährungsschulungen und Sportgruppen in der Nähe, erhältlich.

Empfehlung: täglich 30 min. aerobe Tätigkeit und Verringerung der Kochsalzzufuhr.

Drei Monate nach Beginn der Umsetzung wird bei persistierendem Bluthochdruck zusätzlich Ramipril 2,5 mg täglich empfohlen. Die Dosis soll in Abständen von zwei Wochen verdoppelt werden, bis zur Tagesdosis von 10 mg. Sollte der Blutdruck immer noch erhöht sein, wird zusätzlich Hydrochlorothiazid 12,5 mg/Tag empfohlen.

Knieschmerzen: 500 bis 1000 mg (1 bis 2 Tabletten) Paracetamol bei Bedarf, maximale Tageszufuhr von 4 g beachten.

Allergische Rhinitis:
Streichen des Fluticason-Sprays.
Vermeidung der Allergenexposition und Anwendung einer Nasendusche zur Spülung der oberen Atemwege.
Gabe von Azelastin oder alternativ Levocarbastin Nasenspray 2 x täglich.

Bei persistierenden Symptomen: Empfehlung der Kombination mit dem bekannten Fluticason-Nasenspray einmal täglich.

 Monitoring

Hypertonie

Allgemein

Folgende Werte müssen überwacht werden: Serum-Natrium, -Kalium sowie -Creatinin, Glucose und die Cholesterinwerte TG (Triglyceride), TC (Gesamt-Cholesterol), HDL (High density lipoprotein), LDL (low density lipoprotein), Albumin (Mikroalbuminurie)

Maßnahmen: Bei einer Verschiebung von K^+ oder Na^+ im Urin muss über eine Absetzung eines eventuell verordneten Thiazid-Diuretikums nachgedacht werden. Der Creatinin-Wert und die Prüfung auf Mikroalbuminurie dient zur Funktionskontrolle der

Hypertonie

Klassifikation und Folgen

Ein erhöhter Blutdruck führt im Laufe der Zeit zu schweren Folgeerkrankungen. Zu diesen gehören eine erhöhte Wahrscheinlichkeit für das Auftreten eines Herzinfarkts, Herzversagen, eines Schlaganfalls und Nierenversagen. Bereits Personen mit lediglich erhöhtem Blutdruck (s. Tab. 1) profitieren von der Änderung ihrer Lebensgewohnheiten, einer ausgewogenen Ernährung und ausreichender Bewegung.

Risikoberechnung

Das Risiko für Folgeerkrankungen einer Hypertonie lässt sich berechnen. In die 10-Jahres-Risikoberechnung für die Entwicklung einer Koronarerkrankung/ eines Herzinfarkts nach der Framingham-Studie gehen folgende Faktoren ein:

- Alter
- Gesamtcholesterol
- Rauchgewohnheiten
- HDL
- Systolischer Blutdruck

Je nach Wert werden Punkte vergeben (http://www.nhlbi.nih.gov/guidelines/cholesterol/risk_tbl.htm). Eine direkte Berechnung ist in einem Java Skript des Bundesverbandes der niedergelassenen Kardiologen möglich (http://www.bnk.de/transfer/framingham.htm).

Nieren. Eine nachlassende Nierenfunktion führt durch die Flüssigkeitsretention zu scheinbarer Therapieresistenz. Ebenso ist eine Überprüfung der Medikation und bei renal eliminierten Medikamenten oder einer Medikation, die sich auf die Durchblutung der Nieren auswirkt, dringend eine Dosisanpassung angeraten, wenn sich die Organfunktion verschlechtert.

Die Glucosewerte waren normal, sollten diese sich erhöhen oder weitere Tests, wie beispielsweise der orale Glucose-Toleranztest, auffällig werden, muss eine zu einem Diabetes passende Medikationsanpassung vorgenommen werden (Zusatz eines Calciumkanal-Blockers, stärkere Diurese). Besonders hervorzuheben ist das eindeutige Ergebnis der Studien in Hinblick auf die positiven Auswirkungen einer Therapie mit ACE-Hemmern beim Diabetiker. Ein ACE-Hemmer – oder bei Unverträglichkeit – ein AT_1-Rezeptor-Blocker, sollte bei jedem Diabetiker mit Hypertonie Anwendung finden (s. Tab. 2).

Gleichzeitig zeigen Thiazide negative Effekte auf die Glucosetoleranz, so dass sie bei einem Diabetiker keine Option für die Therapie darstellen.

Die Blutfettwerte sollten sich unter der Diät positiv entwickeln. Wenn sie das wider Erwarten nicht tun, sollte über eine zusätzliche medikamentöse Therapie nachgedacht werden.

Blutdruckkontrolle
Effektivität: Eine Senkung des Blutdrucks.
Die Patientin soll täglich ihre Blutdruckwerte zu Hause protokollieren. Zusätzlich werden regelmäßige Untersuchungen beim Arzt vorgenommen.
Unerwünschte Wirkungen: Orthostatische Probleme, Schwindel, Übelkeit. Diese zeigen sich nach dem Therapiebeginn häufig, sollten sich aber im Verlauf schnell abschwächen.
Maßnahmen: Der Therapiebeginn sollte einschleichend erfolgen, um die Nebenwirkungen so gering wie möglich zu halten.

Warum der Apotheker gefordert ist

Obwohl die Verordnungszahlen von Bluthochdruck-Medikamenten seit Jahren steigen und jährlich viele Millionen Arztbesuche der Therapie des Bluthochdrucks gelten, ist der Anteil der gut eingestellten Patienten nach wie vor gering. Eine unkomplizierte Möglichkeit, sich bei Fragen zur Blutdrucktherapie an eine qualifizierte Person wenden zu können, ist wichtig für den Patienten und erleichtert ihm die Therapietreue bzw. den Umgang mit den Therapiemaßnahmen.

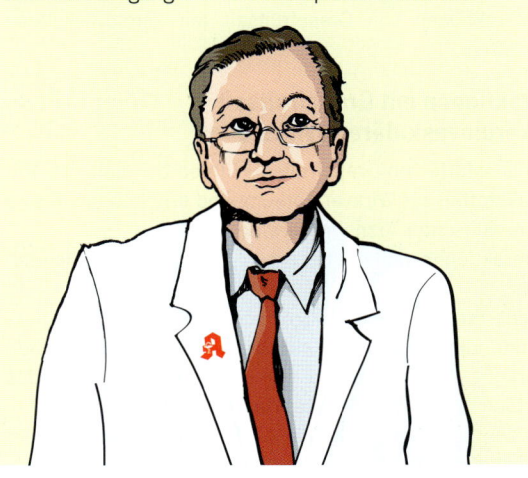

Gelenkschmerzen
Effektivität: Schmerzfreiheit
Unerwünschte Wirkungen: Paracetamol kann allergische Hautreaktionen, Kopfschmerzen und Bronchospasmen hervorrufen. Cave: Leberschäden bei Überschreitung der Tageshöchstdosis von 4 g!
Maßnahmen: sofortiges Absetzen des Paracetamols. Zur Schmerzbekämpfung muss dann wieder auf NSAR zurückgegriffen werden. Diese sollten mit einem Protonenpumpenhemmer in niedriger Dosierung (Bsp: Omeprazol 20 mg an den Tagen der NSAR-Einnahme) begleitet werden. ▷

Tab. 2: Monitoring Ramipril

Parameter	Häufigkeit	Zielwerte	Aufgabe von	Maßnahmen
Überwachung auf Wirksamkeit:				
Blutdruck	wöchentlich	130 – 139 mmHg/ 80 – 85 mmHg	Primärarzt	ggf. Dosis auf 5 mg/Tag erhöhen
Überwachung auf unerwünschte Wirkungen:				
Kalium	nach 2 Wochen, danach jährlich	3,8 – 5,2 mmol/l	Primärarzt	ggf. Blutdrucksenker wechseln (Beta-Blocker)
S_{CR}	nach 2 Wochen, danach jährlich	0,66 – 1,09 mg/dl	Primärarzt	ggf. Blutdrucksenker wechseln (Beta-Blocker)
Leukozyten	nach 2 Wochen, danach jährlich	$4 – 9 \times 10^9$/l	Primärarzt	ggf. Blutdrucksenker wechseln (Beta-Blocker)
Reizhusten	fortlaufend	ja/nein	Patient	Ggf. Blutdrucksenker wechseln (AT_1-Blocker)

AMTS-Spezial

Im AMTS-Spezial werden ausgesuchte Arzneimitteltherapie-sicherheits-Aspekte des jeweiligen Themengebietes vorge-stellt. Dies beinhaltet zum Beispiel Informationen über risiko-behaftete Wirkstoffe, Empfehlungen zur Vermeidung von ge-fährlichen Wirkstoff-Kombinationen oder Hinweise zu berück-sichtigenden Patientenfaktoren wie Alter, Geschlecht oder eingeschränkten Organfunktionen. In der DAZ.online-Version zu diesem Fall finden Sie ein ausführlicheres AMTS-Spezial zu Interaktionen von Grapefruitsaft mit kardiovaskulären Wirkstoffen.

Interaktionen mit Grapefruitsaft mit kardiovaskulären Wirkstoffen

- Inhaltsstoffe von Grapefruitsaft führen bei mehr als 100 Wirkstoffen zur Wirkverstärkung und erhöhen das Risiko unerwünschter Arzneimittelwirkungen.
- Interaktionen sind nur bei oraler Wirkstoffeinnahme rele-vant.
- Nicht nur die gleichzeitige, sondern auch die zeitver-setzte Einnahme muss unterbleiben, da die hemmende Wirkung eines einzelnen Glases Grapefruitsaft auf das Cytochrom-P-450 3A4 über den Tag anhält.
- Zu den betroffenen kardiovaskulären Wirkstoffen zählen Calciumantagonisten und Antiarrhythmika.
- Patienten sollen auf ihren Kenntnisstand zu dieser Wech-selwirkung angesprochen werden, da Warnhinweise in den Gebrauchsinformationen oft übersehen werden.

Apothekerin Dr. Verena Stahl, Saarbrücken

Allergische Rhinitis
Effektivität: Vermeidung der Symptomatik
Unerwünschte Wirkungen: H_1-Antihistaminika können zu Müdigkeit und einer Verminderung des Reaktionsvermögens führen.
Maßnahmen: Verminderung der Dosis des Azelas-tin und Kombination mit dem bereits bekannten Cortison-Nasenspray. Erneute Schulung zur kor-rekten Anwendung und Dosierung.

Verlauf

Im Anschluss an das initiale Gespräch fanden vier Treffen mit abnehmender Frequenz im Abstand von ein bis zwei Monaten statt. Nach einer intensiven Phase mit Kontakt zu Selbsthilfegruppen und dem örtlichen Schwimmverein wurde nach zwei Mona-ten die medikamentöse Therapie mit dem ACE-Hemmer Ramipril begonnen.
Nach weiteren vier Wochen wurde ein Thiazid-Di-uretikum (HCT 12,5 mg 1 Tablette / Tag) verordnet. Da die Patientin weder erhöhten Blutzucker auf-wies noch Gichtanfälle hatte, ist die Gabe des Thi-azids möglich. Zusätzlich verringert ein Thiazid die Calciumausscheidung über den Harn und kann so bei einer sich anbahnenden Osteoporose unterstüt-zend wirken.
Der Blutdruck der Patientin erniedrigte sich in der Zeit auf 138/85 mmHg und der BMI auf 27 kg/m². Unter der Kombinationstherapie erreichte die Pati-entin 131/80 mmHg. Der BMI blieb unverändert.

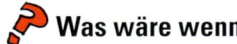 **Was wäre wenn**

Die Patientin ist im gebärfähigen Alter. Daher wur-de zu Beginn eine Klärung der Familienplanung vorgenommen. Eine Therapie mit ACE-Hemmern verbietet sich bei bestehendem Kinderwunsch a priori, denn diese sind in der **Schwangerschaft** kontraindiziert.
Sollte die Patientin schwanger werden, müsste die Therapie entsprechend umgestellt werden. Bei an-deren Arzneimitteln zur Senkung des Blutdrucks bestehen diese Bedenken nicht. Es sollte in jedem Fall eine geeignete Verhütungsmaßnahme empfoh-len werden. Dabei ist zu beachten, dass hormonelle Kontrazeptiva – anders als eine Hormonersatzthera-pie während der Menopause – blutdrucksteigernd sein können.
Hätte die Patientin zusätzlich eine **stabile oder in-stabile Angina oder eine Herzinsuffizienz**, also ein Problem im Sinne der Versorgung des Herzens (An-gina) oder einer Pumpschwäche, wirkt sich die allge-mein vorhandene Gefahr einer Reflextachykardie im Anschluss an die Gabe gefäßerweiternder Arznei-mittel besonders schwerwiegend aus. Eine solche Patientin befindet sich in fachärztlicher Behandlung. Der betreuende Apotheker sollte sich jedoch der Problematik einer Reflextachykardie bewusst sein, um bei einer zusätzlichen gefäßerweiternden Medi-kation hilfreich einschreiten zu können.
Wenn die Patientin im **Rentenalter** wäre, müsste besonders auf die Entwicklung von orthostatischen Problemen geachtet werden, eine Titration der Do-sis also besonders kleinschrittig erfolgen.
Hätte bei der Patientin bereits eine **Folgeerkran-kung des Bluthochdrucks** vorgelegen, wäre die Medikation nicht erst nach drei Monaten, sondern direkt indiziert gewesen.
Bei einem Patienten mit **eingeschränkter Nieren-funktion** (Filtration < 60 ml/min, entspricht nähe-rungsweise einem Serum-Creatinin von >1,5 mg/dl bei Männern oder >1,3 mg/dl bei Frauen) ist eine aggressive Blutdruckkontrolle wichtig, um die Nie-renfunktion zu erhalten. Bei einer Filtrationsrate von < 30 ml/min ist die Gabe von Schleifendiuretika notwendig, oft zusätzlich zu bestehender Medika-tion. Auch bei dieser Patientengruppe muss der Ein-satz der ACE Hemmer mit besonderer Vorsicht erfol-gen, da die Gefahr besonders schwerwiegender Ne-benwirkungen bis zum Nierenversagen gegeben ist. Für Diabetiker gilt immer das strengere Blutdruck-ziel von < 130 / 80 mmHg. ◄

Literatur

The 7th report oft he Joint national committee on Prevention, Detection, Evaluation and Treatment of High Blood Preassu-re. U.S. Department of Health and Human Services, Dec. 2003.

DiPiro JT, Talbert RL, Yee GC et al.: Pharmacotherapy: A Pathophysiologic Approach. 8th edition.chapter 19: Hyper-tension.

The ALLHAT Officers and Coordinators for the ALLHAT Col-laborative Research Group. Major outcomes in high-risk hy-pertensive patients randomized to angiotensin-converting en-zyme inhibitor or calcium channel blocker vs diuretic: The antihypertensive and Lipid-Lowering treatment to prevent Heart Attack Trial (ALLHAT). JAMA 2002; 288:2981–2997.

Autoren

Andreas N. Förster, Pharm. D., Adler-Apotheke Velbert, studierte Pharmazie in Bonn und Poitiers (Frankreich), im Anschluss Tätigkeit in der pharmazeutischen Industrie. Von 2004 bis 2007 Studium an der University of Florida (USA) zum Doctor of Pharmacy,

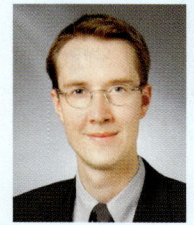

danach Ernennung zum Clinical Assistant Professor for Professional Education an der University of Minnesota (USA). Er erhielt den Achievement Award des Department of Pharmaceutics 2002 für Forschungsarbeiten an der University of Florida. In Deutschland wurde er für Konzepte zur Integration der pharmazeutischen Betreuung in die öffentliche Apotheke mit dem Excellence Award 2009 und dem Zukunftspreis Öffentliche Apotheke 2012 ausgezeichnet.

Kontaktadresse:
Andreas Niclas Förster, Pharm. D., Adler Apotheke, Friedrichstr. 185, 42551 Velbert

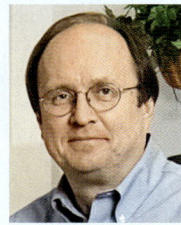

Professor Dr. Hartmut Derendorf ist Distinguished Professor und Chairman des Departments of Pharmaceutics an der University of Florida in Gainesville, wo er seit 1983 Pharmakokinetik, Pharmakodynamik und Klinische Pharmakokinetik lehrt. Seine Forschungsschwerpunkte sind Pharmakokinetik und Pharmakodynamik von Corticosteroiden und Antibiotika. Er war Präsident des American College of Clinical Pharmacology und der International Society for Anti-infective Pharmacology. Professor Derendorf wurde für herausragende Forschungsleistungen auf dem Gebiet der Klinischen Pharmakologie mit dem Distinguished Investigator Award des American College of Clinical Pharmacology (ACCP) 2010 ausgezeichnet. Im gleichen Jahr wurde ihm auch der Volwiler Award verliehen, die höchste Forschungsauszeichnung der amerikanischen Hochschulpharmazie.

Prof. Dr. Hartmut Derendorf, Distinguished Professor and Chairman, Department of Pharmaceutics, University of Florida, 100494, College of Pharmacy, 1600 SW Archer Road, P3-27, Gainesville, FL 32610

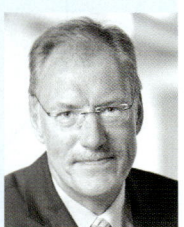

Dr. med. Robert Hermann, Studium der Human-Medizin an der Johann-Wolfgang Goethe-Universität Frankfurt, Facharzt für Anästhesie & Intensivmedizin, Facharzt für Klinische Pharmakologie, selbstständiger Berater für klinische Entwicklungsfragen innovativer Arzneimittel und pharmazeutischer Produkte.

Dr. med. Robert Hermann, Arzt für Anästhesiologie und Klinische Pharmakologie, Managing Director, Clinical Research Appliance (cr.appliance), Rossittenstraße 15, 78315 Radolfzell

Sacks FM, Svetkey LP, Vollmer WM, et al. Effects on blood preassure of reduced dietary sodium and the Dieatry Approaches to Stop Hypertension (DASH) diet. DASH-Sodium collaborative research group. N Engl J Med. 2001;344:3–10.

Neal B, MacMahon S, Chapman N. Effects of ACE inhibitors, calcium antagonists, and other blood pressure-lowering drugs: Results of prospectively designed overviews of rnadomised trials. Blood pressure lowering treatment trialists' collaboration. Lancet. 2000;356:1955–64.

Allergic Rhinitis and its Impact on Asthma (ARIA) 2010 revision. Geneva: World Health Organization (WHO); 2010 Dec 23. 153 p

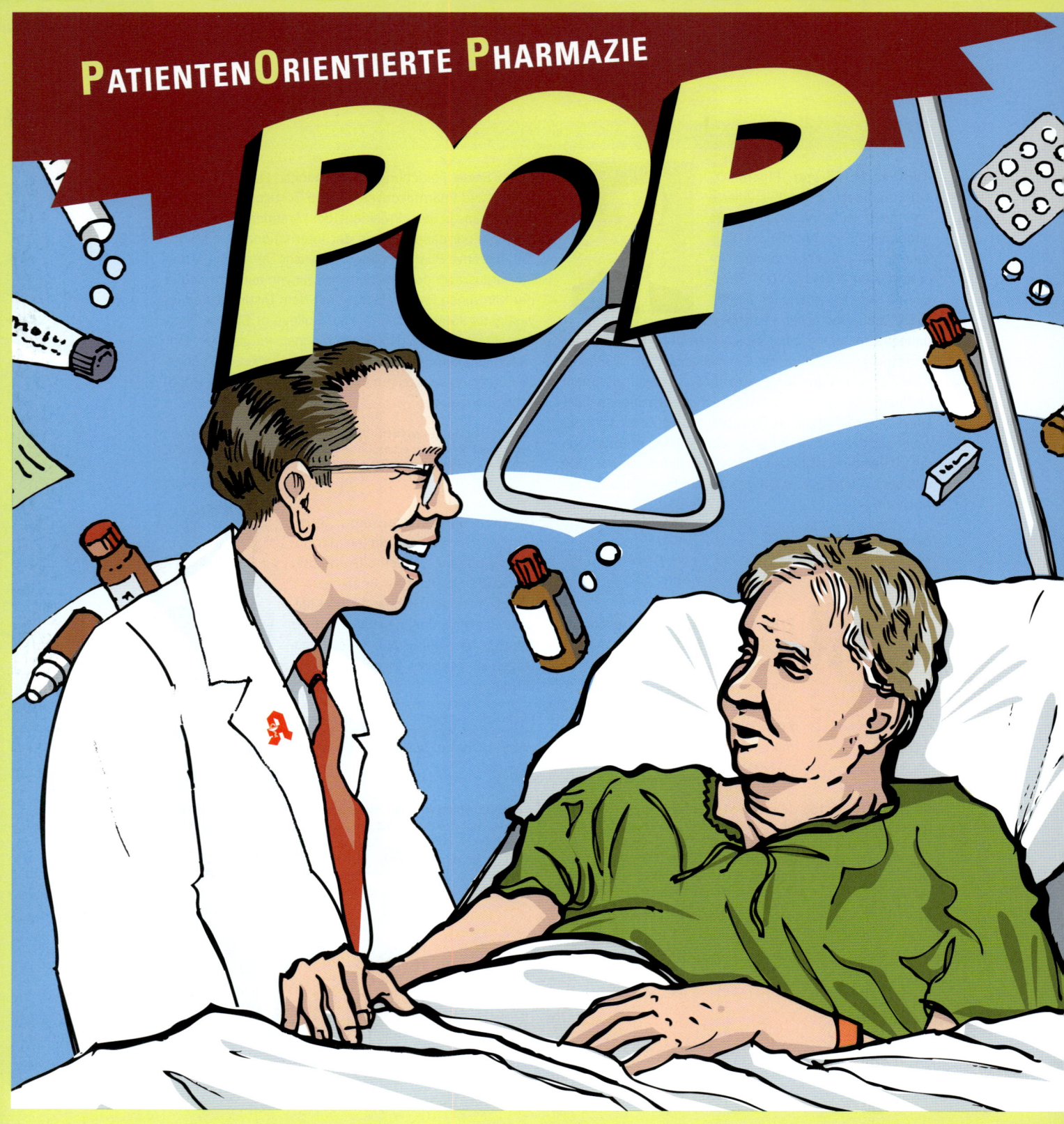

POP

Eine Parkinson-Patientin mit Sturzneigung

Markus Zieglmeier, Hartmut Derendorf und Robert Hermann | In der Klinischen Pharmazie dreht sich alles um den Patienten, um Leitlinien und um das klinische Ergebnis. Bearbeiten Sie mit uns folgenden Patientenfall und erwerben Sie so zusätzliches Wissen in Klinischer Pharmazie.

Morbus Parkinson ist überwiegend eine Erkrankung des höheren Lebensalters und oft mit weiteren Krankheitsbildern wie Demenz und Depression vergesellschaftet. Wenn weitere alterstypische Erkrankungen hinzukommen, wird die Medikation schnell unübersichtlich und zum Risiko für den Patienten. Ein konsequentes Medikationsmanagement kann hier Leid und Folgekosten reduzieren.

> Hildegard P. ist 75 Jahre alt und verwitwet. Sie lebt allein und konnte sich trotz ihrer Erkrankungen bisher noch selbst versorgen. Als der Krankenhausapotheker sie kennenlernt, ist sie bereits seit zehn Tagen in der Klinik. Sie wurde von der Unfallchirurgie in die Akutgeriatrie verlegt. Der Einweisungsgrund ist eine Fraktur des Kreuzbeins (Os sacrum) durch einen Sturz, als dessen Ursache von den Chirurgen „Gangunsicherheit bei Morbus Parkinson" angegeben wird.

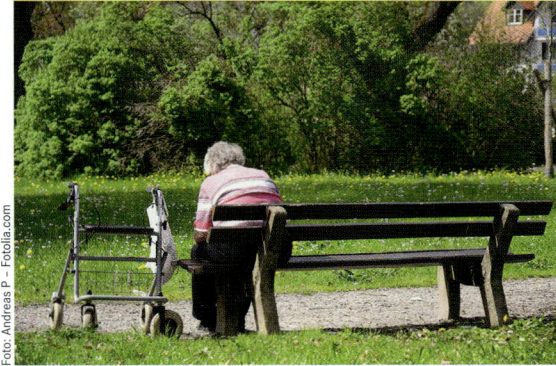

Foto: Andreas P – Fotolia.com

Nach der Aufnahme in die Klinik war die Hausarztmedikation (Tab. 2) seitens der Chirurgie durch ein niedermolekulares Heparin und das Analgetikum Metamizol ergänzt worden. Weiter wurde in der Folge eines neurologischen Konsils die Parkinson-Medikation verändert. Zum Zeitpunkt der klinisch-pharmazeutischen Intervention erhielt die Patientin damit die in Tabelle 3 aufgeführten Arzneimittel.

Für den klinischen Pharmazeuten stellen sich folgende Fragen:

❓ Lässt sich die Parkinson-Medikation weiter optimieren?

Aus dem neurologischen Konsilbericht geht die Motivation für das Absetzen von Entacapon und die Umstellung auf den Dopaminagonisten Pramipexol nicht hervor. Vermutlich liegt die Begründung darin, dass Entacapon mit Stürzen in Verbindung gebracht wird (eine laut Fachinformation als „häufig" eingestufte Nebenwirkung) und auch anticholinerge Effekte haben kann (s. unter MTM).
Die vom Hausarzt gewählte Retardformulierung von Levodopa war für die Therapie eher ungünstig, da die Gabe am Morgen mit einem hohen Maß an Nahrungsmittelinteraktionen belastet war. Dies wurde durch den Neurologen in der Klinik ebenfalls korrigiert, wobei diese Maßnahme nur dann erfolgreich sein kann, wenn auf einen ausreichend langen Zeitabstand zwischen der Einnahme und der Mahlzeit geachtet wird. Levodopa konkurriert mit Aminosäuren aus dem Nahrungseiweiß um Trans-

Diagnosen, Medikation und Laborwerte

Diagnosen

- Fraktur des Os sacrum, konservativ versorgt
- Osteoporose mit einzelnen Wirbelkörperfrakturen der Brust- und Lendenwirbelsäule
- Morbus Parkinson (seit sechs Jahren)
- arterielle Hypertonie
- kognitive Beeinträchtigung (über die Parkinson-typische Verlangsamung hinaus)
- Verdacht auf Depression
- Dranginkontinenz

PATIENTEN-ORIENTIERTE PHARMAZIE

Laborwerte

Die Laborparameter sind unauffällig, die Blutdruckwerte schwanken zwischen 140 : 90 und 110 : 70 mmHg, der Puls zwischen 70 und 80 bpm (Tab. 1).

Medikation (siehe Tab. 2 und 3)

portproteine, was zu einer verminderten Verfügbarkeit führt. Die Retardformulierung ist daher nur am Abend sinnvoll, wobei auch hier darauf geachtet werden muss, dass ein ausreichender Zeitabstand zum Abendessen eingehalten wird. In der Klinik ist dies unproblematisch.
Der Apotheker macht sich ein Bild von der Einstellung der Patientin. Die Parkinson-Symptome, die sie zeigt, bestehen in einem teilweisen Verlust der Mimik bei allerdings noch klar verständlicher Sprache und einem geringgradigen Tremor vor allem der linken Hand. Ein Rigor (Muskelstarre) ist nicht erkennbar, eine leichte Bradykinesie (verlangsamte Bewegungen) jedoch durchaus. Auf Anfrage berichtet die Patientin, sie habe sich vor der Umstellung manchmal gar nicht richtig bewegen können, das sei jetzt viel besser.
Da die Patientin mit der neuen Medikation gut eingestellt ist, wird diese in ihrer Zusammensetzung vom Apotheker nicht infrage gestellt. Die Optimierung erscheint primär als eine Frage der Einnahmezeitpunkte zur Vermeidung von Nahrungsmittelinteraktionen.

❓ Kommen auch Arzneimittel als Sturzursache infrage?

Aus der Sicht des klinischen Pharmazeuten gibt es in der Medikation zwei weitere Faktoren, die zur Erhö- ▷

Tab. 1: Laborparameter im Verlauf des Klinikaufenthalts

Parameter	Tag 1 (Chir.)	Tag 4 (Chir.)	Tag 7 (Geriatr.)	Tag 10 (Geriatr.)
Natrium [mmol/l]	133	135	140	137
Kalium [mmol/l]	4,5	4,4	4,1	3,9
Calcium [mmol/l]	2,7	2,6	2,6	2,8
Magnesium [mmol/l]				2,0
Serum-Crea [mg/dl]	0,8	0,9	0,7	0,8
Puls	80	80	72	72
Blutdruck	110:70	115:75	140:85	135:90

Tab. 2: Arzneimittelverordnung bei Krankenhauseinweisung (vorbestehende Medikation)

Medikation	Indikation
Solifenacin 400 mg 1-0-0	Dranginkontinenz
Valsartan 160 mg 1-0-0	Hypertonie
Alendronsäure 70 mg (immer Sa.)	Osteoporose
Calcium/D3 Brause je 1000 mg/IE 1-0-0	Osteoporose
Levodopa/Benserazid 125 mg Depot 7^{00}-22^{00}	M. Parkinson
Entacapon 200 mg 7^{00}-12^{00}-17^{00}	M. Parkinson
Kalium Kps. 1-0-1	Hypokaliämie
Amitriptylin 75 mg 0-0-0-1	Depression
Furosemid 40 mg ½-0-0	Ödemneigung
Lercanidipin 10 mg 1-0-1	Hypertonie
Pantoprazol 40 1-0-0	unklar

hung des Sturzrisikos beitragen und die vom neurologischen Konsilarzt nicht beseitigt worden sind:

- Erstens wird mit Amitriptylin und Solifenacin der Patientin eine erhebliche anticholinerge Last zugemutet, die mit kognitiven Defiziten, dem Risiko eines Delirs und damit indirekt auch einem höheren Sturzrisiko assoziiert ist. Hinzu kommt, dass anticholinerge Effekte die Resorption von Levodopa vermindern bzw. verzögern können, was die Parkinson-Einstellung erschwert (s. MTM).
- Zweitens ist der in diesem Fall sehr hoch dosierte Calciumantagonist Lercanidipin eine Substanz, deren Nahrungsmittelinteraktionen erhebliche Schwankungen der Bioverfügbarkeit zur Folge haben. Bei Nüchterneinnahme liegt die Bioverfügbarkeit von Lercanidipin aufgrund des hohen First-pass-Effekts lediglich bei 3 bis 4%. Mit einer leichten Mahlzeit steigt sie auf ca.

Tab. 3: Arzneimittelverordnung in der Klinik

Medikation	Indikation
Solifenacin 400 mg 1-0-0	Dranginkontinenz
Valsartan 160 mg 1-0-0	Hypertonie
Alendronsäure 70 mg (immer Sa.)	Osteoporose
Calcium/D3 Brause je 1000 mg/IE 1-0-0	Osteoporose
Pramipexol 0,35 mg 1-1-1	M. Parkinson
Levodopa/Benserazid 62,5 mg 1-1-1	M. Parkinson
Levodopa/Benserazid 125 mg Depot 22^{00}	M. Parkinson
Kalium Kps. 1-0-1	Hypokaliämie
Amitriptylin 75 mg 0-0-0-1	Depression
Furosemid 40 mg ½-0-0	Ödemneigung
Lercanidipin 10 mg 1-0-1	Hypertonie
Metamizol 500 mg 1-1-1-1	Schmerzen nach Sturz
Pantoprazol 40 1-0-0	unklar
Enoxaparin 40 mg 1-0-0	Thromboseprophylaxe

10%, mit fetten Mahlzeiten auf über 30% an. Der Hersteller schreibt die Einnahme mindestens 15 Minuten vor dem Frühstück vor, um Wirkungsschwankungen zu vermeiden. Diese pharmakokinetische Besonderheit ist vielen Ärzten und in der Folge auch dem Pflegepersonal nicht bewusst und wurde in diesem Fall auch der Patientin nicht mitgeteilt. Eine orthostatische Dysregulation aufgrund einer zu hohen Lercanidipin-Exposition ist also ebenfalls eine mögliche Sturzursache, worauf auch die in der Klinik gemessenen Schwankungen der Blutdruckwerte hindeuten. Die hypotonen Effekte der Parkinson-Medikation könnten durch Lercanidipin erheblich verstärkt worden sein.

Tab. 4: Medikation bei Entlassung aus der Klinik

Medikation	Indikation
Trospiumchlorid 15 mg 1-0-1	Dranginkontinenz
Valsartan 160 mg 1-0-0	Hypertonie
Alendronsäure 70 mg (immer Sa.)	Osteoporose
Calcium/D3 Brause je 1000 mg/IE 1-0-0	Osteoporose
Pramipexol 0,35 mg 1-1-1	M. Parkinson
Madopar 62,5 mg 1-1-1	M. Parkinson
Levodopa/Benserazid 125 mg Depot 22^{00} Uhr	M. Parkinson
Kalium Kps. 1-0-1	Hypokaliämie
Amitriptylin 75 mg 0-0-0-1	Depression
HCT 25 mg ½-0-0	Ödemneigung
Amlodipin 10 mg 1-0-0	Hypertonie
Metamizol 500 mg 1-1-1-1	Schmerzen nach Sturz

Intervention und Verlauf des Falls

Eine entscheidende Rolle in der erfolgreichen Therapie des Morbus Parkinson spielen die Einnahmezeitpunkte. Bei einer Patientin, die alleine lebt, ist die kognitive Leistung der Schlüssel zur Therapietreue und damit zum Erhalt der Selbstständigkeit. Gleichzeitig ist bekannt, dass bei geriatrischen Patienten ein vorangegangener Sturz der größte Risikofaktor für weitere Stürze ist. Die klinisch-pharmazeutische Intervention zielt daher darauf ab, medikamentös bedingte Sturzursachen und Einschränkungen der kognitiven Leistung zu vermeiden. Den behandelnden Ärzten wurden zwei grundlegende Maßnahmen vorgeschlagen, um dieses Ziel zu erreichen:

- Reduzierung der anticholinergen Last, erstens durch **Ausschleichen von Amitriptylin**, ggf. bei Ersatz durch ein Antidepressivum ohne anticholinerge Nebenwirkungen, zweitens durch **Austausch von Solifenacin** gegen Trospiumchlorid. Dieses Urologikum ist als quartäres Ammoniumion nicht ZNS-gängig, wodurch anticholinerge Effekte auf die Peripherie beschränkt bleiben.
- **Austausch von Lercanidipin** gegen Amlodipin, einen Calciumantagonisten ohne klinisch rele-

vante Nahrungsmittelinteraktionen (wenn man von Grapefruitsaft absieht), unter engmaschiger Kontrolle von Puls und Blutdruck.

Außerdem wurde das **Absetzen von Pantoprazol** empfohlen, für das keine Indikation erkennbar war, zumal auch das wöchentliche Alendronat von der Patientin problemlos vertragen wurde. Weiter wurde der Austausch von Furosemid gegen Hydrochlorothiazid empfohlen, um die bei Osteoporose ungünstige Calciumausscheidung zu senken und durch das langsamer wirkende Diuretikum möglicherweise die Dranginkontinenz günstig zu beeinflussen.

Diese Vorschläge wurden umgesetzt, wobei auf die Gabe eines alternativen Antidepressivums verzichtet wurde (Tab. 4). Die Dosierung von Trospiumchlorid wurde mit 30 mg am Tag relativ niedrig gewählt, ohne dass die Patientin über zu starken Harndrang klagte. Es kam nach dieser Umstellung zu einer langsamen Besserung der kognitiven Defizite, der Blutdruck stabilisierte sich bei 130 : 90 mmHg. Im Verlauf der folgenden Woche wurde die Patientin, auch dank der Physiotherapie, immer mobiler, sodass das Heparin abgesetzt und die Entlassung in eine Anschlussheilbehandlung (Reha) erfolgen konnte.

MTM – das Medikationsmanagement

Da der Apotheker nicht von Anfang an mit der Therapie befasst war, geht den Empfehlungen eine Analyse der bisherigen Medikation voraus.

 ### Beschreibung der Patientin

Die 75-jährige Patientin ist bereits seit zehn Tagen in der Klinik. Sie ist verwitwet und lebt allein. Sie ist in ihrer Mobilität durch eine schmerzhafte Kreuzbeinfraktur eingeschränkt, während sich die Parkinson-Symptomatik seit dem vorangegangenen Neurologen-Konsil verbessert hat. Sie erscheint verlangsamt und zeigt kognitive Defizite.

 ### Objektive Parameter

Die Hauptdiagnosen der Patientin sind eine Fraktur des Os sacrum und Morbus Parkinson. Nebendiagnosen sind Osteoporose, arterielle Hypertonie, Dranginkontinenz, eine kognitive Beeinträchtigung sowie Verdacht auf Depression.

 ### Befund

Die Parkinson-Erkrankung wird als Sturzursache angesehen. Die Prüfung der Medikation ergibt zusätzliche Faktoren, die das Risiko der Patientin für weitere Stürze erhöhen und darüber hinaus ihre kognitive Leistung beeinträchtigen können.

Medikamentenprüfung
Bisheriger Medikationsplan:
Solifenacin 400 mg 1-0-0
Valsartan 160 mg 1-0-0
Alendronsäure 70 mg (immer Sa.)
Calcium/D3 Brause je 1000 mg/IE1-0-0
Pramipexol 0,35 mg 1-1-1
Levodopa/Benserazid 62,5 mg 1-1-1
Levodopa/Benserazid 125 mg Depot 22^{00}
Kalium Kps. 1-0-1
Amitriptylin 75 mg 0-0-0-1
Furosemid 40 mg ½-0-0
Lercanidipin 10 mg 1-0-1
Metamizol 500 mg 1-1-1-1
Pantoprazol 40 1-0-0
Enoxaparin 40 mg 1-0-0

Interaktionscheck:
- Valsartan – Kalium: Risiko der Hyperkaliämie. Trotz des entgegengesetzten Effekts von Furosemid müssen die Serumelektrolyte engmaschig kontrolliert werden.
- Furosemid – Amitriptylin: Risiko hypotensiver Reaktionen, eine weitere mögliche (wenngleich weniger wahrscheinliche) Sturzursache, die durch das Ausschleichen von Amitriptylin beseitigt wird.
- Amitriptylin – Solifenacin: Additive anticholinerge Effekte, s. o.
- Furosemid – Pantoprazol: Erhöhung des Risikos von Hypomagnesiämien, beseitigt durch das Absetzen von Pantoprazol.
- Amitriptylin – Entacapon: Additive anticholinerge und zentral dämpfende Effekte, beseitigt durch das Absetzen beider Substanzen
- Levodopa – Pramipexol: Potenzierung dopaminerger Effekte, erwünscht. Monitoring unerwünschter Effekte wie Dyskinesien oder orthostatische Hypotension ist notwendig. ▷

Schulung

Da die Patientin sich nach der Reha-Maßnahme wieder selbst versorgen sollte und kognitiv gebessert war, wurde sie auf die Notwendigkeit der Nüchterneinnahme von Levodopa hingewiesen. Das Einnahmeritual von Alendronat (Einnahme eine Stunde vor dem Frühstück mit calciumarmem Wasser, danach nicht wieder hinlegen) war ihr bekannt.

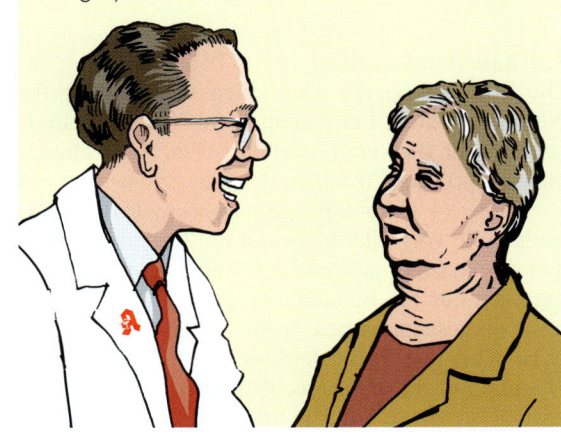

AMTS-Spezial

Im AMTS-Spezial werden ausgesuchte Arzneimitteltherapiesicherheits-Aspekte des jeweiligen Themengebietes vorgestellt. Dies beinhaltet zum Beispiel Informationen über risikobehaftete Wirkstoffe, Empfehlungen zur Vermeidung von gefährlichen Wirkstoff-Kombinationen oder Hinweise zu berücksichtigenden Patientenfaktoren wie Alter, Geschlecht oder eingeschränkten Organfunktionen. In der DAZ.online-Version zu diesem Fall finden Sie ein ausführlicheres AMTS-Spezial zum Thema „Parkinson-Therapie nach der Uhr".

Parkinson-Therapie nach der Uhr

- Parkinson-Patienten haben komplexe Medikationsregime mit vielen, über den Tag verteilten Einnahmezeitpunkten.

- Bei mangelnder Therapietreue oder einer veränderten Betreuungssituation (z. B. Krankenhausaufnahme) besteht die Gefahr der unzureichenden Parkinson-Symptomkontrolle.
- Schwankungen im Therapieschema können bereits ab 15 Minuten ausschlaggebend für eine Verschlechterung der Mobilität oder der motorischen Kontrolle sein.
- Das plötzliche (versehentliche) Absetzen der Antiparkinson-Medikation hat relevante Auswirkungen: Levodopa-Entzugssyndrom, akinetische Krise nach Absetzen von Levodopa, Absetzphänomene nach Absetzen von Dopaminagonisten.
- Bei operativen Eingriffen sollte die Antiparkinson-Medikation nicht ausgesetzt werden, ggfs. muss auf alternative Darreichungsformen ausgewichen werden.

Apothekerin Dr. Verena Stahl, Saarbrücken

- Levodopa – Valsartan bzw. Lercanidipin/Amlodipin bzw. Furosemid: Additive bludrucksenkende Effekte. Der Blutdruck ist zu kontrollieren.
- Furosemid – Alendronat: Risiko von Hypocalciämien – suboptimal bei Osteoporose. Die Serumelektrolyte werden kontrolliert (s. o.).
- Levodopa – Solifenacin bzw. Amitriptylin: Verzögerung bzw. Verschlechterung der Resorption von Levodopa durch anticholinerge Wirkungen auf den Darm könnten einen zusätzlichen Beitrag zur schlechten Parkinson-Einstellung durch die Hausarztmedikation geleistet haben. Weitgehend behoben durch Senkung der anticholinergen Last.
- Lercanidipin – Nahrungsfett: Erhöhung der Bioverfügbarkeit von Lercanidipin und des Risikos orthostatischer Hypotonien. Interaktionsdatenbanken liefern diese Meldung i.d.R. nicht. Neben der Fachinformation kann die Einnahmehinweise-Tabelle auf der Homepage des WIPIG (Verzweigung: Projekte -> aktuelle Projekte -> Interaktionen AM/Nahrung, Kennwort: ami) herangezogen werden [1].

Absolute/relative Kontraindikationen:
ohne Befund

Leitlinienkonformität:
Die S2-Leitlinie der Deutschen Gesellschaft für Neurologie sieht bei Patienten mit einem biologischen Alter (das vom kalendarischen Alter abweichen kann) über 70 Jahren den Therapiebeginn mit Levodopa (+ Carbidopa oder Benserazid) als Monotherapie vor. Allerdings soll die Retardform wegen der tagsüber auftretenden Nahrungsmittelinteraktionen nur zur Behandlung der nächtlichen Akinesie eingesetzt werden. Insofern war die hausärztliche Therapie nicht leitlinienkonform, was der Hauptgrund für die schlechte Einstellung der Patientin gewesen sein dürfte und vom neurologischen

Konsiliarius noch vor der Intervention des Pharmazeuten korrigiert wurde.

Sowohl die Kombination von Levodopa mit dem COMT-Hemmer Entacapon als auch mit dem Dopaminagonisten Pramipexol ist in der Leitlinie vorgesehen. Allerdings wurden COMT-Hemmer in klinischen Studien nur in fortgeschrittenen Phasen der Erkrankung untersucht und sollten daher nicht in früheren Stadien gegeben werden.

Etwas schwieriger ist die Beurteilung der anticholinergen Last durch die Leitlinie. Zwar führt sie Anticholinergika bei alten oder kognitiv eingeschränkten Patienten als „in allen Therapiesituationen obsolet" an, gemeint sind hier jedoch primär anticholinerge Parkinsonmittel. Andererseits werden (im Gegensatz zu SSRI, deren Wirkung bei Parkinson-Patienten als „nicht sicher nachgewiesen" bezeichnet wird) trizyklische Antidepressiva, insbesondere Amitriptylin, als „möglicherweise wirksam" eingestuft. Allgemein werden Antidepressiva bei Parkinson-Patienten als weniger wirksam eingestuft [2].

Die Empfehlung zur Änderung der anticholinergen Medikation ergab sich aus der Tatsache, dass die anticholinerge Last im ZNS völlig unabhängig von der (neurologischen oder urologischen) Indikation ist und die Diagnose „Verdacht auf Depression" als nicht gesichert angesehen wurde.

 Plan

- Ausschleichen von Amitriptylin, ggf. Ersatz durch ein anderes Antidepressivum ohne anticholinerge Nebenwirkungen
- Austauschen von Solifenacin 400 mg 1-0-0 gegen Trospiumchlorid 15 mg 1-0-1, bei ungenügender Wirkung 1-1-1
- Absetzen von Pantoprazol
- Austausch von Furosemid gegen Hydrochlorothiazid
- Arzneimittel bei Entlassung s. Tabelle 4

Monitoring

- Herzfrequenz: täglich
- Blutdruck: täglich
- Serumelektrolyte: zunächst wöchentlich (Reha-Klinik), später 2- bis 3-monatlich (Hausarzt)
- Weißes Blutbild: 14-tägig bis nach dem Absetzen von Metamizol (Reha-Klinik)

Zusammenfassung

Klinikeinweisungen älterer Patienten aufgrund von Stürzen erfordern immer eine retrospektive Analyse, um die Sturzursache herauszufinden und dadurch weitere Stürze zu verhindern, soweit dies möglich ist. Dabei liegt es in der menschlichen Natur, monokausale Ursache-Wirkungs-Beziehungen – in diesem Fall „Gangunsicherheit bei Morbus Parkinson" – anzunehmen und sich mit dieser nächstliegenden Antwort zufriedenzugeben. Der klinische Pharmazeut kann dieser Haltung begegnen, indem er jedes Problem für potenziell arzneimittelinduziert erklärt, bis das Gegenteil durch eine MTM-Analyse bewiesen ist.

Eine besondere Rolle spielten in diesem Fall Nahrungsmittelinteraktionen, die einem Patienten ein hohes Maß an Therapietreue und – als deren Basis – kognitiver Leistungsfähigkeit abverlangen. Hier offenbaren sich Defizite auf allen Ebenen der Weitergabe und Verarbeitung von Informationen – vom Hausarzt, der retardiertes Levodopa zur Einnahme tagsüber und ein zentral anticholinerg wirkendes Urologikum verschreibt, über den Apotheker, der bei der Arzneimittelabgabe zwar über die richtige Einnahme von Alendronat, nicht aber von Lercanidipin informiert, bis hin zur Patientin selbst, die in ihrer kognitiven Leistungsminderung von der Arzneimittelflut völlig überfordert ist. Das Resultat ist – nicht untypisch bei älteren Patienten – ein Sturz, gefolgt von einem Klinikaufenthalt. Ideal wäre es, dieses Ereignis schon im Vorfeld durch gezielte Information zu verhindern. Die zweitbeste Lösung besteht darin, ab der Aufnahme in die Klinik daran zu arbeiten, dass das Risiko unerwünschter Ereignisse nach der Entlassung minimiert wird. ◄

Literatur

[1] Zieglmeier, M.: Interaktionen zwischen Arzneimitteln und Nahrungsmitteln (Download); www.wipig.de
[2] Dt. Gesellschaft f. Neurologie: S2-Leitlinie Parkinson-Syndrome www.awmf.org/leitlinien

Autoren

Dr. **Markus Zieglmeier**, Studium der Pharmazie an der LMU in München, seit 1989 in der Apotheke des Klinikums München-Bogenhausen. Promotion zum Dr. rer. biol. hum. Fachapotheker für Klinische Pharmazie, Zusatzbezeichnungen Ernährungsberatung und Geriatrische Pharmazie. Seit 2002 verstärkt freiberufliche Tätigkeit als Referent und Autor.

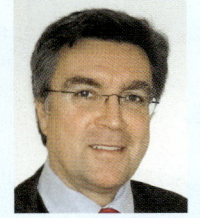

Kontaktadresse:
Dr. Markus Zieglmeier
Städt. Klinikum München, Apotheke Klinikum Bogenhausen
Englschalkinger Str. 77, 81925 München

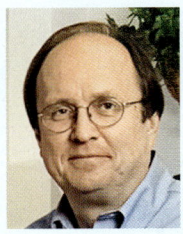

Professor Dr. Hartmut Derendorf ist Distinguished Professor und Chairman des Departments of Pharmaceutics an der University of Florida in Gainesville, wo er seit 1983 Pharmakokinetik, Pharmakodynamik und Klinische Pharmakokinetik lehrt. Seine Forschungsschwerpunkte sind Pharmakokinetik und Pharmakodynamik von Corticosteroiden und Antibiotika. Er war Präsident des American College of Clinical Pharmacology und der International Society for Anti-infective Pharmacology. Professor Derendorf wurde für herausragende Forschungsleistungen auf dem Gebiet der Klinischen Pharmakologie mit dem Distinguished Investigator Award des American College of Clinical Pharmacology (ACCP) 2010 ausgezeichnet. Im gleichen Jahr wurde ihm auch der Volwiler Award verliehen, die höchste Forschungsauszeichnung der amerikanischen Hochschulpharmazie.

Prof. Dr. Hartmut Derendorf, Distinguished Professor and Chairman, Department of Pharmaceutics, University of Florida, 100494, College of Pharmacy, 1600 SW Archer Road, P3-27, Gainesville, FL 32610

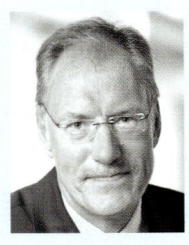

Dr. med. **Robert Hermann**, Studium der Human-Medizin an der Johann-Wolfgang Goethe Universität Frankfurt, Facharzt für Anästhesie & Intensivmedizin, Facharzt für Klinische Pharmakologie, selbstständiger Berater für klinische Entwicklungsfragen innovativer Arzneimittel und pharmazeutischer Produkte.

Dr. med. Robert Hermann, Arzt für Anästhesiologie und Klinische Pharmakologie, Managing Director, Clinical Research Appliance (cr.appliance), Rossittenstraße 15, 78315 Radolfzell

Alle Illustrationen: DAZ/go-grafik.de

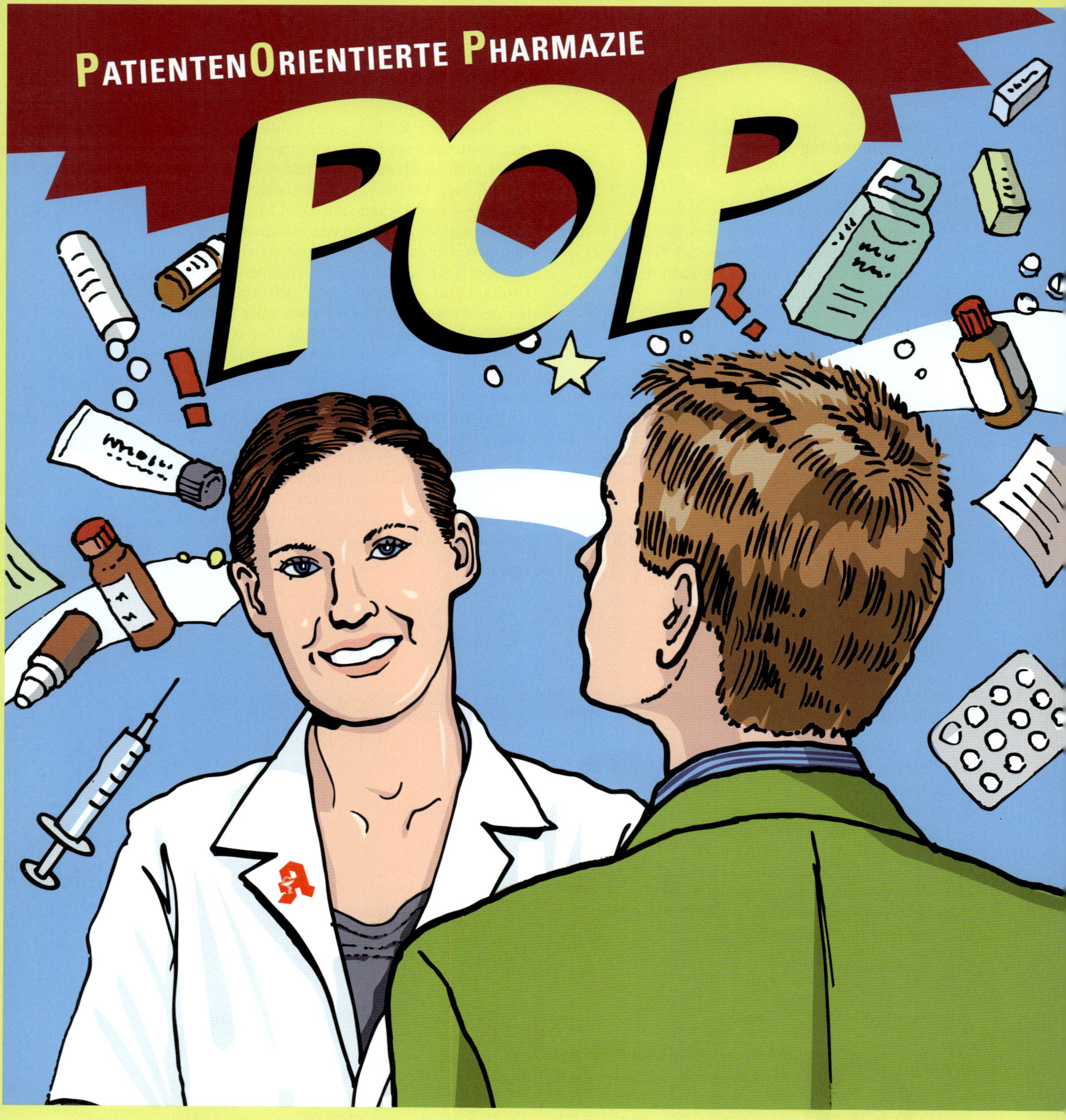

Ein junger Asthma-Patient

Andreas Niclas Förster, Robert Hermann und Hartmut Derendorf | **In der Klinischen Pharmazie dreht sich alles um den Patienten, um Leitlinien und um das klinische Ergebnis. Bearbeiten Sie mit uns diesen Patientenfall und erlernen Sie so zusätzliches Wissen in Klinischer Pharmazie.**

Asthma ist eine häufig gestellte Diagnose. Der Erkrankung liegt ein chronisch entzündlicher Prozess der Atemwege zugrunde. Weltweit scheint die Prävalenz dieser Erkrankung zu steigen, während gleichzeitig der durchschnittliche Schweregrad und die Zahl der Krankenhauseinweisungen rückläufig sind [1]. Für die Therapie existieren ausführliche Leitlinien. Das Prinzip der Therapie beruht auf einem Stufenschema, welches eine entzündungshemmende Dauertherapie mit inhalativen Corticosteroiden (Controller) und eine symptomatische Akutbehandlung mit Bronchodilatatoren (Reliever) einschließt [2]. Mit der Controller-Therapie wird versucht, die subjektiven Asthmasymptome (d.h. anfallsweise Atemnot) auf ein Minimum zu reduzieren und dem Patienten damit eine normale und ungestörte Ausübung seiner gewohnten Alltagsaktivitäten (incl. sportlicher Aktivitäten und ungestörter Nachtruhe) zu ermöglichen. Asthmaanfälle treten verstärkt nachts oder in den frühen Morgenstunden auf und können mit schwerster lebensbedrohlicher Atemnot einhergehen, die eine Notfallaufnahme ins Krankenhaus erforderlich machen können.

Der Patient – in diesem Fall 28 Jahre alt – betritt morgens die Apotheke mit hörbaren Problemen bei der Atmung. Seine Probleme begannen, als er vor ca. einer Woche an einer „Sommergrippe" erkrankte und trotz verstärkter Nutzung der ihm zur Verfügung stehenden Medikamente die Symptomatik zunehmend schlimmer wurde. Er wünscht sich vom Apotheker eine Empfehlung für ein Mittel gegen Erkältungen, da er sich mit seinen Hausmitteln nicht mehr helfen kann. Der Patient ist ein regelmäßiger Besucher und bekommt Medikamente gegen sein Asthma.

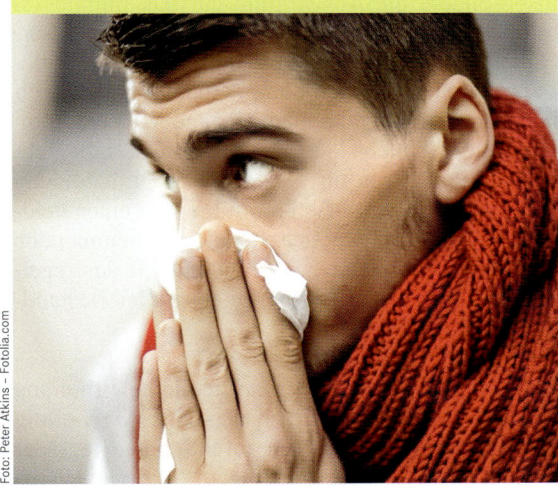

Foto: Peter Atkins – Fotolia.com

Für den Apotheker wird durch die Grunderkrankung Asthma und akut aufgetretene zusätzliche Beschwerden ersichtlich, dass der Patient von einer ausführlichen Betreuung profitieren kann. Diese wird dem Patienten angeboten, wobei insbesondere die Möglichkeit der dauerhaften Symptomkontrolle betont wird. Der Patient nimmt das Angebot an.
Auf Nachfrage gibt der Patient an, dass seine Peak-flow-Werte in den letzten Tagen zwischen 280 und 310 l/min lagen. Sein Bestwert liegt bei 450 l/min. Er macht sich Sorgen um seine Teilnahme am Spiel seiner Wasserballmannschaft, da er das Training

---

Diagnosen, Medikation; Laborwerte, Messungen

Diagnosen

- Asthma der Stufe II: Geringgradig persistierend, seit der Patient 22 Jahre alt ist
- Akut eine ambulant zugezogene Pneumonie

Medikation

- Salbutamol Dosieraerosol: 1 x Sprühstoß bei Atemnot
- Budes© DA 200 Mikrogramm: Sprühstoß (1 x morgens, 1 x abends)
- Ibuprofen bei Bedarf (Sportverletzungen oder gelegentlicher Kopfschmerz), monatlich
- Xylometazolin 0,1 Nasenspray gelegentlich, ca. 3 – 4 Sprays im Jahr
- Ambroxol oder ACC-Schleimlöser über das Jahr verteilt 5 – 10 Packungen

PATIENTEN-ORIENTIERTE PHARMAZIE

Laborwerte

Serum

Na 132 mmol/l, K 4,4 mmol/l, Cl 102 mmol/l, Blut-Harnstoff-Stickstoff (BUN) 22 mg/dl, SCr 0,9 mg/dl, Glu 104 mg/dl, weiße Blutkörperchen (WBC) $16 \times 10^3/mm^3$

Messungen

Der Blutdruck liegt bei 114/78 mm Hg, der Puls liegt bei 98, seine Atemfrequenz beträgt 27 Atemzüge pro Minute. Das Körpergewicht beträgt 86 kg. Die Peak-flow-Werte liegen bei 62% des persönlichen Bestwerts und werden auch durch die Anwendung der Bedarfsmedikation des Patienten nicht auf die Bestwerte zurückgeführt.

---

der letzten Tage verpasst hat und offensichtlich „nicht auf dem Damm" ist.
Zunächst wird dem Patienten dringend ein Arztbesuch empfohlen. Für das weitere Vorgehen muss abgeklärt werden, um welchen Infekt es sich bei seiner „Sommergrippe" handelt. Auch die Schwere des Asthmas sollte untersucht werden, da beispielsweise der Peak-flow-Wert von etwas über 60% des persönlichen Bestwertes, die Kurzatmigkeit und der erhöhte Puls nur knapp außerhalb der Kriterien für ein schweres Asthma liegen.
Unabhängig davon wird ein Treffen für eine ausführliche Schulung zum Thema Asthma terminiert. Für den Arztbesuch wird dem Patienten ein Brief der Apotheke an den Arzt mitgegeben, in dem das Angebot der Therapieunterstützung formuliert wird. Konkret wird in dem Schreiben noch einmal ausgeführt, wo die Aufgaben des Apothekers gesehen werden:

- Förderung des Patientenverständnisses in Bezug auf die Krankheit, Medikamente und deren Handhabung,
- der Handhabung von Hilfsmitteln, wie dem Peak-flow-Meter und dem Ampelschema,
- Begleitung der Selbstmedikation und
- die Bereitschaft, den Arzt, im Falle von Fragen zu verschreibungspflichtigen Medikamenten zu beraten. Hier ist es wichtig, dass das Hilfsangebot die Therapiehoheit des Arztes nicht infrage stellt.

Bereits nach kurzer Zeit kontaktiert der Arzt den Apotheker und möchte über den Fall sprechen. ▷

MTM – das Medikationsmanagement

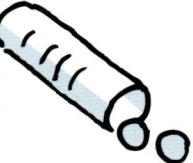

1 Beschreibung des Patienten

Es handelt sich um einen muskulösen, jungen, erwachsenen Mann mit unauffälligem BMI (Körpergröße: 1,86 m). Die Asthmaerkrankung wurde im Alter von 22 Jahren diagnostiziert, nachdem der junge Mann beim Surfen eine schwere Infektion erlitten hatte. Er raucht nicht, trinkt gelegentlich Alkohol und ist der einzige Asthmatiker in der Familie. Sein Cousin und sein Vater leiden unter Allergien gegen Tierhaare. Die Freundin des Patienten besitzt eine Katze, bei ihm ist allerdings kein Test auf Katzenhaarallergie unternommen worden. Im letzten Jahr war der Patient wegen eines Asthmaanfalls im Krankenhaus. Ein solches Ereignis ist ein Zeichen dafür, dass das Risiko des Patienten, im weiteren Verlauf der Erkrankung einen tödlichen Asthmaanfall zu erleiden, erhöht ist. Zum Zeitpunkt des schweren Anfalls hatte er sein Dosieraerosol nicht bei sich und war mit dem Verein unterwegs. Zuletzt hatte er vor 3 Monaten eine Mandelentzündung, die mit Amoxicillin therapiert wurde. Subjektiv klagt der Patient über eine mit seinen Asthmamedikamenten nicht gut zu kontrollierende Atemnot und würde diese mit Grippemitteln oder OTC-Schleimlösern beheben wollen.

2 Objektive Parameter

Der Peak-flow-Wert liegt unbehandelt im roten Bereich (< 50% des Patientenbestwerts) und verbessert sich mit der Bedarfsmedikation in den gelben Bereich.

Warum der Apotheker gefordert ist

Asthma ist eine chronisch-entzündliche Erkrankung der Atemwege, die sich in anfallsartiger Atemnot manifestiert und konstanter Aufmerksamkeit bedarf. Der Apotheker dient dem Patienten als erste Referenz für die Einschätzung täglicher Probleme und als Ratgeber für zusätzlich auftretende akute Probleme, wie Verletzungen oder Erkrankungen. Hier erhält der Patient Hinweise für die Anwendung seiner Medikamente und Hilfsmittel, und hier kann er sich über Probleme im Alltag informieren und Lösungsansätze holen, die seine Therapie nicht gefährden.

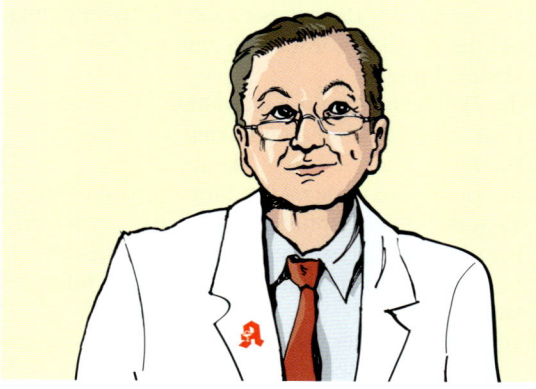

Die Bedarfsmedikation (Salbutamol-Dosieraerosol) wird 6- bis 8-mal täglich angewendet. Die Dauermedikation wird anstelle zweimal täglich dreimal täglich angewendet.

Die Atemfrequenz liegt bei 27 Atemzügen pro Minute und ist somit deutlich erhöht, der Blutdruck ist mit 114/78 mm Hg im normalen Bereich, während der Puls mit 98 Schlägen pro Minute insbesondere für einen Sportler hoch ist. Der Arzt stellt eine akute bakterielle Bronchitis fest.

3 Befund / Auswertung

Krankheitseinsicht: Der Patient ist als Sportler gewohnt, Hindernisse durch Willenskraft und gute Vorbereitung zu überwinden. Die chronische Erkrankung widerspricht diesem Gedanken, da sie nur kontrolliert, nicht aber überwunden werden kann. Hier muss durch die pharmazeutische Betreuung erreicht werden, dass die Selbstwahrnehmung des Patienten die Krankheit mit einschließt und ihre Kontrolle als Teil der täglichen Aufgaben betrachtet wird.

Medikationsverständnis: Der Patient zeigt im Gespräch ein rudimentäres Verständnis für die bei ihm angewandten Medikamente. Das Glucocorticoid wird richtigerweise als Dauermedikation identifiziert, um die Entzündung zu unterdrücken. Es fehlt das Verständnis für den Wirkungsmechanismus, insbesondere die Auswirkung auf das Immunsystem am Wirkort. Die für den Notfall empfohlene Handlungsweise, nämlich die Anwendung des kurzwirksamen Sympathomimetikums und der frühe Kontakt zum Arzt bei unvollständiger Symptomkontrolle, ist nicht klar. „Cortisonangst" und fehlendes Verständnis für die chronische Entzündung der Atemwege beim Asthma führen zu einer Fehl- oder Nichtanwendung der entzündungshemmenden inhalativen Corticoide. Die Wichtigkeit der regelmäßigen Anwendung ist ein essenzieller Bestandteil der Patientenschulung.

Laborwerte: Man sieht eine deutliche Erhöhung der weißen Blutkörperchen, was eine Aktivierung des Immunsystems und eine Infektion nahelegt. der Kalium-Wert ist nicht verringert, was ein Risiko einer intensivierten sympathomimetischen Therapie ist und beispielsweise bislang nicht in Erscheinung getretene Rhythmusstörungen des Herzens hervorrufen kann.

Infektion: Die Infektion muss bekämpft werden, da sie das Asthma verschlimmert. Ein Antibiotikum ist in diesem Falle daher dringend indiziert. Das Therapieziel lautet: Infektionsfreiheit für den Patienten. Durch die ärztliche Untersuchung wurde eine akute bakterielle Bronchitis festgestellt. Vermutlich eine opportunistische Infektion in Folge einer nicht therapierten viralen Erstinfektion.

Tab. 1: Amoxicillin plus Clavulansäure

Parameter	Häufigkeit	Zielwert	Aufgabe von	Maßnahme
Unerwünschte Wirkungen				
allergische Hautreaktion	bis nach der Einnahme der letzten Tablette	nicht vorhanden	Patient	sofortiger Arztbesuch
Krampfanfälle	bis nach der Einnahme der letzten Tablette	nicht vorhanden	Patient	sofortiger Arztbesuch
Effektivität				
Krankheitssymptomatik lässt nach	täglich	vorhanden	Patient	bei nicht Eintreten Arztbesuch

Für eine ambulante Pneumonie stehen verschiedene Antibiotika zur Verfügung. Da der Patient in den letzten Monaten bereits eine Antibiotikatherapie für seine Mandelentzündung erhalten hat, fällt er unter die Kategorie der Patienten mit Risikofaktoren (weitere Merkmale wären ein Alter über 65 und chronische internistische bzw. neurologische Begleiterkrankungen). Die empfohlene Medikation für einen Patienten dieser Gruppe ist Amoxicillin plus Clavulansäure in der Dosierung 3 x 1 g (875 mg Amoxicillin + 125 mg Clavulansäure) p.o. für mindestens 3 Tage nach Eintritt der Symptomfreiheit, maximal jedoch 10 Tage. Alternativen wären Sultamicillin, Fluorchinolone, wie Levofloxacin oder Cephalosporine, wie Cefuroxim-axetil [3, 4].

Asthma: Der Patient leidet unter einer akuten Verschlechterung bzw. Instabilität des Asthmas. Das Therapieziel lautet: Beendigung des Asthmaanfalls und Verbesserung der grundlegenden Asthmakontrolle. Dadurch Risiko-Management/Prävention hinsichtlich einer weiteren klinischen Verschlechterung des Verlaufs, mit dem Ziel, unter Umständen lebensbedrohliche asthmatische Notfallsituationen und Krankenhausaufenthalte zu vermeiden. Mittel- bis langfristig wird mit der Stabilisierung der Asthmakontrolle eine Verbesserung der Lebensqualität erreicht.

Die ursprüngliche Diagnose des Patienten lautete Asthma der Stufe II: geringgradig persistierend. Durch jüngste Ereignisse hat sich der Schweregrad erhöht, und der Patient leidet unter den Symptomen. Zusätzliche Medikation ist notwendig, um die Entzündung, verstärkte Schleimbildung und Bronchienverengung zu bekämpfen.

Nach Wiedererlangung der Symptomkontrolle und Erhaltung über mindestens drei Monate muss die Einstufung erneut erfolgen und die effektive Dauermedikation bestimmt werden.

Im Falle eines schweren Asthmaanfalls reicht eine simple Erhöhung der inhalierten Cortison-Dosis nicht aus. Hier kommt oral einzunehmendes Cortison zum Einsatz.

▷

Tab. 2: Budesonid

Parameter	Häufigkeit	Zielwert	Aufgabe von	Maßnahme
Unerwünschte Wirkungen				
Heiserkeit	nach jeder Einnahme beobachten	nicht vorhanden	Patient/ Apotheker	Anwendungsschulung in der Apotheke
Candida-Befall der lokalen Schleimhäute	nach jeder Einnahme beobachten	nicht vorhanden	Patient	sofortiger Arztbesuch und Anwendungsschulung, sofortiges Ausspülen des Mund-/Rachen-Raumes nach jeder Inhalation
Osteoporose			Arzt	Knochendichtemessung
Nebennierensuppression	längere Einnahme, hohe Dosierung		Arzt	
Effektivität				
Asthmasymptome < täglich laut Asthmatagebuch	konstant	vorhanden	Patient	Arztbesuch
nächtliche Probleme < 2 x pro Monat laut Asthmatagebuch	konstant	vorhanden	Patient	Arztbesuch
Variabilität des PEF -Wertes zwischen dem morgendlichen und abendlichen Wert	täglich	gering	Patient	Arztbesuch

Tab. 3: Formoterol

Parameter	Häufigkeit	Zielwert	Aufgabe von	Maßnahme
Unerwünschte Wirkungen				
Übelkeit	konstant	nicht vorhanden	Patient	Rückfrage Apotheker
Kopfschmerz	konstant	nicht vorhanden	Patient	Rückfrage Apotheker
Palpitation	nach der Inhalation	nicht vorhanden	Patient	Arztbesuch/diagnostische Abklärung, ggf. alternativ Theophyllin oder Erhöhung der Cortison-Dosis unter Weglassung des LABA
Tachykardie	nach der Inhalation	nicht vorhanden	Patient	Arztbesuch/diagnostische Abklärung, ggf. alternativ Theophyllin oder Erhöhung der Cortisondosis unter Weglassung des LABA
Arrhythmie	nach der Inhalation	nicht vorhanden	Patient	Arztbesuch/diagnostische Abklärung, ggf. alternativ Theophyllin oder Erhöhung der Cortison-Dosis unter Weglassung des LABA
Urtikaria	nach der Inhalation	nicht vorhanden	Patient	Arztbesuch/diagnostische Abklärung, ggf. alternativ Theophyllin oder Erhöhung der Cortison-Dosis unter Weglassung des LABA
Myalgien	nach der Inhalation	nicht vorhanden	Patient	Arztbesuch/diagnostische Abklärung, ggf.alternativ Theophyllin oder Erhöhung der Cortison-Dosis unter Weglassung des LABA
Schlafstörungen	nach der Inhalation	nicht vorhanden	Patient	Rückfrage beim Apotheker
Hypokaliämie	nach 2 Wochen, dann quartalsweise	3,8-5,2 mmol/ Liter	Arzt	diagnostische Abklärung, ggf. Kalium-Supplementierung, alternativ Theophyllin oder Erhöhung der Cortison-Dosis unter Verzicht auf LABA
Effektivität				
Senkung des Auftretens von Atemnot über Tag laut Asthmatagebuch	täglich	weniger als 1 x pro Tag, reversibel mit der Anfallsmedikation	Patient	Arztbesuch zur Abklärung, ggf. Dosisanpassung der langwirksamen Medikation nach oben (mittlere Cortison-Dosis) und erneute Anwendungsschulung durch den Apotheker
Senkung der nächtlichen Atemnot laut Asthmatagebuch	täglich	weniger als 2x im Monat, reversibel mit der Anfallsmedikation	Patient	Arztbesuch zur Abklärung, ggf. Dosisanpassung der langwirksamen Medikation nach oben (mittlere Cortison-Dosis) und erneute Anwendungsschulung durch den Apotheker

Zusätzlich kommen langwirksame inhalative Beta-Mimetika (z.B. Formoterol oder Salmeterol) in Betracht, die insbesondere in Kombination mit inhalativen Corticosteroiden eine verstärkte Wirkung haben und eine Steigerung der inhalierten Corticosteroid-Dosis unnötig machen können. Das Dilemma, mit Corticosteroiden zwar die fatale Entzündung der Lunge reduzieren zu können, aber gleichzeitig das Immunsystem bei der Abwehr der Infektion zu stören, wird durch die Antibiose gelöst. Dadurch wird die Infektion zurückgedrängt, und es kann gleichzeitig die Entzündungskaskade abgemildert werden.

Weitere medikamentöse Alternativen zur Therapie des Asthmas sind Theophyllin und Leukotrien-Inhibitoren, wie Montelukast. Sie sind in der Langzeittherapie eines milden oder moderaten Asthmas nur in zweiter Linie einzusetzen, bieten bei akuten Asthma-Anfällen keine adäquate Symptomkontrolle und besitzen zusätzliche Nachteile. Montelukast zeigt bei Erwachsenen, im Gegensatz zum Einsatz bei Kindern, eine schwache Wirkung [2, 5]. Theophyllin unterliegt wegen der engen therapeutischen Breite einer strengen Plasmaspiegelkontrolle. Außerdem kommen in Kombination mit Beta-Mimetika synergistische kardiovaskuläre Toxizitäten zum Tragen. Die Auswahl der Antibiotika ist unter Theophyllin eingeschränkt. Mit Fluorchinolonen bestehen relevante Wechselwirkungen. Es zeigten sich bei gleichzeitiger Gabe erhöhte Plasmaspiegel des Theophyllins, was zu Schwindel, Übelkeit, Tachykardie, Halluzinationen, epileptischen Anfällen und Kopfschmerzen führen kann. Die Plasmahalbwertszeit des Theophyllins erhöhte sich auf 20 Stunden. Als Mechanismus wird eine Veränderung des Metabolismus des Theophyllins angenommen. Sollte der Patient langwirksame Beta-2-Sympathomimetika nicht gut vertragen oder im Falle von schweren Asthmaanfällen, die auf die übliche Medikation von inhalativen/oralen Steroiden und Beta-Mimetika schlecht ansprechen, stehen auch noch kurz- und langwirksame inhalative Anticholinergika (beispielsweise Ipratropiumbromid oder eine Kombination aus Ipratropiumbromid und Fenoterol) zur Verfügung. Sie spielen bei der Therapie der COPD

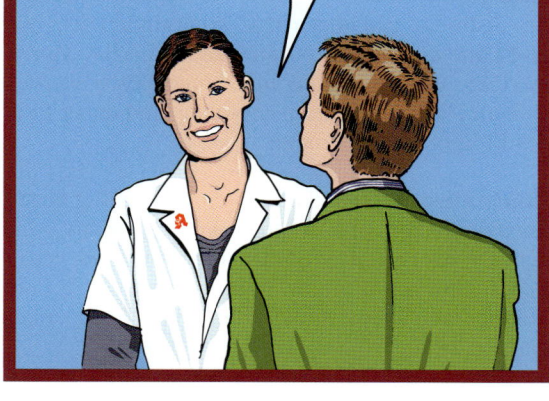

eine große Rolle, sind bei Asthma aber abgesehen von den oben genannten Ausnahmen generell nur Arzneimittel der 2. Wahl [6].

Als Maßnahme für den vorliegenden Fall kann ein Kombinationsspray von Glucocorticoiden und langwirksamen Beta-Mimetika empfohlen werden, um die Dosis des Glucocorticoids niedrig zu halten und trotzdem eine Verbesserung der Asthma-Kontrolle und -Symptomatik zu erzielen. Symbicort® enthält das dem Patienten bereits bekannte Corticosteroid Budesonid und zusätzlich den langwirksamen Beta-Agonisten Formoterol. Im Sinne einer kostengünstigen Verschreibung kann der Arzt auch auf das bereits verschriebene und in der Anwendung befindliche Budes® Dosieraerosol zurückgreifen und lediglich ein kostengünstiges Formoterol-Generikum rezeptieren (Kosten für eine daily defined Dose (DDD) betragen für Budes® 0,60 €, für Formoterol STADA 0,98 € und für die Kombination Symbicort® 2,84 €). Eine Trennung der Wirkstoffe ist im Sinne der Patientencompliance problematisch. Die Gefahr ist groß, dass bei regelmäßiger Anwendung des spürbar effektiven langwirksamen Beta-Agonisten die dadurch abgemilderten Symptome des Asthmas dazu führen, dass das inhalative Glucocorticoid nicht genommen wird. Dies führt zu häufigeren Asthma-bedingten Todesfällen, da die ▷

Tab. 4: Influenza-Impfung

Parameter	Häufigkeit	Zielwert	Aufgabe von	Maßnahme
Unerwünschte Wirkungen				
allergische Reaktion	bei der Injektion	nicht vorhanden	Impfender Arzt	akute Behandlung vor Ort oder im Krankenhaus
Auftreten von Fieber und Krankheitsgefühl nach der Injektion	Stunden nach der Injektion	nicht vorhanden	Patient	symptomatische Behandlung. Paracetamol, Bettruhe. Nach 24 Persistieren: Arztkontakt
Effektivität				
Erleiden einer Influenza-Infektion	jährlich	nicht vorhanden	Arzt	akute Therapie mit Virustatika und der Symptomatik. Reduktion der Cortison-Dosis und Ersatz mit anderen langwirksamen Medikamenten, wie Theophyllin

Verschlechterung der zugrundeliegenden Entzündung verschleiert wurde. Langwirksame Beta-2-Sympathomimetika sind deshalb grundsätzlich nicht zur Monotherapie in der Langzeitbehandlung des Asthmas geeignet (bzw. kontraindiziert), worauf Patienten, die Verordnungen für LABA-Monoprodukte erhalten, unbedingt hingewiesen werden sollten. Die Kombinationsprodukte sind daher trotz des Preises zu bevorzugen.

Impfstatus: Asthmatiker sollten regelmäßig gegen Pneumokokken und Influenzaviren geimpft werden. Dieser Patient ist laut seinem Impfpass gegen Pneumokokken geimpft, jedoch hat er seit dem Teenageralter keine Influenzaimpfung mehr erhalten.

 Plan

Krankheitseinsicht und Medikationsverständnis: Ein ausführliches Gespräch mit dem Patienten über die Krankheitsursache und den Verlauf sowie die Eingriffsmöglichkeiten muss erfolgen. Hierzu dient das Betreuungsverhältnis zwischen dem Apotheker und dem Patienten.

Infektion: Amoxicillin plus Clavulansäure 1 g, 3 x täglich eine Tablette bis 3 Tage nach Eintritt der Symptomfreiheit, maximal 10 Tage Gesamtdauer.

Asthma: Nach akuten Maßnahmen, wie beispielsweise einer Sauerstoffgabe, erfolgt eine intensivierte Controller-Medikation mit Symbicort® 9+320 Turbohaler 1 Hub 2 x täglich und die an-

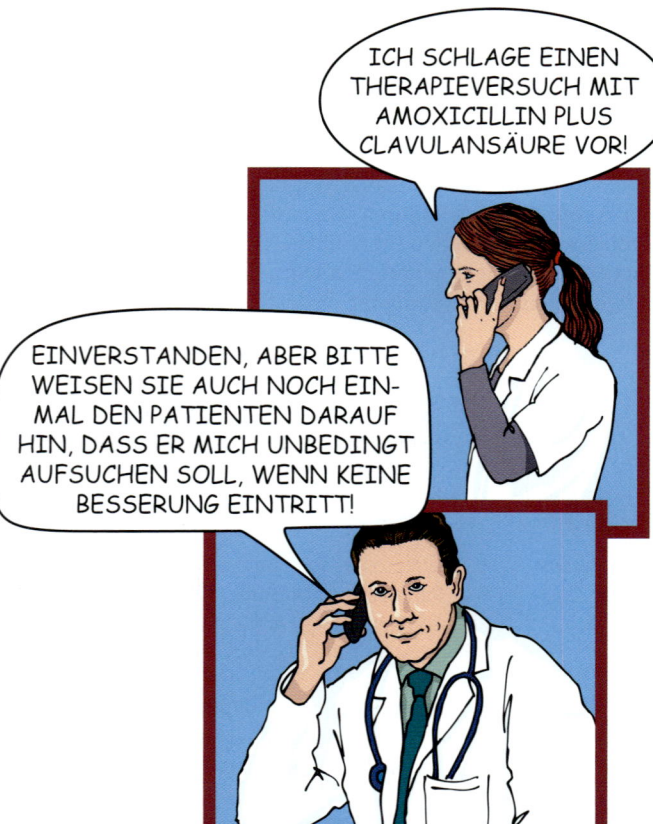

ICH SCHLAGE EINEN THERAPIEVERSUCH MIT AMOXICILLIN PLUS CLAVULANSÄURE VOR!

EINVERSTANDEN, ABER BITTE WEISEN SIE AUCH NOCH EINMAL DEN PATIENTEN DARAUF HIN, DASS ER MICH UNBEDINGT AUFSUCHEN SOLL, WENN KEINE BESSERUNG EINTRITT!

AMTS-Spezial

Im AMTS-Spezial werden ausgesuchte Arzneimitteltherapiesicherheits-Aspekte des jeweiligen Themengebietes vorgestellt. Dies beinhaltet zum Beispiel Informationen über risikobehaftete Wirkstoffe, Empfehlungen zur Vermeidung von gefährlichen Wirkstoff-Kombinationen oder Hinweise zu berücksichtigenden Patientenfaktoren wie Alter, Geschlecht oder eingeschränkten Organfunktionen. In der DAZ.online-Version zu diesem Fall finden Sie ein ausführlicheres AMTS-Spezial zum Thema „Mundsoor: Unangenehme Nebenwirkung inhalativer Glucocorticoide".

- Mundsoor (oropharyngeale Candidose) wird durch Candida-Arten verursacht und äußert sich in weißlich-bräunlichen, abwischbaren Belägen im Mund-Rachenraum. Die opportunistische Schleimhautinfektion zeigt sich insbesondere bei Patienten mit beeinträchtigtem Immunsystem.
- Mundsoor tritt als Nebenwirkung inhalativer Glucocorticoide auf und wird als besonders belastend und unangenehm empfunden, wodurch die Therapietreue beeinflusst wird.
- Mundsoor wird lokal mit den Antimykotika Amphotericin B, Nystatin, Natamycin und Miconazol in Form von Gelen, Lutsch- oder Buccaltabletten oder Suspensionen therapiert.
- Verweildauer des Präparates so lange wie möglich gestalten, Anwendung nach den Mahlzeiten und nach dem Zähneputzen durchführen.
- Anwendungshinweise inhalativer Glucocorticoide zur Risikominimierung eines Mundsoors beachten: vor den Mahlzeiten inhalieren, Mund-Rachenraum mehrfach mit Wasser ausspülen, anschließend ausspucken.

Apothekerin Dr. Verena Stahl, Saarbrücken

fallsweise Kontrolle mit dem kurzwirksamen Beta-Agonisten Salbutamol bei Bedarf. Sollte der Bedarf über maximal 3 x täglich liegen, dann muss eine Dosiseskalation der Controller-Medikation stattfinden, die vom eigentlichen Ansatz her so hoch dosiert sein sollte, dass kurzwirksame Maßnahmen selten notwenig sind.

Impfstatus: Die jährliche Influenza-Impfung ist für Asthmatiker empfohlen und wird für die Zukunft auch bei diesem Patienten durchgeführt.

 Monitoring

- **Amoxicillin plus Clavulansäure (Tab. 1)**
- **Budesonid (Tab. 2)**
  Bei einer langfristigen Therapie, insbesondere mit höheren Dosierungen muss die Knochendichte beobachtet werden, da eine Osteoporosegefahr besteht. Ebenso kann eine Suppression der Nebennieren auftreten.
- **Formoterol (Tab. 3)**
  Bei einer Langzeittherapie muss gleichzeitig eine Therapie mit topischen Glucocorticoiden ins Auge gefasst werden.
- Salbutamol siehe Formoterol
  Kein Ersatz möglich, daher muss als Maßnahme eine Anwendungsschulung erfolgen, eine erneute Asthma-Stadienfestlegung und eventuell eine verstärkte Controller-Medikation den Einsatz des kurzwirksamen Beta-Agonisten reduzieren.
- **Influenza-Impfung (Tab. 4)**

Kommunikation mit dem Patienten

Der Gesprächseinstieg mit dem Patienten gelingt über ein Angebot zu einer ausführlichen Betreuung. Der Patient hat einen vom Sport geprägten Lebensstil. Seine Asthmaerkrankung in der dritten Lebensdekade hat nach der erfolgreichen Einstellung der Medikation nur geringe Auswirkungen auf seine sportliche Aktivität und wurde mit dem Minimum an medikamentöser Hilfe kontrolliert. Im Gespräch wird versucht, dieser Einstellung Rechnung zu tragen. Die Möglichkeit der Kontrolle der Krankheit wird betont. Die dazu notwendigen Maßnahmen, wie die Einnahme einer Dauermedikation und die Führung eines Asthmatagebuchs sind mit Trainingsmaßnahmen und einem Trainingsplan vergleichbar. (Zum Weiterlesen: Stahl V: Ins Gespräch kommen – Kommunikation zwischen Apotheker und Patient, DAZ 2012, Nr. 16, S. 54 ff.)

Kommunikation mit dem Arzt

Zunächst sollte schon ein guter Kontakt zwischen der Apotheke und den Ärzten in der Umgebung bestehen, so dass diese wissen, welche Vorteile die Kooperation mit der Apotheke für den Patienten bietet, aber auch, welche Vorteile der Arzt beispielsweise im Hinblick auf Zeitersparnis für sich ▷

Was wäre wenn ...

 ...der Patient unter Analgetika-Asthma-Syndrom leiden würde?

Die Verwendung von nichtsteroidalen Antirheumatika (NSAR) zur Bekämpfung von Schmerzen kann bei Asthmatikern ein Problem darstellen.

Bis zu 10% der Asthmatiker leiden unter dem „Analgetika-Asthma-Syndrom" (AAS), was zu der Auslösung eines Asthmaanfalls bei der Anwendung von NSAR führt. Da dieser Patient NSAR schon lange zur gelegentlichen Schmerzbekämpfung anwendet und keine Probleme aufgetreten sind, ist es unwahrscheinlich, dass der Patient unter dem AAS leidet. Es sollte dennoch immer darauf hingewiesen und zur Vorsicht bei der Anwendung dieser Arzneimittelgruppe gemahnt werden.

NSAR können einen Asthmaanfall auslösen oder verschlimmern. Dies geschieht über die Hemmung der Cyclooxygenase und das daraus verstärkte Angebot von Arachidonsäure. Aus dieser können bronchokonstriktorisch wirkende Leukotriene gebildet werden.

Der Patient zeigt normalerweise keine Asthmasymptomatik und erhält ohne den Hinweis auf diese Erkrankung problemlos NSAR in der Apotheke.

Zur Sicherheit sollte eine Therapie mit Paracetamol in Betracht gezogen werden, da dies keine Auswirkungen auf das Asthma hat. Wenn das zur Kontrolle der Schmerzen nicht ausreicht, sollte eine ärztliche Abklärung der Schmerzen erfolgen und eventuell verschreibungspflichtiges Schmerzmittel in Betracht gezogen werden.

Cave: Das bei ärztlichen Verschreibungen immer beliebtere Metamizol hemmt ebenfalls die Cyclooxygenase und kann so zu Bronchospasmen führen, weshalb Tramadol oder Tilidin bei Sportverletzungen als Alternativen in Betracht kämen.

 ...der Patient Theophyllin regelmäßig einnehmen würde?

Insbesondere die Auswahl des Antibiotikums wäre in diesem Fall noch einmal auf Interaktionen zu prüfen gewesen. Theophyllin und Gyrasehemmer interagieren miteinander, so dass Vorsicht geboten ist [9].

 ...der Patient Leistungssportler wäre?

In Zeiten von Olympia soll diese Frage kurz erörtert werden, denn auch wenn man nicht gerade auf einen Olympioniken trifft, kann es doch die Jugendauswahl eines Sportvereins sein, die in der Apotheke Rat zu dopingrelevanten Themen sucht. Hier ist in Bezug auf Asthma anzumerken, dass Glucocorticoide und Beta-Sympathomimetika zu den Arzneistoffen zählen, die auf der Dopingliste der WADA stehen. Methylxanthine wie Theophyllin und Anticholinergika wie Ipratropium hingegen nicht.

 ...der Patient die Grillsaison in vollen Zügen genießen will?

Vorsicht ist geboten bei der Medikation mit Theophyllin und gegrilltem Gut. Die beim Grillen auf dem Holzkohlegrill entstehenden polyzyklischen Kohlenwasserstoffe sind starke Enzyminduktoren. Durch den beschleunigten Abbau von Theophyllin in der Darmwand und Leber verringert sich dessen Wirksamkeit [9].

 ...es sich um eine schwangere Asthmatikerin handelt?

Eine Schwangerschaft kann das Asthma positiv oder negativ beeinflussen. Bei einem Drittel der Schwangerschaften, insbesondere bei weiblichen Föten, verschlechtert sich das Asthma. Die Dauertherapie mit Beta-Agonisten, Theophyllin, inhalativen Glucocorticoiden oder Leukotrienrezeptor-Antagonisten (LTRA) sollte unter der Schwangerschaft fortgesetzt werden. Insbesondere bei LTRAs sollte vorher versucht worden sein, den therapeutischen Effekt auf andere Weise zu erreichen. Während der Schwangerschaft sollte die Therapie nicht geändert werden, es sei denn, ein veränderter Schweregrad macht eine Anpassung nötig. Es gilt in jedem Fall, die Sauerstoffversorgung zu sichern. Daher ist ein schwerer Asthmaanfall immer als Notfall anzusehen. Die Patientin sollte darüber aufgeklärt werden und ein Plan für solche Notfälle ausgearbeitet sein. Asthmatikerinnen sollten nach der Entbindung zum Stillen ermutigt werden [8].

 ...der Patient ein Diabetiker wäre?

Glucocorticoide und Beta-Agonisten erhöhen die Blutglucose-Konzentration. Es ist bei dem Einsatz dieser Arzneimittelgruppen also eine engmaschige Überwachung der Glucose-Konzentration ratsam, da der Effekt nach jeder Einnahme länger anhalten kann. Dies liegt an den verschiedenen Mechanismen, mit denen Corticoide diesen Effekt hervorrufen. Sie erhöhen die Gluconeogenese, senken die Insulinempfindlichkeit der Gewebe und vermindern die periphere Glucose-Utilisation [10].

 ...der Patient eine Schilddrüsenüberfunktion hätte oder L-Thyroxin einnähme?

Hohe periphere Konzentrationen an Schilddrüsenhormonen können die Wirkung von Sympathomimetika verstärken, da die Empfindlichkeit der sympathischen Rezeptoren erhöht ist. Bei der lokalen Sympathomimetika-Anwendung als Spray ist die Nebenwirkung begrenzt und muss bei der Dosisanpassung berücksichtigt werden. Diazepam verdrängt Schilddrüsenhormone aus der Plasmaeiweißbindung, so dass die resultierende Plasmakonzentration einen ähnlichen Effekt haben könnte [9].

ziehen kann. Darüber hinaus bietet der konkrete Fall die Chance für eine Demonstration eben dieser Vorteile. In einem konzilianten Gesprächsstil kann dem Hausarzt die Unterstützung bei der Begleitung der Asthmatherapie angeboten werden, gleichzeitig kann man seine pharmazeutische Kompetenz bei der Auswahl des Antibiotikums zeigen.

Wichtig ist dabei, in den Gesprächssituationen, sei es mit dem Patienten oder dem Arzt, deren Würde zu wahren und Entscheidungen in deren Hände zu legen. (s. a. Stahl V: Therapeutisches Team: Kommunikation zwischen Apotheker und Arzt, DAZ 2012, Nr. 29, S. 40 ff.)

Verlauf

Die Infektion wurde mit dem Antibiotikum effektiv therapiert, der Patient war innerhalb weniger Tage symptomfrei. Eine Teilnahme an dem Sportwettbewerb war nicht möglich, was allerdings auch bei einem Nicht-Asthmatiker mit Pneumonie fraglich gewesen wäre. Die medikamentöse Therapie wurde nach einem Quartal guter Kontrolle wieder auf das Corticoid in niedriger Dosis (≤ 400 μg/Tag bei Budesonid) als einziger Controller-Medikation reduziert mit dem Erfolg, dass der Patient sein kurzwirksames Dosieraerosol mehrmals wöchentlich, aber nicht täglich einsetzen muss und maximal einmal monatlich nachts Probleme hat.

Eine Prüfung auf eine Katzenallergie bei dem Patienten verlief negativ. Hier wurde geprüft, ob sich bei Präsenz der Katze oder Aufenthalt in der Wohnung der Freundin negative Auswirkungen auf den Peak Flow ergeben, die auf die Anfallsmedikation ansprechen.

Sollten sich in Zukunft bei der sportlichen Aktivität Probleme mit dem Asthma zeigen, so empfiehlt sich die prophylaktische Einnahme des kurzwirksamen Beta-Mimetikums [7]. ◄

Literatur

[1] Schwabe U, Paffrath D: Arzneiverordnungsreport 2011, S. 492

[2] Bundesärztekammer (BÄK), Kassenärztliche Bundesvereinigung (KBV), Arbeitsgemeinschaft der Wissenschaftlichen Medizinischen Fachgesellschaften (AWMF). Nationale VersorgungsLeitlinie Asthma – Langfassung, 2. Auflage. Version 1.3, 2011 [cited: 26.07.2012]

[3] Höffken G et al.: Epidemiologie, Diagnostik, antimikrobielle Therapie und Management von erwachsenen Patienten mit ambulant erworbenen tiefen Atemwegsinfektionen sowie ambulant erworbener Pneumonie, Chemotherapie Journal. 2005; 14 (4):97–155

[4] Drömann, D et al.: Therapie ambulant erworbener Pneumonie 2008; 62: 411–422

[5] Nelson HS, Busse WW, Kerwin E et al.: Fluticasone propionate/salmeterol combination provides more effective asthma control than low dose inhaled corticosteroid plus montelukast. J Allergy Clin Immunol 2000; 106: 1088–1095

[6] Expert Panel Report 3, 2007

[7] Godfrey S, Bar-Yishay E: Exercise-induced asthma revisited. Respir Med 1993;87: 331–344

[8] Murphy VE, Gibson PG, Smith R et al.: Asthma during pregnancy: mechanisms and treatment implications. Eur Respir J 2005; 25:731–750

[9] Verspohl EJ: Interaktionen, 5. Auflage Deutscher Apotheker Verlag 2011

[10] Hansten PD, Horn JF: Drug Interactions Analysis and Management. Wolters Kluwer Health/Facts and Comparison, St. Louis 2008

[11] Miners JO, Wing LM, Lillywhite KJ et al.: Selectivity and dose dependency of the inhibitory effect of propranolol on theophylline metabolism in man. Br. J. Clin. Pharmacol. 20 (1985) 219–223

Autoren

Andreas N. Förster, Pharm. D., Adler-Apotheke Velbert, studierte Pharmazie in Bonn und Poitiers (Frankreich), im Anschluss Tätigkeit in der pharmazeutischen Industrie. Von 2004 bis 2007 Studium an der University of Florida (USA) zum Doctor of Pharmacy, danach Ernennung zum Clinical Assistant Professor for Professional Education an der University of Minnesota (USA). Er erhielt den Achievement Award des Department of Pharmaceutics 2002 für Forschungsarbeiten an der University of Florida. In Deutschland wurde er für Konzepte zur Integration der pharmazeutischen Betreuung in die öffentliche Apotheke mit dem Excellence Award 2009 und dem Zukunftspreis Öffentliche Apotheke 2012 ausgezeichnet.

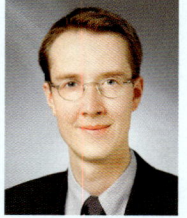

Kontaktadresse:
Andreas Niclas Förster, Pharm. D., Adler-Apotheke, Friedrichstr. 185, 42551 Velbert

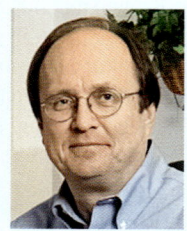

Professor Dr. Hartmut Derendorf ist Distinguished Professor und Chairman des Departments of Pharmaceutics an der University of Florida in Gainesville, wo er seit 1983 Pharmakokinetik, Pharmakodynamik und Klinische Pharmakokinetik lehrt. Seine Forschungsschwerpunkte sind Pharmakokinetik und Pharmakodynamik von Corticosteroiden und Antibiotika. Er war Präsident des American College of Clinical Pharmacology und der International Society for Anti-infective Pharmacology. Professor Derendorf wurde für herausragende Forschungsleistungen auf dem Gebiet der Klinischen Pharmakologie mit dem Distinguished Investigator Award des American College of Clinical Pharmacology (ACCP) 2010 ausgezeichnet. Im gleichen Jahr wurde ihm auch der Volwiler Award verliehen, die höchste Forschungsauszeichnung der amerikanischen Hochschulpharmazie.

Prof. Dr. Hartmut Derendorf, Distinguished Professor and Chairman, Department of Pharmaceutics, University of Florida, 100494, College of Pharmacy, 1600 SW Archer Road, P3-27, Gainesville, FL 32610

Dr. med. Robert Hermann, Studium der Human-Medizin an der Johann-Wolfgang Goethe-Universität Frankfurt, Facharzt für Anästhesie & Intensivmedizin, Facharzt für Klinische Pharmakologie, selbstständiger Berater für klinische Entwicklungsfragen innovativer Arzneimittel und pharmazeutischer Produkte.

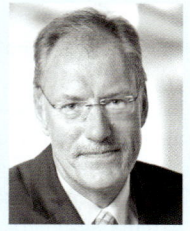

Dr. med. Robert Hermann, Arzt für Anästhesiologie und Klinische Pharmakologie, Managing Director, Clinical Research Appliance (cr.appliance), Rossittenstraße 15, 78315 Radolfzell

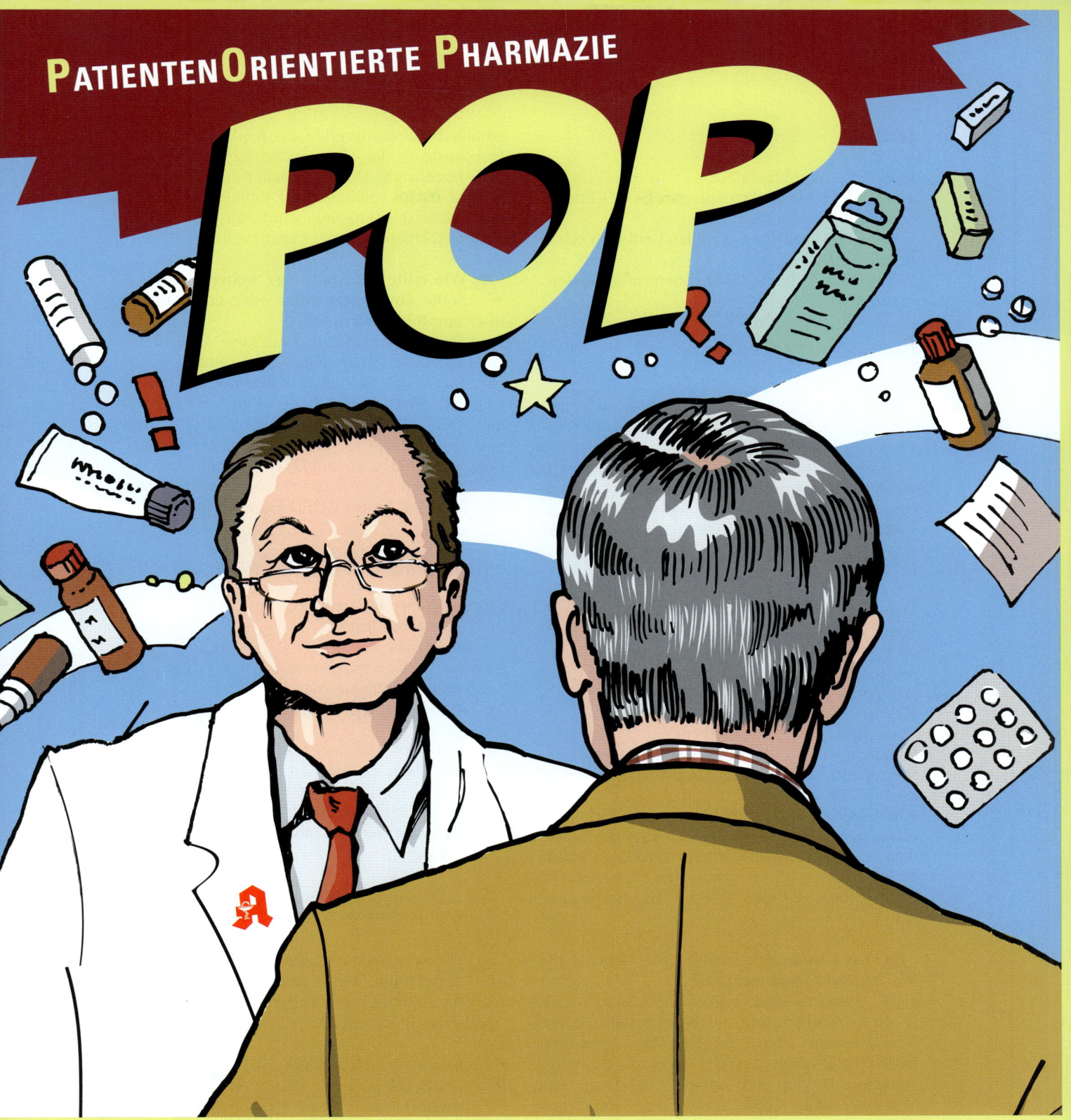

Alle Illustrationen: DAZ/go-grafik.de

Ein Patient mit COPD

Wie ein Medikationsmanagement helfen kann

Monika Dircks, Florian Fuchs, Kristina Leuner, Frank Dörje und Hartmut Derendorf | In der Klinischen Pharmazie dreht sich alles um den Patienten, um Leitlinien und um das klinische Ergebnis. Bearbeiten Sie mit uns diesen Patientenfall und erwerben Sie so zusätzliches Wissen in der Klinischen Pharmazie.

Lernziele

In diesem Artikel lesen Sie,
- welche Problematiken mit einer COPD-Erkrankung verbunden sind,
- wie COPD nach den aktuellen Leitlinien behandelt wird,
- was ein MTM bei COPD-Patienten beinhalten sollte.

Der Patient

> Der 61-jährige COPD-Patient Herr Lebemann kommt mit hörbar schlechter Atmung und sichtbar schlechtem Allgemeinzustand in seine Stamm-Apotheke. Er hat seit ein paar Tagen einen sehr schleimigen Husten und bekommt kaum Luft. Deshalb möchte er etwas gegen seine Erkältung kaufen. Außerdem möchte er wissen, ob er viel trinken solle. So würde es doch bei Husten immer empfohlen.

Herr Lebemann ist in seiner Apotheke schon seit langer Zeit Kunde. Regelmäßig bekommt der starke Raucher folgende Medikamente verordnet:

Bisoprolol	5 mg morgens
Ramipril	5 mg morgens
Torasemid	5 mg morgens
Salbutamol	1-2 Hub bei akuter Luftnot
Tiotropium	18 µg 1x täglich (abends)

Auf die Frage des Apothekers, ob Herr Lebemann schon bei seinem Arzt war, antwortet der Patient, dass dieser kein Antibiotikum verordnen würde. Er habe diesen Winter schon eine Lungenentzündung gehabt, die nicht richtig behandelt worden sei.

Was könnte der Auslöser für Herrn Lebemanns Symptome sein?

Herr Lebemanns kardiovaskuläre Medikation weist in dieser Kombination auf eine Herzinsuffizienz hin. Außerdem wissen wir, dass der Patient unter einer COPD leidet. Letztere ist durch chronische Atemnot, Husten und Auswurf gekennzeichnet. Von einer Exazerbation spricht man, wenn diese Symptome über das normale Maß an täglicher Fluktuation hinaus akut zunehmen, wie es bei Herrn Lebemann der Fall zu sein scheint. Husten, Atemnot und eine Verschlechterung des Allgemeinzustandes können jedoch ebenfalls Symptome einer dekompensierten Herzinsuffizienz sein, die mit einem Lungenödem einhergeht. Der schleimige Husten, von dem Herr Lebemann spricht, deutet eher auf eine Exazerbation der COPD hin. In jedem Fall sollten die Symptome bei diesem Patienten ärztlich abgeklärt werden.

Sollte der Patient vermehrt Flüssigkeit zu sich nehmen?

Eine vermehrte Flüssigkeitszufuhr fördert lediglich bei dehydrierten Patienten eine erhöhte Expektoration. Im Falle einer Herzinsuffizienz würde eine erhöhte Flüssigkeitszufuhr das Risiko für eine Dekompensation der Herzinsuffizienz steigern oder eine bestehende Dekompensation verschlimmern [1]. Die daraus resultierende Dyspnoe und verminderte Sauerstoffsättigung würde zu einer erheblichen Mehrbelastung des Patienten führen.

Wie sollte der Apotheker weiter vorgehen? Sollte ein Hustenstiller oder ein Schleimlöser empfohlen werden?

Eine möglichst rasche und effektive Behandlung einer möglichen Exazerbation ist notwendig, da sie mit einer hohen Mortalität und Morbidität einhergeht und der Verlust an Lungenfunktion beschleunigt wird [2]. Sowohl Mukolytika als auch Antitussiva werden nicht für diese Indikation eingesetzt. Eine Empfehlung für ein OTC-Präparat kann also nicht erfolgen. Der Apotheker schickt den Patienten zum Arzt (s.a. Kasten COPD-Exazerbation).

Alarmzeichen COPD-Exazerbation

Hinweise für eine Exazerbation sind:
- zunehmende Atemnot
- zunehmender Husten
- zunehmende Auswurfsmenge
- zunehmende Auswurfszähigkeit
- Farbveränderung des abgehusteten Schleims (gelb-grün)
- allgemeine Krankheitszeichen wie Müdigkeit, Abgeschlagenheit und/oder Fieber

Wichtig: Der Patient sollte zum Arzt gehen, wenn die Anzeichen einer Verschlechterung länger als 24 Stunden anhalten.

Nach: Nationale VersorgungsLeitlinie: Patientenleitlinie Chronisch obstruktive Lungenerkrankung, Version 1.3, 09/2008

Einige Stunden später kommt der Patient zurück in die Apotheke mit den Worten: „Wieder bekomme ich kein Antibiotikum verordnet." Er reicht dem Apotheker ein Rezept über:

Prednisolon 20 Tabl. à 20 mg
Ipratropium DA
Salbutamol DA

Nachdem der Apotheker mit dem Patienten ins Gespräch gekommen ist, berichtet Herr Lebemann, dass er bis vor ca. zwei Jahren noch sehr aktiv im Vereinsleben des Dorfes tätig war. Auf Nachfrage erzählt der Patient, dass er sich große Sorgen um seine Gesundheit machen würde. Sozial hätte er sich sehr zurückgezogen, da er aufgrund seiner Luftnot an vielen Aktivitäten nicht mehr teilnehmen könne. Der Patient wirkt auf den Apotheker niedergeschlagen und verunsichert. Auf Nachfrage berichtet der Patient, dass die Inhalator-Therapie aufgrund der „Erkältung" geändert wurde. Er solle nun zwei Hübe seines Salbutamol- und des neuen Ipratropium-Inhalators mindestens 8 x täglich anwenden, bis es ihm besser gehe. Von dem Prednisolon solle er morgens mit dem Frühstück zwei Tabletten einnehmen. Der Apotheker erklärt dem Patienten ausführlich die Handhabung des neuen Inhalators und überprüft bei dieser Gelegenheit die Anwendung der bekannten Inhalatoren. Auf seine Rauchgewohnheiten angesprochen berichtet Herr Lebemann, dass er seit einigen Monaten die Anzahl der Zigaretten von zwei Schachteln auf zehn Zigaretten täglich reduzieren konnte. Das Rauchen ganz einzustellen, falle ihm jedoch noch schwer.

Der Apotheker schlägt ihm die Durchsicht seiner Arzneimitteltherapie vor. Er erklärt dem Patienten, dass er hierfür eine Entbindung von der Schweigepflicht benötigt, damit er weitere Informationen von dem behandelnden Arzt erfragen kann. Der Patient willigt ein.

Von dem behandelnden Arzt erhält der Apotheker die folgenden Informationen:

Diagnosen und Behandlung

COPD, diagnostiziert 2008, GOLD 3
Seit 2 Tagen zunehmende Dyspnoe, nicht-purulenter Auswurf. Diagnose: Exazerbation der COPD
Vorherige Exazerbationen: 2008, 2 x 2012 (Frühjahr und Herbst)
Behandlung: orales Glucocorticoid (Prednisolon), Intensivierung der inhalativen bronchodilatatorischen Therapie

Sonstige Diagnosen
KHK
Herzinsuffizienz NYHA II,
linksventrikuläre Dysfunktion mit Ejektionsfraktion: 40%
Arterielle Hypertonie (letzte Messung am 17.12.12.: 128/83 mmHg)

Weitere Untersuchungsergebnisse
Triglyceride: 205 mg/dl
Cholesterin: 205 mg/dl
Gewicht: 63 kg
Größe: 185 cm

Seit 38 Jahren starker Raucher (2 Schachteln/Tag).

Lungenfunktionstest (6 Monate alt):
PaO_2:	9,8 kPa (10-13,3 kPa)
$PaCO_2$:	6,2 kPa (4,8-6,1 kPa)
FEV_1/FVC:	55%
FEV_1:	45% vom Soll

Der Apotheker hält Rücksprache mit dem Arzt, um weitere Informationen zu erhalten. Der Arzt erklärt, dass die sich häufenden Exazerbationen das Hauptproblem des Patienten darstellen würden. Laut den neuen GOLD-Diagnose-Kriterien wäre der Patient in Gruppe D einzuordnen. Der Arzt hat die Absicht, die Therapie nach dem Abklingen der Exazerbation umzustellen, und steht Therapievorschlägen offen gegenüber. Er zweifelt an der Adhärenz des Patienten und fragt, ob der Apotheker ihn hier unterstützen könne.

Klinische Pharmazie

Bedeutung der COPD

COPD ist charakterisiert durch eine dauerhafte Einschränkung des Atemflusses basierend auf einer chronischen Bronchitis und/oder eines Lungenemphysems (Abb. 1). Im Gegensatz zu Asthma ist diese Obstruktion durch die Gabe von Bronchodilatatoren und Corticosteroiden nicht vollständig reversibel. Häufigster Auslösefaktor ist in Deutschland das Rauchen, wobei weltweit Luftverschmutzung z. B. im häuslichen Umfeld durch offene Feuerstellen eine wesentliche Rolle spielt. Die Erkrankung verläuft progredient und stellt für den Patienten zumeist eine schwerwiegende Verminderung der Lebensqualität dar mit Auswirkungen auf die körperliche Leistungsfähigkeit und auf das Sozialleben. Im Vordergrund stehen chronischer Husten, erhöhte Mukussekretion, Atemnot bei Belastungen und die beschriebenen Exazerbationen.
Ziele der COPD-Therapie sind daher die Verbesserung der Lebensqualität und Verzögerung der Progression der Erkrankung durch

- konsequente Vermeidung von Auslösern (Rauchen und andere inhalative Noxen),
- Pharmakotherapie (Verbesserung der COPD-Symptomatik; Behandlung und Vermeidung von Exazerbationen)
- nicht-medikamentöse Therapien
- Comorbiditäten: Diagnose und konsequente Behandlung

Therapie

Das Aufgeben des Rauchens bzw. die Vermeidung von anderen auslösenden Noxen ist die wichtigste Intervention in der Therapie der COPD mit dem größten Einfluss auf den Krankheitsverlauf [2]. Rauchenden COPD-Patienten sollte deshalb dieser Zusammenhang unmissverständlich deutlich gemacht werden.

Pharmakotherapie

Behandlung der stabilen COPD. Studien konnten bislang nicht eindeutig zeigen, dass eine medikamentöse Therapie die Progression der COPD verlangsamt [2]. Lediglich die Langzeitgabe von Sauerstoff kann die Überlebenszeit bei Patienten mit respiratorischer Insuffizienz und schwerer Hypoxämie in Ruhe verlängern [2] (s. a. Kasten „Was wäre wenn", S. 56). Ziel der Pharmakotherapie ist daher eine Verbesserung der Lebensqualität und Reduktion von Symptomen und Exazerbationen. Es orientiert sich an dem Ansprechen des Patienten auf die jeweilige Therapie [2]. Bisher folgten die Einteilung und die medikamentöse Therapie der COPD einem Stufenschema, welches auf der Einschränkung der Lungenfunktion basierte [1, 3]. Mit der Aktualisierung der internationalen GOLD-Empfehlungen werden nun zusätzlich ▷

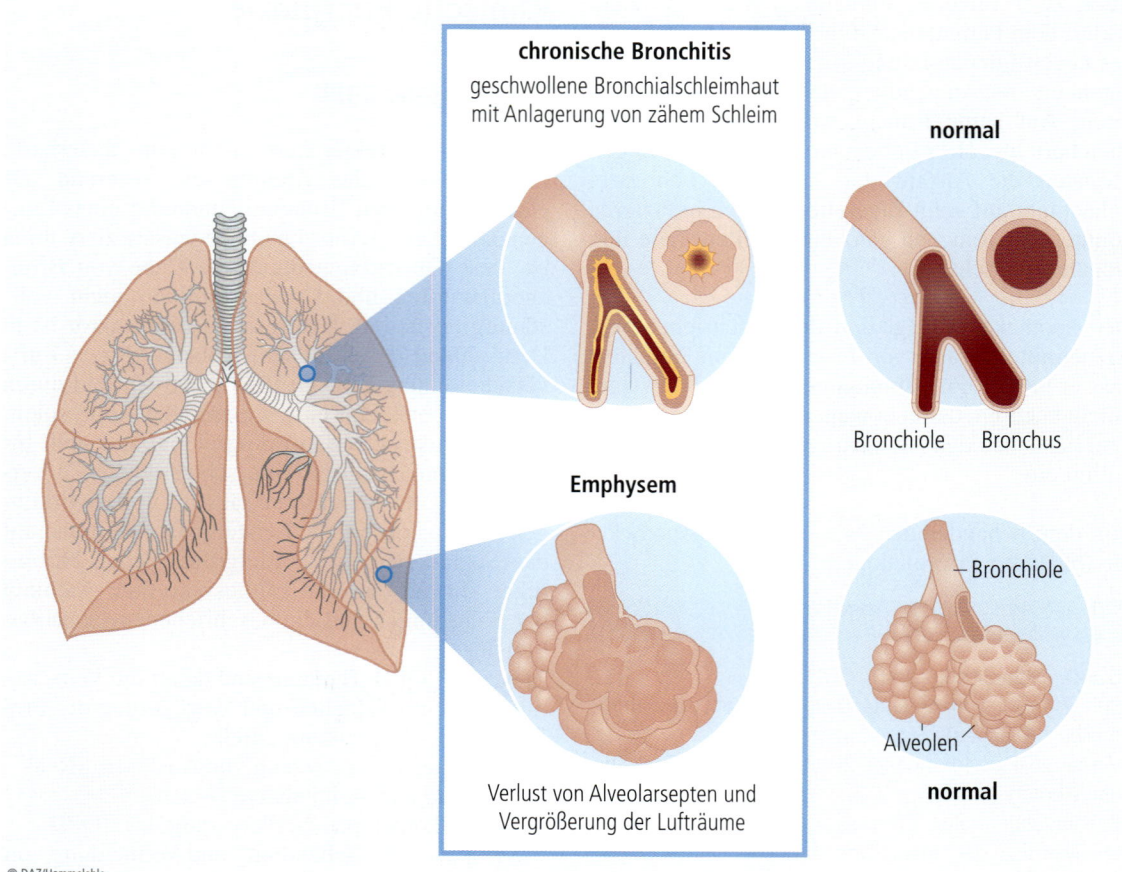

© DAZ/Hammelehle

Abb. 1: Chronische Bronchitis und Emphysementstehung. [nach Patientenleitlinie COPD vom Programm für Nationale Versorgungsleitlinien]

die Auswirkung der Erkrankung (insb. Symptombelastung und Aktivitätseinschränkungen) und das Risiko für das Fortschréiten der Erkrankung (insb. Exazerbationshäufigkeit) berücksichtigt [2] (s. Abb. 2 und DAZ 2012, Nr. 42, S. 107 ff).

Inhalative Bronchodilatatoren. Kurzwirksame Bronchodilatatoren werden als Bedarfsmedikation bei allen Schweregraden der COPD eingesetzt. Vor allem kurzwirksame Beta-2-Agonisten sind als Notfallspray geeignet, da die Wirkung nach 5 bis 10 Minuten eintritt und 4 bis 6 Stunden anhält. Kurz-

wirksame Anticholinergika wirken nach ca. 20 bis 30 Minuten für insgesamt 4 bis 8 Stunden.

Zwischen inhaltiven langwirksamen Anticholinergika (LAMA) und Beta-2-Agonisten (LABA) konnten Studien bisher keinen eindeutigen Unterschied in der Mortalität zeigen. Tiotropium scheint jedoch die Zahl der Exazerbationen im Vergleich zu LABA zu reduzieren [4]. Erschwert wird die Auswahl der Medikamente durch das heterogene Bild der COPD-Patienten. Bei den Therapievorschlägen der GOLD-Leitlinie (Tab. 1) wird deutlich, dass es keine Standardtherapie nach Schweregrad der Erkrankung gibt. Vielmehr muss die Therapie der Symptomatik und dem individuellen Ansprechen des Patienten angepasst werden. Für die Auswahl der Inhalatoren sollten folgende Hinweise berücksichtigt werden:

LAMA und LABA:
- Bronchodilatatoren spielen eine zentrale Rolle in der COPD-Behandlung.
- Die Kombination aus Bronchodilatatoren mit unterschiedlichen Wirkmechanismen ist vorteilhaft (niedrigere Dosierung, weniger Nebenwirkungen bei gleichem Effekt) gegenüber einem Bronchodilatator mit hoher Dosierung [2].
- Tiotropium in Monotherapie ist bei Patienten der Gruppe B-D eine Therapiemöglichkeit der 1. Wahl [2].
- Tiotropium sollte bevorzugt mittels Handi-Haler® verabreicht werden, da Studien auf eine

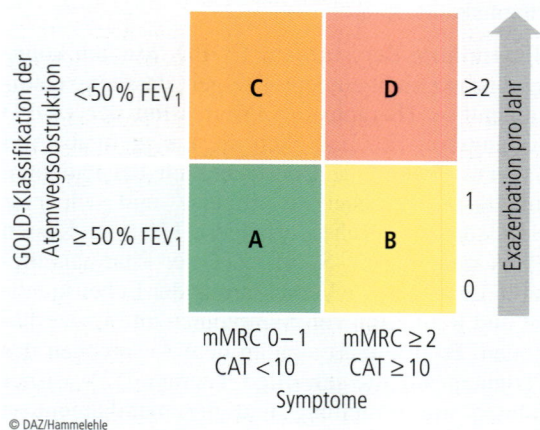

© DAZ/Hammelehle

Abb. 2: Zusammenhang zwischen Symptomen, Atemwegsobstruktion und Exazerbationen pro Jahr. mMRC und CAT sind Fragebögen zur Selbsteinschätzung des Patienten.

Tab. 1: Therapie der COPD nach GOLD (COPD-Leitlinie) (AC=Anticholinergikum)

Klassifikation	Erste Wahl	Zweite Wahl	Alternative
A	kurzwirksames AC oder kurzwirksames β_2-Sympathomimetikum	langwirksames AC oder langwirksames β_2-Sympathomimetikum oder kurzwirksames AC und kurzwirksames β_2-Sympathomimetikum	Theophyllin
B	langwirksames AC oder β_2-Sympathomimetikum	langwirksames AC und langwirksames β_2-Sympathomimetikum	kurzwirksames AC und/oder kurzwirksames β_2-Sympathomimetikum Theophyllin
C	inhalatives Steroid + langwirksames β_2-Sympathomimetikum oder langwirksames AC	langwirksames AC und langwirksames β_2-Sympathomimetikum	PDE4-Inhibitor, kurzwirksames AC und/oder kurzwirksames β_2-Sympathomimetikum Theophyllin
D	inhalatives Steroid + langwirksames β_2-Sympathomimetikum oder langwirksames AC	inhalatives Steroid + langwirksames AC inhalatives Steroid + langwirksames β_2-Sympathomimetikum und langwirksames AC inhalatives Steroid + langwirksames β_2-Sympathomimetikum und PDE4-Inhibitor langwirksames AC und langwirksames β_2-Sympathomimetikum langwirksames AC und PDE4-Inhibitor	Carbocistein kurzwirksames β_2-Sympathomimetikum und/oder kurzwirksames AC Theophyllin

erhöhte Mortalität bei Verwendung des Respimat®-Inhalators hinweisen [5, 6].
- LABAs werden in Stufe C+D in Kombination gegeben [2].

Inhalative Corticosteroide (ICS)

- ICS werden in Kombination mit Bronchodilatatoren eingesetzt [2].
- ICS können bei Patienten mit einem FEV_1 ≤ 50% und/oder mit ≥ 2 Exazerbationen/Jahr eingesetzt werden [1].
- Der Effekt von ICS sollte nach einem ausreichend langen Zeitraum überprüft und ggf. abgesetzt werden, da nicht alle Patienten von der Therapie profitieren [7].
- Das Ziel der ICS-Therapie ist es, die Anzahl der Exazerbationen zu verringern und die Verschlechterung des Gesundheitszustandes zu verlangsamen. Der subjektive Effekt auf Symptomverbesserung und FEV1 kann gering ausfallen. Wichtig ist es daher, dies dem Patienten zu verdeutlichen, um die Compliance nicht zu gefährden [1, 7].
- Eine Dosis-Wirkung-Beziehung konnte bei ICS bisher nicht gezeigt werden [2].
- Die „Triple-Therapie" aus LAMA, LABA und ICS wird nur bei Patienten mit hohem Risiko und mehr Symptomen (Gruppe D nach GOLD) eingesetzt und ist in dieser Patientengruppe Mittel der 2. Wahl [2].

Die medikamentöse Behandlung orientiert sich an dem individuellen Ansprechen des Patienten. Die inhalative bronchodilatatorische Therapie steht im Mittelpunkt der Pharmakotherapie.

Orale Therapien. Orale Präparate wie Roflumilast und Theophyllin spielen in der Behandlung der COPD eine untergeordnete Rolle. Sie können aber, wenn die Kontrolle der COPD durch die inhalative Therapie unzureichend ist, bei verschiedenen Patientengruppen einen zusätzlichen Nutzen bringen.
Roflumilast ist seit September 2010 zugelassen für die Behandlung von COPD bei Patienten mit FEV1 < 50% (nach Anwendung eines Bronchodilatators) und chronischer Bronchitis sowie häufigen Exazerbationen in der Vergangenheit [8]. Im Gegensatz zu Bronchodilatatoren zielt diese Therapie primär auf die Vermeidung von Exazerbationen ab und führt häufig zu keinem wahrnehmbaren Therapieeffekt. Nach der GOLD-Leitlinie kann Roflumilast bei symptomatischen Patienten mit einem hohen Risiko (Patientengruppe C und D) (Abb. 2, Tab. 1) eingesetzt werden.
Theophyllin hat einen bronchodilatatorischen Effekt und reduziert die Anzahl der Exazerbationen [2]. Aufgrund der geringen Effizienz, der engen therapeutischen Breite und dem hohen Wechselwirkungspotenzial sollte Theophyllin bei der Therapie der stabilen COPD jedoch erst eingesetzt werden, wenn die Behandlung mit anderen Therapeutika nicht ausreichend ist [1, 3]. ▷

Umstritten ist der Einsatz von Mukolytika bei COPD-Patienten [9]. Da einzelne Patienten von der Behandlung mit Ambroxol, ACC oder Myrtol zumindest subjektiv profitieren, kann ein Therapieversuch bei Patienten mit chronisch produktivem Husten in Erwägung gezogen werden. Der Behandler sollte die Wirkung jedoch kritisch überprüfen [3] und das Präparat gegebenenfalls wieder absetzen.

Orale Corticosteroide werden für die Langzeitbehandlung der COPD einheitlich nicht empfohlen [1–3], während der prophylaktische Einsatz von Antibiotika immer wieder diskutiert wird. Leitlinien empfehlen die antibiotische Therapie zurzeit nicht und verweisen auf einen negativen Nutzen-Risiko-Effekt [2] (siehe auch DAZ 2012, Nr. 38).

Behandlung einer Exazerbation

Die häufigsten Gründe für eine Exazerbation sind Infektionen des oberen Respirationstraktes und des Tracheobronchialsystems. Die Diagnose beruht auf dem symptomatischen Bild des Patienten. Da Exazerbationen mit einer deutlich verminderten Lebensqualität, einer erhöhten Mortalität, einer Beschleunigung der Progression und mit hohen Kosten für das Gesundheitssystem einhergehen [2], ist eine frühe und konsequente Behandlung wichtig. Maßnahmen für den Patienten im Falle von Luftnot während einer Exazerbation sind im Kasten „Maßnahmen bei akuten Exazerbationen" dargestellt. Beachtet werden sollte, dass nur wenige Patienten den Begriff „Exazerbation" kennen. Schwere Exazerbationen werden stationär und ggf. intensivmedizinisch behandelt. Eingesetzt wird leitlinienübergreifend [1–3]:

- Intensivierte Gabe von kurzwirksamen inhalativen Bronchodilatatoren, z. B. initial 2 Hübe Salbutamol- und 2 Hübe Ipratropium-Inhalator alle 10 bis 15 Minuten.
- Orale Corticosteroide, z. B. Prednisolon 30-40 mg für 10 bis 14 Tage.
- Orale Antibiotika nur bei Verdacht auf eine bakterielle Infektion. Hinweis hierauf ist in erster Linie purulentes Sputum, erkennbar an einer gelb-grünen Färbung.

Maßnahmen bei einer akuten Exazerbation

- 1. Ruhe bewahren und atemerleichternde Körperhaltung einnehmen, zusätzlich mit Lippenbremse ausatmen.
- 2. Zwei Hübe eines kurzwirksamen Beta-2-Sympathomimetikums oder zwei Hübe eines kurzwirksamen Anticholinergikums.

- 3. 10-15 Minuten abwarten, weiter eine atemerleichternde Körperhaltung einnehmen und Lippenbremse benutzen.
- 4. Falls nach diesen Maßnahmen keine Besserung eintritt, sofort Notarzt verständigen.

Atemerleichternde Körperstellungen

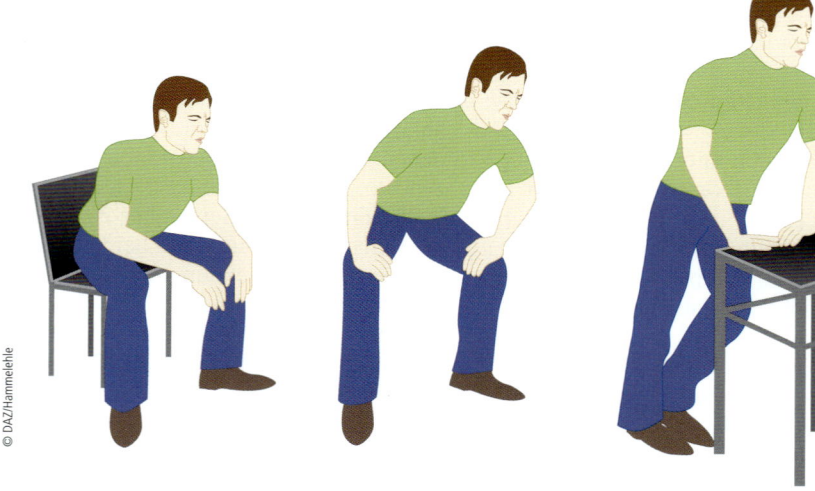

© DAZ/Hammelehle

1. Kutschersitz   2. Torwarthaltung   3. Abstützen der Arme im Stehen

Lippenbremse: Sie verengen beim Ausatmen die Lippenöffnung (Lippen liegen locker aufeinander), so dass die Luft beim langsamen Ausatmen länger in der Mundhöhle bleibt und ein leichter Druck in der Mundhöhle entsteht. Dieser Druck setzt sich in den Atemwegen fort und verhindert, dass kleinere, bereits verengte Bronchien „zusammenklappen". Die Atemwege bleiben weit.

Huffing: Spezielle Ausatemtechnik in Form kleiner Hustenstöße beim Husten (Huff).
„Explosives Husten" sollten Patienten mit COPD vermeiden, da der enorme Druck, der dabei entsteht, die Atemwege reizt. Die Anwendung dieser Hustentechnik senkt die Hustenschwelle.

Aus: Nationale VersorgungsLeitlinie: Patientenleitlinie Chronisch obstruktive Lungenerkrankung, Version 1.3, 09/2008

Weitere Therapiemaßnahmen

Die jährliche Influenza-Impfung ist für COPD-Patienten indiziert. Eine Pneumokokken-Impfung wird ebenfalls empfohlen [1]. Die nicht-medikamentöse Therapie hat in der COPD-Behandlung einen sehr hohen Stellenwert zur Erhaltung der Lebensqualität und Verbesserung der Belastbarkeit. Die Zusammenhänge werden in Abbildung 3 dargestellt. Da Comorbiditäten einen erheblichen Einfluss auf die Prognose der COPD-Erkrankung haben, sollte ein besonderes Augenmerk auf deren Diagnose und Behandlung gelegt werden. Zu den typischen Begleiterkrankungen gehören: Herzinsuffizienz, Vorhofflimmern, Hypertonie, Osteoporose, Angst und Depression, Lungenkarzinome, Infektionen, Metabolisches Syndrom und Diabetes. Grundsätzlich gilt für die Behandlung der Comorbiditäten, dass diese durch die COPD-Erkrankung nicht beeinflusst wird und umgekehrt [2]. Die Therapie sollte sich daher an den entsprechenden Leitlinien orientieren.

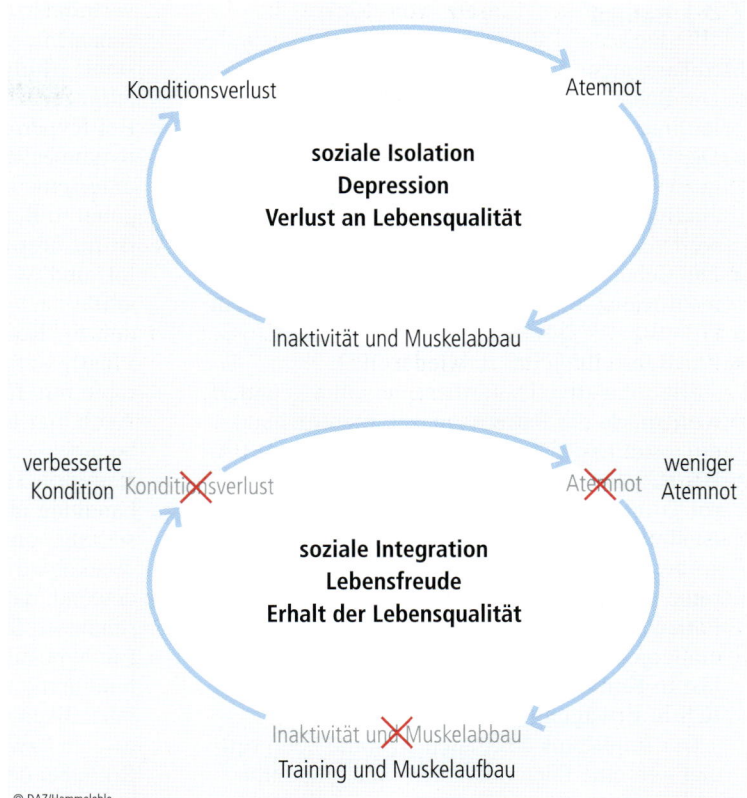

Abb. 3: Körperliche Aktivität bei COPD. Die Kreisläufe zeigen die zentrale Problematik bei COPD-Patienten und machen gleichzeitig deutlich, wie wichtig die Eigeninitiative des Erkrankten und ein frühes Durchbrechen dieses Kreislaufes ist. Unverzichtbar ist eine intensive Schulung, denn nur wenn der Patient die Zusammenhänge der Erkrankung versteht und diesen aktiv entgegensteuert, kann eine echte Verbesserung erreicht werden.

 Die nicht-medikamentöse Therapie hat in der COPD-Behandlung einen hohen Stellenwert.

 Damit die Behandlung frühzeitig eingeleitet werden kann, ist die frühe Diagnose der COPD bedeutend. Patienten, die unter chronischer Atemnot, Husten oder vermehrtem Auswurf leiden und/oder Risikofaktoren in der Vorgeschichte ausgesetzt waren, sollten zwecks Abklärung zum Arzt gehen [2].

MTM – das Medikationsmanagement

① Kurzbeschreibung des Patienten

61-jähriger Patient in reduziertem Allgemeinzustand mit COPD (nach Gold Gruppe D), Linksherzinsuffizienz und Hypertonie leidet aktuell unter einer Exazerbation der COPD mit Dyspnoe und nicht-purulentem Sputum. Es handelt sich hierbei um die 3. Exazerbation innerhalb eines Jahres. Der Patient ist Raucher (aktuell 10 Zigaretten/Tag).

② Objektive Parameter und relevante Ziele

Die Blutgaswerte sind leicht abnormal, die Entzündungswerte erhöht. Der FEV1 liegt bei 45%, der FEV1/FVC bei 55%. Der Patient ist untergewichtig (BMI: 18). Die COPD wird zusätzlich zur regelmäßigen Medikation mit den folgenden Arzneistoffen behandelt:

- Prednisolon: 40 mg morgens für 10 Tage
- Ipratropium DA: 2 Hübe mind. 8x täglich
- Salbutamol DA: 2 Hübe mind. 8x täglich

Regelmäßige Medikation:
- Bisoprolol: 5 mg morgens
- Ramipril: 5 mg morgens
- Torasemid: 5 mg morgens
- Salbutamol DA: bei Bedarf
- Tiotropium Inhalator: 18 µg 1x täglich (abends) ▷

Befund

Medikamentenprüfung/Leitlinienkonformität
- Die Behandlung der akuten Exazerbation ist leitliniengerecht.
- Der Patient leidet laut Dokumentation des Arztes unter einer KHK. In diesem Fall wäre ASS und ein Statin unabhängig vom Cholesterinausgangswert zur Primärprävention indiziert [10–11]
- Die Behandlung der Grunderkrankungen Herzinsuffizienz und Hypertonie ist leitliniengerecht [12–14]
- Zur Behandlung der stabilen COPD:
  – Die inhalative Dauertherapie sollte geändert werden, da der Patient zurzeit unzureichend eingestellt ist. Die zusätzliche Gabe eines LABA/ICS-Inhalators (z. B. Budesonid/Formoterol Turbohaler 160/4,5 µg 1 Hub 2 x täglich) ist sinnvoll. Der Effekt dieser neuen Therapie sollte nach einem ausreichend langen Zeitraum überprüft werden. Falls die COPD des Patienten mit einer chronischen Bronchitis einhergeht, kann die Behandlung von Roflumilast in Kombination mit LAMA oder LABA/ICS in Erwägung gezogen werden.
  – Der Impfstatus des Patienten sollte überprüft und ggf. eine Pneumokokken- und eine Influenzaimpfung empfohlen werden.
- Bei vielen COPD-Patienten stellt die Lungenkrankheit nicht die einzige Erkrankung dar. Eine coexistierende Depression würde die Symptomatik der COPD verschlimmern und den Teufelskreis (Abb. 4) der Erkrankung weiter verstärken. Herr Lebemann sollte daher nach seinem Befinden befragt werden und bei anhaltender niedergeschlagener Stimmung und Motivationslosigkeit dazu ermutigt werden, diese Problematik mit seinem Arzt zu besprechen.
- Bei unzureichendem Therapieerfolg sollte eine Überweisung an den jeweiligen Facharzt erfolgen [1].

Interaktionscheck mithilfe von ABDA- und Lexicomp-Interaktionsdatenbank:
- Bei der Kombination von Beta-Blockern und Beta-Sympathomimetika besteht die Gefahr, dass die Wirkung der Beta-Sympathomimetika vermindert ist. Warum trotz dieser theoretischen Interaktion kein Handlungsbedarf besteht, ist im Kasten „COPD und Beta-Blocker" aufgezeigt.
- Bei Hypertoniepatienten wird die verstärkte hypotensive Wirkung bei der Kombination von unterschiedlichen Blutdrucksenkern bewusst genutzt. Bei der Therapie der Herzinsuffizienz ist für bestimmte Beta-Blocker (u. a. Bisoprolol) und ACE-Hemmer eine Senkung der Mortalität nachgewiesen. Schleifendiuretika werden zur Reduktion der Symptomatik durch Flüssigkeitsretention eingesetzt, wenn die Therapie mit Thiaziden nicht ausreichend ist [12]. Auch hier besteht momentan kein Handlungsbedarf.
- Ramipril, Torasemid: Bei einer längeren Vorbehandlung mit Diuretika ist bei der initialen Dosierung von ACE-Hemmern ein starker Blutdruckabfall möglich. Dies ist hier jedoch unbedeutend, da Herr Lebemann die Kombination schon seit längerer Zeit einnimmt.
- Ein hypokalämischer Effekt kann durch Schleifendiuretika, inhalative Beta-2-Agonisten und inhalativen und oralen Glucocorticoiden mitverursacht bzw. ausgelöst werden. Dies spielt eine Rolle bei der Langzeittherapie mit Glucocorticoiden und dem intensivierten Einsatz von Beta-2-Agonisten, insbesondere wenn diese vernebelt eingesetzt werden. Der Kaliumspiegel sollte deshalb überprüft werden.

Gegenanzeigencheck
- Beta-Blocker bei COPD-Patienten. Zur Relevanz siehe oben und Kasten „COPD und Beta-Blocker".

 Plan

- Ansetzen eines ICS/LABA-Inhalators, z. B. Budesonid/Formoterol Turbohaler 160/4,5 µg 1 Hub 2 x täglich.
- Verifizieren der KHK-Diagnose und ggf. Ansetzen von ASS 100 mg/Tag und Simvastatin 40 mg abends.
- Überprüfung des Impfstatus und entsprechende Empfehlungen.
- Weitere Abklärung einer möglichen Depression. ▷

COPD und Beta-Blocker

Beta-Blocker spielen eine wichtige Rolle bei der Behandlung von verschiedenen kardiovaskulären Erkrankungen. Sie reduzieren u. a. die Mortalität nach einem Herzinfarkt oder bei Herzinsuffizienz-Patienten [16]. Aus Sorge vor Bronchospasmen und einem verminderten Effekt der Betamimetika wurden Beta-Blocker bisher ungern bei COPD-Patienten eingesetzt. Studienergebnisse aus den letzten Jahren zeigen jedoch, dass der Einsatz von Beta-Blockern bei Patienten mit COPD keine negativen respiratorischen Effekte aufweist. Einige Studien deuten sogar auf eine geringere Gesamtmortalität (kardiovaskuläre und respiratorische Ereignisse) hin. Beta-Blocker sollten deshalb auch bei Patienten mit COPD eingesetzt werden, wenn dies durch die kardiovaskuläre Erkrankung indiziert ist. Folgendes sollte in der Praxis berücksichtigt werden [17, 18]:
- Kardioselektive Beta-Blocker (z. B. Bisoprolol, Metoprolol) sollten bevorzugt eingesetzt werden.
- Es sollte mit einer niedrigen Dosierung begonnen und langsam und mit Vorsicht auf die Zieldosierung erhöht werden.

Monitoring/Therapieüberwachung

Tab. 2: Therapieüberwachung Budesonid

Parameter	Zeitpunkt	Zielwerte	Durch wen	Maßnahmen
Überwachung der Wirksamkeit				
Abnahme der Exazerbationen	quartalsweise	entfällt	Arzt	Therapieumstellung
Unerwünschte Wirkungen				
Heiserkeit	fortlaufend	nicht vorhanden	Patient	Anwendungsschulung in der Apotheke
Candida-Befall der lokalen Schleimhäute	fortlaufend	nicht vorhanden	Patient	Arztbesuch und Anwendungsschulung in der Apotheke
Osteoporose			Arzt	Knochendichtemessung
Nebennierensuppression	längere Einnahme, hohe Dosierung		Arzt	

Tab. 3: Therapieüberwachung Formoterol

Parameter	Zeitpunkt	Zielwerte	Durch wen	Maßnahmen
Überwachung der Wirksamkeit				
FEV_1	fortlaufend	Verbesserung	Arzt	Therapieumstellung
Abnahme der COPD-Symptomatik, inkl. Exazerbationen	fortlaufend	Abnahme	Arzt	Therapieumstellung
Überwachung auf Toxizität				
Tachykardie/Arrhythmien	nach der Inhalation	nicht vorhanden	Patient/Arzt	Therapieumstellung
Hypokaliämie	nach 2 Wochen, dann quartalsweise	3,8 – 5,2 mmol/l	Arzt	Kalium-Supplementierung nach diagnostischer Abklärung
Tremor	fortlaufend	nicht vorhanden	Patient	ggf. Therapieumstellung

Tab. 4: Therapieüberwachung Simvastatin

Parameter	Zeitpunkt	Zielwerte	Durch wen	Maßnahmen
Überwachung der Wirksamkeit				
nicht vorhanden, da Cholesterinwert nicht auffällig und Indikation unabhängig vom Cholesterin-Ausgangswert				
Überwachung auf Toxizität				
Leberenzyme	initial, nach 3 Monaten, dann jährlich	AST, ALT < 35U/l Frauen, < 50U/l Männer	Arzt	Absetzen bei > Dreifacherhöhung der Transaminasen
Übelkeit, Diarrhö, Obstipation	fortlaufend	ja/nein	Patient	evtl. Comedikation
Myalgie	fortlaufend	ja/nein	Patient	ggf. Therapieumstellung

Tab. 5: Therapieüberwachung ASS

Parameter	Zeitpunkt	Zielwerte	Durch wen	Maßnahmen
Überwachung der Wirksamkeit				
Nicht vorhanden				
Überwachung auf Toxizität				
Magenulzera/ Magenblutungen	fortlaufend	nicht vorhanden	Patient	Therapieumstellung oder PPI
Sodbrennen, Übelkeit, Erbrechen	fortlaufend	nicht vorhanden	Patient	ggf. Therapieumstellung

Wichtige Aspekte bei der Beratung und Schulung des Patienten

Die wichtigste Intervention für Herrn Lebemann ist das Aufgeben des Rauchens. Hier ist der Apotheker in einer idealen Position, um die Wichtigkeit dieser Veränderung immer wieder zu verdeutlichen und gleichzeitig praktische Hilfestellungen zu geben. So können dem Patienten verschiedene Wege für die Raucherentwöhnung aufgezeigt und die Motivation gestärkt werden (siehe auch aktuellen AMTS-Beitrag). Weiterhin ist die richtige Anwendung der Inhalatoren für dessen Wirksamkeit grundlegend [3,7]. Dies sollte durch regelmäßige Überprüfung der Inhalationstechnik des Patienten sichergestellt werden. Gleichzeitig wird so die Adhärenz des Patienten verbessert Werden bei der Überprüfung Defizite festgestellt, so sollte eine Empfehlung an den Arzt für eine Umstellung erfolgen. Gegenüber dem Patienten sollte der Apotheker Offenheit für Fragen signalisieren. Aktiv sollte Herr Lebemann auf mögliche Sorgen oder Ängste angesprochen werden, da die meisten Patienten nicht von sich aus Fragen dieser Art stellen würden. So kann z. B. über Corticoide wichtige Aufklärungsarbeit geleistet (siehe DAZ 44, 2012) oder der Stellenwert der Antibiotika-Therapie deutlich gemacht werden. Gleichzeitig kann der Apotheker hierdurch das Arzt-Patienten-Verhältnis stärken. Im nicht-medikamentösen Bereich ist der Apotheker ebenfalls in einer idealen Lage, um dem Patienten Hilfestellungen anzubieten. Hierzu gehören z. B. eine Ernährungsberatung, die Aufklärung über die Bedeutung von Sport oder die Vermittlung von Selbsthilfegruppen.

 Mit folgenden Maßnahmen kann der Patient selber die Behandlung unterstützen:

- Raucherentwöhnung,
- ausreichende Bewegung,
- richtige und regelmäßige Anwendung der medikamentösen Therapie,
- Beherrschung atemerleichternder Übungen und aktiver Hustentechniken.
- Gesunde Ernährung zur Gewichtsreduzierung oder zur Gewichtserhaltung,
- frühes Erkennen von Exazerbationen.

Zusammenfassung

Mit Herrn Lebemann haben wir einen typischen COPD-Patienten kennengelernt, der neben seiner Lungenkrankheit unter weiteren Comorbiditäten leidet. Deutlich geworden ist das Zusammenspiel von medikamentöser und nichtmedikamentöser Therapie und durch welche Maßnahmen der Apotheker den Patienten unterstützen kann. ◄

Was wäre wenn…

? … sich der Krankheitszustand in den folgenden Tagen verschlechtert?

Kann die Exazerbation durch die Medikation nicht behandelt werden oder verschlechtert sich die Symptomatik, muss Herr Lebemann stationär behandelt werden. Neben einer weiteren abklärenden Diagnostik können hier mittels Blutgasanalyse die Sauerstoff- und Kohlendioxidpartialdrücke überwacht werden. Ggf. kann Sauerstoff verabreicht und die Beatmung mechanisch unterstützt werden. Die medikamentöse Therapie wird intensiviert durch die intravenöse Gabe von Glucocorticoiden. Antibiotika sind bei einer schweren Exazerbation indiziert [19]. Dieses wird zunächst intravenös verabreicht. Bei einer Verbesserung der Symptomatik kann die Umstellung auf ein orales Präparat erfolgen. Wenn der Effekt des vernebelten Betamimetikums und Anticholinergikums nicht ausreicht, kann Theophyllin zur Bronchodilatation eingesetzt werden. Zu beachten sind hier die enge therapeutische Breite und das hohe Interaktionspotenzial durch die Metabolisierung über das hepatische Enzym CYP 1A2.

? … sich die Lungenfunktion in den folgenden Jahren weiter verschlechtert und eine Therapie mit Sauerstoff notwendig wird?

Sinkt der Sauerstoffgehalt des Blutes in Ruhe unter ≤ 55 mmHg, spricht man von einer chronischen Hypoxämie (auch chronische respiratorische Partialinsuffizienz). Damit ist die Indikation für eine Langzeitsauerstofftherapie (LOT) gegeben. Die Sauerstoffgabe muss dabei mind. 16 Stunden pro Tag betragen, damit eine verbesserte Prognose, verringerte Progression der pulmonalen Hypertonie und eine erhöhte Belastbarkeit erreicht werden. Je länger der Sauerstoff täglich angewendet wird, desto ausgeprägter sind die positiven Effekte [1]. Trotzdem stehen viele Patienten der LOT negativ gegenüber. Die Gründe sind u. a. Angst vor Einschränkungen und Schamgefühl in der Öffentlichkeit. Kleine mobile Geräte ermöglichen inzwischen jedoch hohe Mobilität im Alltag. Auch hier können Apotheker wichtige Aufklärungsarbeit leisten.

? … die nichtinvasive Beatmungstherapie notwendig wird?

Aufgrund des erhöhten Atemwiderstandes durch obstruktive Veränderungen leistet die Atemmuskulatur permanente Schwerstarbeit. Die resultierenden Ventilationsstörungen führen in weit fortgeschrittenen Erkrankungsstadien zu einer respiratorischen Globalinsuffizienz. Das heißt neben einer Abnahme der Sauerstoffkommt es nun auch zu einer Zunahme der Kohlenstoffdioxidkonzentration im Blut (Hyperkapnie). Für die betroffenen Patienten kann eine nichtinvasive Beatmungstherapie (NIV) sinnvoll sein. Mittels einer druckdichten Atemmaske wird die Atmung mechanisch über 8-14 Stunden (meist über Nacht) unterstützt und die Muskulatur entlastet. Angestrebt wird die Normalisierung der Blutgaswerte. Während ein Benefit für physiologische Parameter vorhanden ist, konnte eine verbesserte Mortalität noch nicht eindeutig gezeigt werden [20]. Zudem wird die nichtinvasive Beatmungstherapie von vielen Patienten nicht toleriert. Indiziert ist die NIV als Heimbeatmung, wenn alle konservativen Behandlungsmöglichkeiten ausgeschöpft sind und der Patient weiterhin hyperkapnisch ist [1].

Autoren

Monika Dircks, Apothekerin, Diploma of Clinical Pharmacy, ist seit Januar 2012 als Teacher Practitioner/Lehrbeauftragte für die klinisch-pharmazeutische Praxis im Universitätsklinikum Erlangen und der Friedrich-Alexander-Universität Erlangen/Nürnberg tätig.

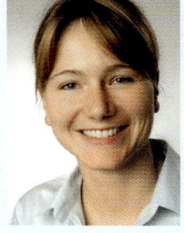

Monika Dircks, Apothekerin/Teacher Practitioner, Universitätsklinikum Erlangen

Florian Fuchs ist Facharzt für Innere Medizin, Pneumologie und Schlafmedizin. Er ist seit 2007 Oberarzt und Leiter des Schwerpunktes Pneumologie im Universitätsklinikum Erlangen. Weiterhin vertritt Herr Dr. Fuchs das Fach Pneumologie in Forschung, Lehre und Patientenversorgung.

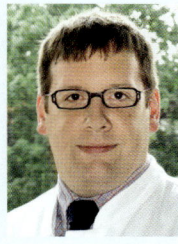

Dr. Florian Fuchs, Oberarzt Pneumologie, Universitätsklinikum Erlangen

Kristina Leuner, Apothekerin, hat seit 2011 die Professur für Molekulare und Klinische Pharmazie an der Friedrich-Alexander-Universität in Erlangen/Nürnberg inne. Ihre Forschungsschwerpunkte liegen bei der Erforschung von Erkrankungen des ZNS, der Aufklärung

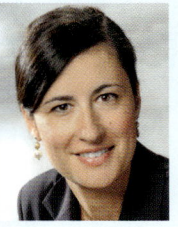

von Signaltransduktionskaskaden, Screening-Modellen für Arzneistoffentwicklung und der Compliance-Forschung.

Prof. Dr. Kristina Leuner, Professorin für Molekulare und Klinische Pharmazie, Friedrich-Alexander-Universität, Erlangen-Nürnberg

Frank Dörje, Apotheker, leitet seit 2001 die Apotheke des Universitätsklinikums Erlangen. Er ist unter anderem Lehrbeauftragter für das Fach Klinische Pharmazie und im Masterstudiengang „Medical Process Management" an der Friedrich-Alexander-Universität Erlangen/Nürnberg und Vorstandsmitglied der Bayerischen Landesapothekerkammer und der Bayerischen Akademie für Klinische Pharmazie.

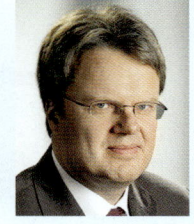

Dr. Frank Dörje, MBA, Chefapotheker, Universitätsklinikum Erlangen

Hartmut Derendorf, Apotheker, ist Distinguished Professor und Chairman des Departments of Pharmaceutics an der University of Florida in Gainesville, wo er seit 1983 Pharmakokinetik, Pharmakodynamik und Klinische Pharmakokinetik lehrt.

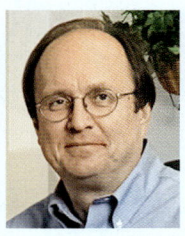

Prof. Dr. Hartmut Derendorf, Distinguished Professor and Chairman, Department of Pharmaceutics, University of Florida

Literatur

[1] Nationale VersorgungsLeitlinie COPD, Version 1.9, 01/2012.

[2] Global Initiative for Chronic Obstructive Lung Disease: Global strategy for the diagnosis, management, and prevention of chronic obstructive pulmonary disease, Revised 2011.

[3] NICE clinical guideline 101: Chronic obstructive pulmonary disease, Issue date: 06/2010.

[4] Chon J, et al. Tiotropium versus long-acting beta-agonists for stable chronic obstructive pulmonary disease (Review). The Cochrane Collaboration 2012.

[5] Dong YH, et al. Comparative safety of inhaled medications in patients with chronic obstructive pulmonary disease: systematic review and mixed treatment comparison meta-analysis of randomised controlled trials. Thorax 2012 doi:10.1136/thoraxjnl-2012-201926.

[6] Singh S, et al. Mortality associated with tiotropium mist inhaler in patients with chronic obstructive pulmonary disease: systematic review and meta-analysis of randomised controlled trials. BMJ 2011; 342:d3215.

[7] Park HY, et al. Inhaled corticosteroids for chronic obstructive pulmonary disease. BMJ 2012; 345:e6843.

[8] Fachinformation Daxas® 500 Microgramm Filmtabletten. Stand 10/2012.

[9] Poole P, et al. Mucolytic agents for chronic bronchitis or chronic obstructive pulmonary disease (Review). The Cochrane Collaboration 2012.

[10] Nationale VersorgungsLeitlinie: KHK, Version 1.13; 07/2012.

[11] (Nationale VersorgungsLeitlinie: KHK – Modul Medikamentöse Therapie, 2. Auflage, Version 1.1; 07/2012.

[12] Nationale VersorgungsLeitlinie: Chronische Herzinsuffizienz, Version 1.5, 03/2012.

[13] ESC Guidelines for the diagnosis and treatment of acute and chronic heart failure 2012. Eur Heart J 2012; 33:1787–1847.

[14] Deutsche Hochdruckliga e.V. DHL – Deutsche Hypertonie Gesellschaft: Leitlinie zur Behandlung der arteriellen Hypertonie. 06/08 und Addendum „Bewertung der neuen Entwicklungen in der Hochdrucktherapie".

[15] Nationale VersorgungsLeitlinie: Patientenleitlinie Chronisch obstruktive Lungenerkrankung, Version 1.3, 09/2008.

[16] Expert consensus document on β-adrenergic receptor blockers. Eur. Heart J 2004; 25: 1341–1362.

[17] Bryant L. β-blockers in COPD – yes, it's OK (with care); J Prim Health Care 2012; 4(2): 165.

[18] Stefan MS, et al. Association between β-Blocker and outcomes in patients hospitalized with acute exacerbations of chronic obstructive lung disease with underlying ischaemic heart disease, heart failure or hypertension. Thorax 2012 Nov; 67(11): 977–84.

[19] Richling I. Update Asthma und COPD. DAZ 2012; 42:107.

[20] Khilnani GP, et al. Noninvasive ventilation in patients with chronic obstructive airway disease. International Journal of COPD 2008; 3(3): 351–357.

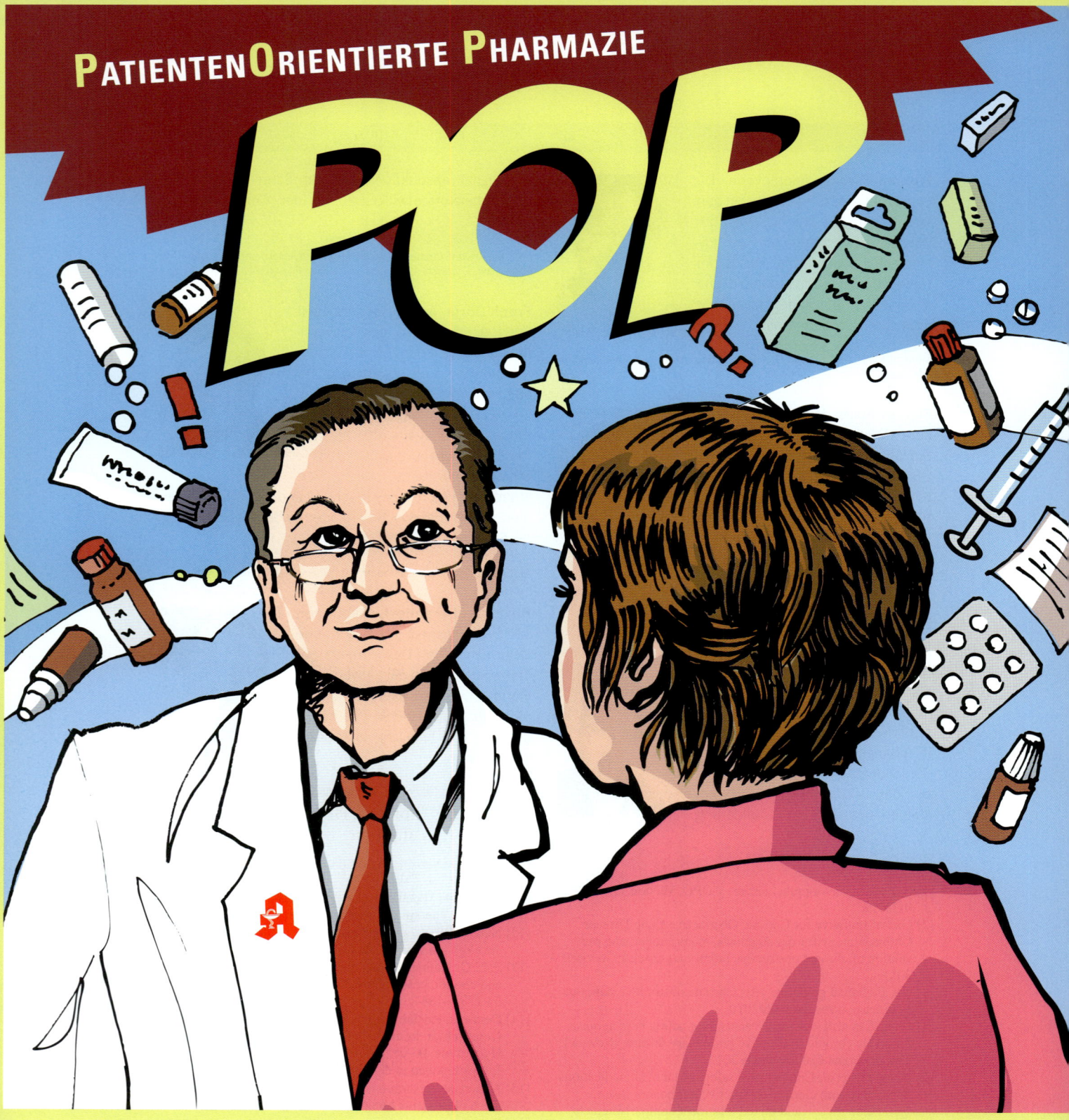

PATIENTENORIENTIERTE PHARMAZIE

POP

Alle Illustrationen: DAZ/go-grafik.de

Eine depressive Patientin

Wenn Schlafstörungen und Gewichtsverlust Probleme bereiten

Von Olaf Rose, Dolf Hage und Hartmut Derendorf | **In der Klinischen Pharmazie dreht sich alles um den Patienten, um Leitlinien und um das klinische Ergebnis. Bearbeiten Sie mit uns diesen Patientenfall und erlernen Sie so zusätzliches Wissen in Klinischer Pharmazie.**

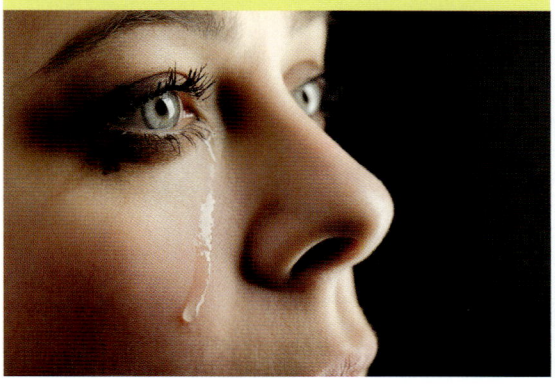

Patientin Michaela Mein ist 35 Jahre alt und erscheint in ihrer Stamm-Apotheke. Sie fragt nach einem Vitaminpräparat. Als sich der Apotheker nach den Hintergründen erkundigt, erklärt sie, dass sie unter Appetitlosigkeit leide. Die Patientin wirkt traurig.

Foto: Chepko Danil – Fotolia.com

Paroxetin, dann Amitriptylin eingenommen, aber wegen Erfolglosigkeit beide Medikamente wieder abgesetzt. Nun nimmt sie Paroxetin bereits seit sechs Wochen wieder ein, verspürt aber erneut keine Besserung. Sie berichtet, dass bei ihr eine starke Skoliose diagnostiziert wurde, deren Schmerzen sie durch Einnahme von Ibuprofen-Tabletten seit Jahren erfolgreich lindert.

Sie fragt, ob es neben Vitaminpräparaten noch andere Möglichkeiten für sie gibt. Sie sei sehr abgeschlagen und schlafe trotz der Alprazolam-Tabletten schlecht.

Auf weitere Nachfrage legt die Patientin ihren Medikationsplan vor:

- Paroxetin-HCl 20 mg 1 x täglich p.o.
- Johanniskraut 900 mg 1 x täglich p.o.
- Alprazolam 1 mg 2 x täglich p.o.
- Ibuprofen 400 mg 2 bis 3 x täglich p. o.

Der Apotheker versucht, sich mit offenen Fragen zunächst einen ersten Eindruck über die Anamnese zu verschaffen und erkundigt sich nach möglichen Gründen für die Appetitlosigkeit. Die Patientin berichtet über Antriebslosigkeit und Traurigkeit ohne ersichtlichen Grund. Sie nimmt aktuell Paroxetin (20 mg, Tabletten), Johanniskraut (900 mg, Kapseln), Alprazolam (1 mg), dazu nach Bedarf Ibuprofen. Vor einem Jahr hatte sie schon einmal zunächst

Der Apotheker bietet der Patientin eine Überprüfung ihrer Therapie an, muss hierzu aber Kontakt zum behandelnden Facharzt aufnehmen. Aus Datenschutzgründen muss die Patientin den Arzt allerdings zuvor von seiner Schweigepflicht entbinden, dazu verbindet der Apotheker die Patientin mit dem Arzt. Der Arzt für Psychiatrie teilt dem Apotheker die Diagnose „rezidivierende depressive Störung, derzeitig mittelgradige depressive Episode" mit.

Die Diagnose

Der Facharzt nimmt die Diagnose anhand der ICD-10-WHO-Klassifizierung vor:

Typische Symptome sind:

- gedrückte Stimmung,
- Verminderung von Antrieb und Aktivität,
- Freudlosigkeit,
- mangelnde Konzentration,
- starke Müdigkeit, gestörter Schlaf, Früherwachen, Morgentief,
- Schuldgefühle, eigene Wertlosigkeit,
- Interessenverlust oder Verlust der Freude,
- deutliche psychomotorische Hemmung,
- Agitiertheit,
- Appetit- und Gewichtsverlust,
- Libidoverlust.

Die Symptome ändern sich über längere Zeit wenig und werden kaum von wechselnden Lebensumständen beeinflusst.

Abhängig von Anzahl und Schwere der Symptome ist eine depressive Episode als leicht, mittelgradig oder schwer zu bezeichnen. Die Schweregrade sind für die Medikation entscheidend und daher auch für den Apotheker relevant.

Leichte depressive Episode: mindestens zwei oder drei der oben angegebenen Symptome. Der betroffene Patient ist im Allgemeinen davon beeinträchtigt, aber oft in der Lage, die meisten Aktivitäten fortzusetzen.

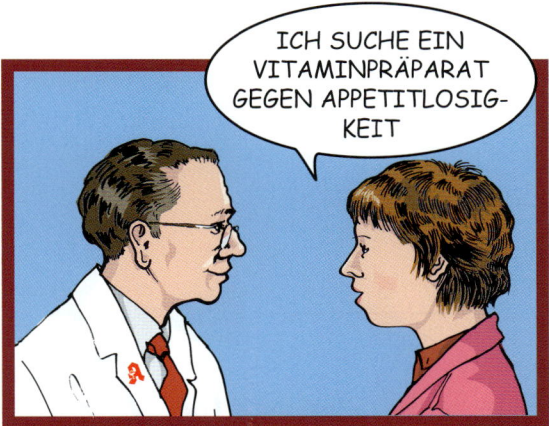

ICH SUCHE EIN VITAMINPRÄPARAT GEGEN APPETITLOSIGKEIT

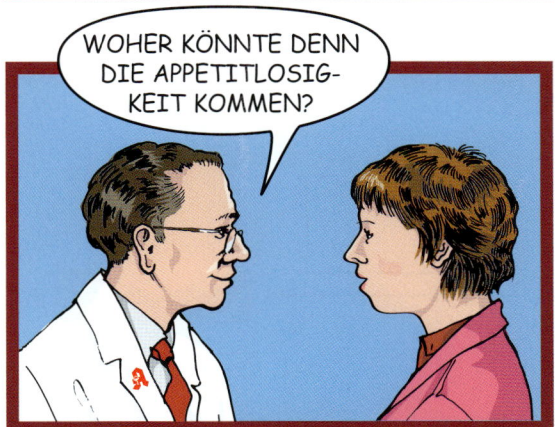

WOHER KÖNNTE DENN DIE APPETITLOSIGKEIT KOMMEN?

Offene Fragen erleichtern es dem Apotheker, mit dem Patienten ins Gespräch zu kommen. Ziel der Gesprächsführung muss sein, die Bedürfnisse des Patienten zu ermitteln, Probleme zu erkennen und kompetente Lösungen anzubieten.

▷

Mittelgradige depressive Episode: Gewöhnlich sind vier oder mehr der oben angegebenen Symptome vorhanden, und der betroffene Patient hat meist große Schwierigkeiten, alltägliche Aktivitäten fortzusetzen.

Schwere depressive Episode ohne psychotische Symptome: Eine depressive Episode mit mehreren oben angegebenen, quälenden Symptomen. Zusätzlich bestehen ein Verlust des Selbstwertgefühls und Gefühle von Wertlosigkeit und Schuld. Suizidge-

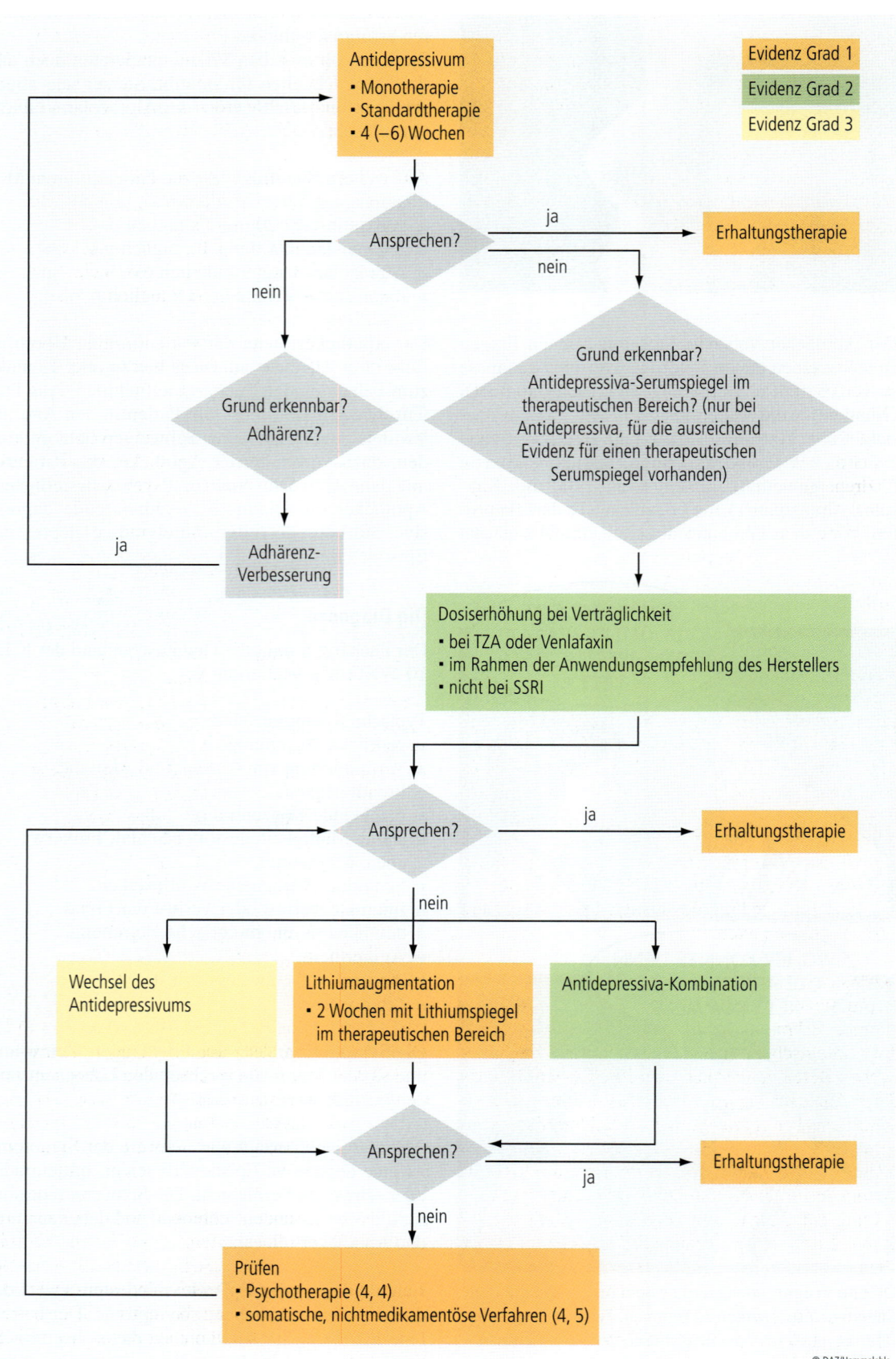

© DAZ/Hammelehle

Abb. 1: Therapiealgorithmus Nationale Versorgungsleitlinie (NVL)

danken und -handlungen sind häufig, und meist liegen einige somatische Symptome vor.

 Welchen Schweregrad hat die Patientin?

Bei der Patientin werden erkannt: Antriebslosigkeit, Traurigkeit, Schlafstörungen und verminderter Appetit bei einer langanhaltenden Krankheitsdauer. Somit bestätigt sich die Diagnose mittelgradige Depression und der Apotheker erhält die für ihn wichtigen Anhaltspunkte für die Therapie.

Der Apotheker erkundigt sich auch, ob er eine Therapieoptimierung vorschlagen darf. Der Psychiater stimmt zu. Der Apotheker greift auf sein Wissen in Klinischer Pharmazie zurück.

Klinische Pharmazie

Klinische Pharmakologie
Die Ansatzpunkte zur Behandlung können nicht eindeutig einem einzigen Neurotransmittersystem zugeordnet werden. Serotonin (5-HT) und Noradrenalin (Norepinephrin, NE) sind die Zielsysteme der meisten Wirkstoffe, eine Runterregulierung β-adrenerger Rezeptoren und eine dopaminerge Beteiligung spielen eine weitere Rolle im Zusammenspiel. Die biochemisch messbaren Effekte korrelieren zeitlich jedoch nicht mit dem Wirkeinsatz. Eine erhöhte Cortisol-Sekretion findet sich bei ca. 50% aller untersuchten Patienten. Was die klinische Wirksamkeit der Antidepressiva betrifft, so unterscheiden sich die verschiedenen Substanzen in der Effektivität kaum, wohl aber im Nebenwirkungs- und Interaktionsprofil. Während die Nebenwirkungen sofort einsetzen können, beträgt die Wirklatenz zwei bis vier Wochen. Bei bis zu 70% der Patienten tritt unter Pharmakotherapie dann aber eine deutliche Besserung ein.

Klinische Präsentation
Die klinische Präsentation entspricht den oben angeführten Diagnosekriterien, im Vordergrund stehen jedoch meist Freudlosigkeit, Abgeschlagenheit und Antriebslosigkeit.

Auslöser
Depressionen werden häufig als Komorbidität bei anderen Erkrankungen gesehen, besonders im endokrinologischen, neurologischen und metabolischen Bereich, aber auch bei Infektionen. Ein anderer Auslöser kann Rauschgiftkonsum sein, auch zahlreiche Medikamente wie viele Diuretika, Kontrazeptiva, Isotretinoin und Interferone kommen infrage. In solchen Fällen würde sich durch Medikationsumstellung möglicherweise eine „kausale" Lösung zur Beseitigung der Depression bieten, an deren Lösung der Apotheker direkt mitwirken kann.

Suizidgefährdung
Bei fast jeder depressiven Störung treten Todeswünsche auf, in extremen Formen als Suizidgedanken. Eine akute Gefährdung liegt am ehesten vor, wenn der Betroffene konkrete Vorstellungen der Suizidhandlung hat. Der Psychiater muss hier eine Differenzierung unbedingt vornehmen. Dies hat auch direkte Konsequenzen für die Medikation.

Ziele der Therapie
Therapieziele sind die Beseitigung oder Linderung der Symptome und die Prophylaxe weiterer Episoden. Eine Gefährdung soll verhindert werden. Ob der Patient hierzu stationär aufgenommen oder ambulant behandelt werden kann, ist die erste Entscheidung, die der Psychiater treffen muss.

- In der akuten Phase steht zunächst die Linderung der Symptome im Vordergrund, im weiteren Verlauf ihre Beseitigung.
- Nach Therapieerfolg sollte weitere vier bis neun Monate zur Bekämpfung noch verbleibender Restsymptome und zur Verhinderung eines Rückfalls behandelt werden.
- Nach zwei oder mehr Episoden sollte weitere 24 bis 36 Monate behandelt werden [1].

Therapieansatz
Die Behandlung von Depressionen erfordert primär eine Pharmakotherapie, nach Linderung oder Besserung der Beschwerden ist die Notwendigkeit

Tab. 1: Antidepressiva – Einteilung

nicht sedierend	sedierend
Tranylcypromin (MAOI)	Doxepin (TZA)
Moclobemid (RIMA)	Amitriptylin (TZA)
Citalopram (SSRI)	Amitriptylinoxid (TZA)
Escitalopram (SSRI)	Trimipramin (TZA)
Fluoxetin (SSRI)	Mianserin (TEZA)
Fluvoxamin (SSRI)	Trazodon (dual-serotonerg)
Paroxetin (SSRI)	Maprotilin (TEZA)
Venlafaxin (SSNRI)	Mirtazapin (SSNRI)
Duloxetin (SSNRI)	
Desipramin (TZA)	
Nortriptylin (TZA)	
Imipramin (TZA)	
Bupropion (SNDRI)	
Clomipramin (TZA)	
Reboxetin (SNRI)	

MAOI = Monoaminooxidase-Inhibitor; RIMA = Reverser Inhibitor Monoaminooxidase A; SSRI = Selektiver Serotonin-Reuptake-Inhibitor; SSNRI = Selektiver Serotonin-Noradrenalin-Reuptake-Inhibitor; SNDRI = Serotonin-Noradrenalin-Dopamin-Reuptake-Inhibitor; SNRI = Selektiver Noradrenalin-Reuptake-Inhibitor; TCA = trizyklisches Antidepressivum; TeZA = tetrazyklisches Antidepressivum

einer anschließenden tiefenpsychologischen Psychotherapie zu überprüfen. Eine Psychotherapie ohne Medikamentengabe wird keinesfalls empfohlen. Bei einer leichten Depression kann mit Johanniskraut behandelt werden, bei einer mittleren oder schweren Depression soll ein synthetisches Antidepressivum gegeben werden.

▷

Tipps zur Antidepressiva-Auswahl

Zunächst sollte man sich an den sedierenden oder nicht sedierenden Eigenschaften der Wirkstoffe orientieren. Die meisten Leitlinien bevorzugen SSRI als Mittel der ersten Wahl aufgrund der selteneren Nebenwirkungen und des geringeren Interaktionspotenzials. Auch sind SSRI und SSNRI toxikologisch sicherer, bei Überdosierungen ist kaum mit ernsthaften Gefahren zu rechnen. Die tägliche Einmalgabe spricht zusätzlich für SSRI/SSNRI.

Sofern ein Wirkstoff nicht wirksam ist, kann nicht darauf geschlossen werden, dass auch andere oder verwandte Wirkstoffe nicht anschlagen.

Potenzielle Nebenwirkungen wie Gewichtszunahme, vermehrtes Schwitzen, Störungen der Sexualität und Mundtrockenheit sollten bedacht und besprochen werden.

Bei Suizidgefahr sind antriebssteigernde Wirkstoffe zu vermeiden, eine sedierende Komedikation ist evtl. erforderlich.

Benzodiazepine und andere anxiolytische Medikamente sind als sedierende Komedikation nicht geeignet, da durch die Erniedrigung der Angstschwelle die Suizidgefahr erhöht wird. Besser geeignet sind daher niedrig potente sedierende Antipsychotika (z. B. Pipamperon).

Wirkstoffprofile

Alle Wirkstoffe gegen Depressionen sind ähnlich stark wirksam, unterscheiden sich aber im Nebenwirkungsprofil deutlich.
Die Wirkstoffe werden zunächst klinisch unterteilt nach sedierenden oder nicht sedierenden Eigenschaften (Tab. 1).

Nebenwirkungen

Die trizyklischen Antidepressiva zeichnen sich durch anticholinerge und kardiovaskuläre Nebenwirkungen aus.
Bei SSRI/SSNRI/SNRI stehen Übelkeit, Unruhe und Schlafstörungen im Vordergrund.

Leitliniengerechte Empfehlungen

Nationale und internationale Leitlinien zur Behandlung der Depression mit Medikamenten verfolgen leicht unterschiedliche Strategien zur Behandlung. Die sehr informative deutsche nationale S3 Versorgungsleitlinie Depression [1] beginnt mit einem Wirkstoff nach Wahl des Therapeuten, während andere Leitlinien hier wegen der generell besseren Verträglichkeit SSRI/SNRI als Mittel der ersten Wahl empfehlen. Die Versorgungsleitlinie sieht bei Therapieresistenz oder nicht ausreichender Wirkung dann neben einem Wirkstoffwechsel auch die Kombination eines SSRI plus Mirtazapin/Mianserin oder eine Augmentierung mit Lithium vor (Abb. 1).
Der international recht weit verbreitete und sehr differenzierte Algorithmus des Texas Departement of State Health Service [6] empfiehlt hingegen bei einer unzureichenden Wirkung eine Augmentierung mit SSRI, Buspiron (Anxut® u. a.) oder Bupropion ret. (Elontril®), erst bei völligem Nichtansprechen einen Wechsel der Substanzklasse. MAO-Hemmer werden dann als konkrete weitere Empfehlung genannt (Abb. 2).
Dieser Algorithmus gibt sehr konkrete Hinweise zum Vorgehen und deckt sich nach unserer Einschätzung mit dem typischen Vorgehen besser als die Deutsche Nationale Versorgungsleitlinie, deren Vorschlag zur Augmentierung mit Lithium auch kaum befolgt wird.

AMTS – Arzneimitteltherapiesicherheit

Johanniskrautprodukte sind vorsichtshalber kontraindiziert in der Kombination mit den meisten Anti- ▷

AMTS-Spezial

Im AMTS-Spezial werden ausgesuchte Arzneimitteltherapiesicherheits-Aspekte des jeweiligen Themengebietes vorgestellt. Dies beinhaltet zum Beispiel Informationen über risikobehaftete Wirkstoffe, Empfehlungen zur Vermeidung von gefährlichen Wirkstoff-Kombinationen oder Hinweise zu berücksichtigenden Patientenfaktoren wie Alter, Geschlecht oder eingeschränkten Organfunktionen. In der DAZ.online-Version zu diesem Fall finden Sie ein ausführlicheres AMTS-Spezial zum Thema „Johanniskraut".

- Viele Patienten sind der Meinung, Phytopharmaka inkl. Johanniskraut heilen auf sanfte Weise und sind nebenwirkungsarm bzw. -los.

- Patienten informieren ihren Arzt bewusst oder unbewusst nicht über ihren Phytopharmaka-Gebrauch, Ärzte fragen in Anamnesegesprächen auch nicht gezielt danach.

- Nicht apothekenpflichtige Johanniskrautpräparate zeigen oft erhebliche Qualitätsunterschiede in der Zusammensetzung im Vergleich zu apothekenpflichtigen Präparaten. Zudem sind AMTS-relevante Informationen in der Packungsbeilage uneinheitlich.

- Die Inhaltsstoffe Hypericin, Hyperforin und I3,II8-Biapigenin des Johanniskrauts sind Enzyminduktoren der Cytochrom-P450-Isoenzyme 3A4, 2C9 und 2C19 und des Effluxtransporters P-Glykoprotein. Die Plasmaspiegel interagierender Wirkstoffe sinken.

- Auswirkungen der Interaktion sind 10 bis 14 Tage nach Therapiebeginn mit dem Enzyminduktor maximal ausgeprägt und Effekte können auch 14 bis 28 Tage nach Absetzen von Johanniskraut anhalten.

- Johanniskraut sollte in Verbindung mit interagierenden Wirkstoffen, die nur über einen engen therapeutischen Bereich verfügen, vermieden werden.

- Das Interaktionspotenzial von Johanniskraut mit hormonellen Kontrazeptiva („Pille", Hormonimplantat, transdermales Pflaster, Vaginalring) ist in der Literatur nicht eindeutig belegt. Es gibt nur wenige kleinere Studien und Fallberichte von Schmier- oder Zwischenblutungen und ungeplanten Schwangerschaften.

- Aufgrund der Relevanz einer ungeplanten Schwangerschaft infolge eines möglicherweise herabgesetzten Konzeptionsschutzes muss die Thematik bei Frauen im gebärfähigen Alter angesprochen werden, ggfs. alternative Verhütungsmethoden (z. B. Kondome) empfehlen.

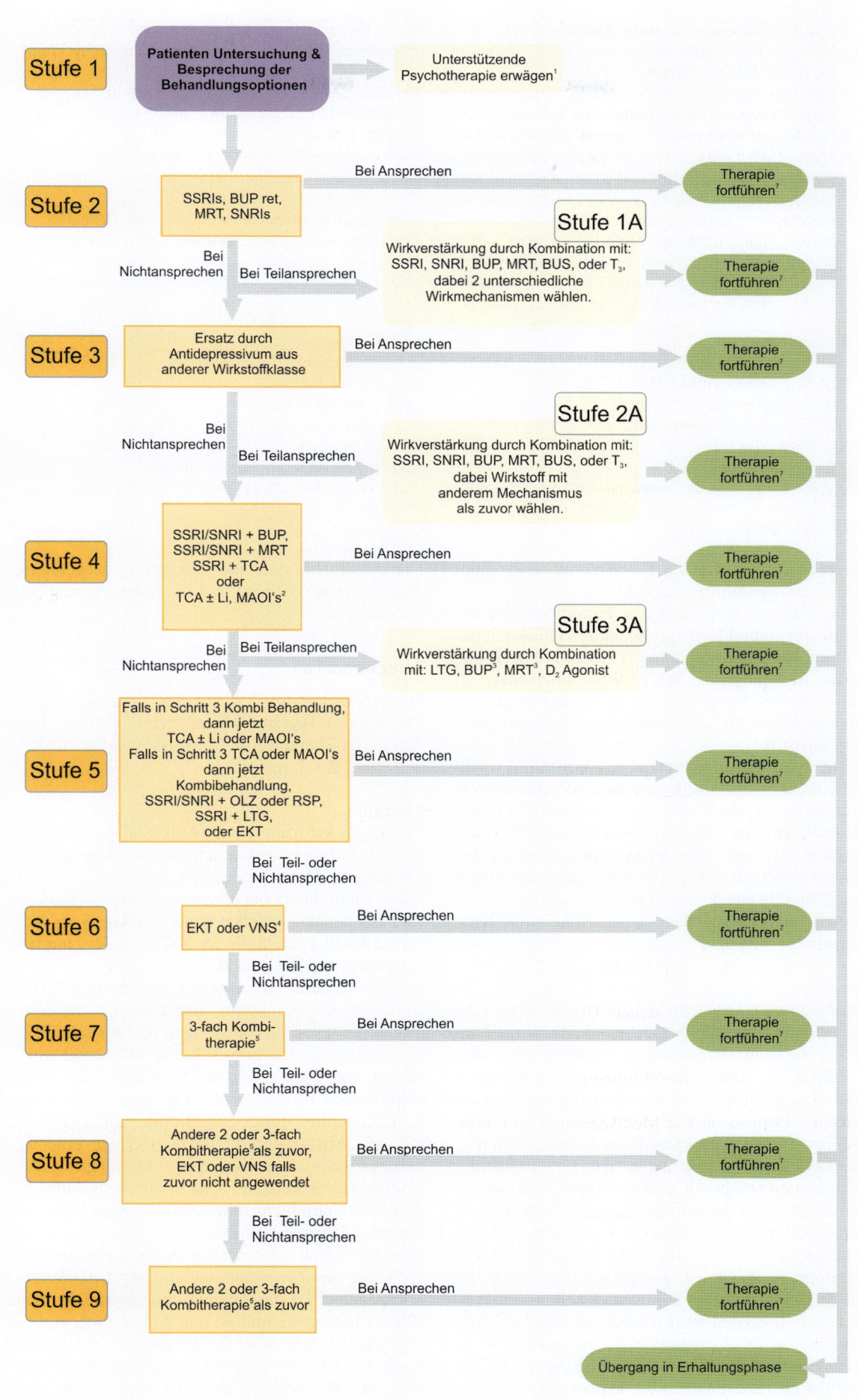

Abb. 2: Algorithmus des Texas Departement of State Health Service, modifiziert nach Rose.

[1] Psychotherapie ohne Pharmakotherapie wird in Deutschland zur Behandlung von Depressionen nicht empfohlen

[2] TCAs (± Lithium) oder MAO-Hemmer sollten gegenüber den vorgenannten Kombinationsbehandlungen bevorzugt werden, sofern verträglich.

[3] Mirtazapin sollte zur Wirkverstärkung verwendet werden, falls SSRI/SNRI + Bupropion retard in Schritt 3 gewählt wurde. Bupropion retard hingegen zur Wirkverstärkung, falls SSRI/SNRS + Mirtazapin in Schritt 3 gewählt wurde.

[4] Falls Vagusnervstimulation angewendet wird, wird die Wirkung der Pharmakotherapie verstärkt.

[5] Wirkstoffe mit unterschiedlichen Wirkmechanismen sollten verwendet werden. Wirkstoffe, die beim Patienten schon einmal anschlugen, sind zu bevorzugen; Kandidaten für die 3-fach Kombinationstherapie sind: SSRIs, SNRIs, BUP, MRT, TCA, MAOI, AAP, Lamotrigin, Lithium

[6] Wirkstoffe mit unterschiedlichen Wirkmechanismen sollten verwendet werden. Wirkstoffe, die beim Patienten schon einmal anschlugen, sind zu bevorzugen; falls zuvor nicht eingesetzt, sollten Elektrokrampftherapie oder Vagusnervstimulation an dieser Stelle erwogen werden.

[7] Die Erhaltungsphase sollte über 6 bis 9 Monate nach Remission der Symptome mit derjenigen Medikation fortgeführt werden, die zuvor erfolgreich war.

Abkürzungen:

AAP:	atypisches Antipsychotikum
BUP:	Bupropion retard (Elontril®, Zyban®)
BUS:	Buspiron (Anxut®, Busp®)
EKT:	Elektrokrampftherapie
Li:	Lithium
LTG:	Lamotrigin
MAOI:	Monoaminooxidase-Inhibitor/Hemmer

MRT:	Mirtazapin
OLZ:	Olanzapin
RIS:	Risperidon
SNRI:	Serotonin-Noradrenalin-Reuptake-Inhibitor/ Hemmer
T3:	L-Thyroxin
TCA:	trizyklisches Antidepressivum
VNS:	Vagus Nerv Stimulation

Abb. 2: Legende

depressiva. Die Gefahr für ein Auftreten eines Serotonin-Syndroms ist erhöht.

Johanniskraut darf nicht kombiniert werden mit Amitriptylin und Nortriptylin, da Johanniskraut das für den Abbau notwendige CYP 3A4 induziert und so die Blutspiegel der beiden Wirkstoffe senkt.

Ein Serotonin-Syndrom kann auch durch zahlreiche andere Wirkstoffe in Kombination mit Antidepressiva ausgelöst werden.

QT-Zeit-Verlängerungen sind eine ernsthafte Wechselwirkung vieler Antidepressiva (SSRI und Trizyklika, nicht bei Mirtazapin und Mianserin). In einem Rote-Hand-Brief von 2011 wurde deshalb darauf hingewiesen, dass die Citalopram-Dosierung bei älteren Patienten 20 mg nicht überschreiten darf (bei Escitalopram entsprechend maximal 10 mg).

Unter langjähriger Gabe eines SSRI kann die Knochendichte sinken.

Geriatrie

Wirkstoffe mit sedierender Komponente können die Sturzneigung verstärken. Delirante Syndrome können verursacht oder verstärkt werden, daher sind Amitriptylin, Doxepin, Imipramin, Clomipramin und Maprotilin in der Priscus-Liste als ungeeignete Medikamente erwähnt. Fluoxetin ist hier angeführt, weil es Hyponatriämien auslösen kann.

MAO-Hemmer dürfen nicht mit tyraminhaltiger Nahrung und nicht mit vielen anderen Medikamenten zusammen eingenommen werden (hypertensive Krise). Sie sollten auch in der Geriatrie vermieden werden.

Citalopram, Escitalopram (unter Beachtung der Höchstdosis) und Sertralin werden seitens der Priscus-Liste hingegen ausdrücklich als geeignet empfohlen.

In der Geriatrie wird sowohl unter Einsatz von Trizyklika als auch unter SSRI deutlich häufiger eine Hyponatriämie beobachtet, die klinisch besonders relevant sein kann.

Nortriptylin hat nur eine sehr gering ausgeprägte anticholinerge Wirkung und ist deshalb geriatrisch gut geeignet.

Zurück zum Fall

Der Apotheker beginnt mit der Erstellung eines Medikations-Therapie-Managements (MTM). Das Ziel in der Therapie von M.M. ist zunächst die Reduzierung der Symptome.

Therapie

Der Apotheker recherchiert. Aufgrund der Anamnese der Patientin ist ersichtlich, dass die Therapie mit Paroxetin nicht ausreichend ist.

Die 1. Empfehlung der Nationalen Versorgungsleitlinie bei Nichtansprechen lautet, die Dosis zu steigern, allerdings nicht die der SSRI, sondern nur bei Trizyklika und Venlafaxin.

Leitliniengerecht gibt es nun z.B. die Möglichkeiten einer Augmentierung mit Lithium, die aber wegen der teilweise schwierigen und toxischen Eigenschaften des Lithiums selten so praktiziert wird, zudem von internationalen Leitlinien hier nicht empfohlen wird. Als weitere Option bietet sich die Augmentierung durch eine Kombinationstherapie mit z.B. Mirtazapin/Mianserin oder ein erneuter Substanzwechsel an. Eine Augmentierung mit Mianserin oder Mirtazapin scheint durchaus sinnvoll, da die Patientin bereits zwei verschiedene Substanzen erfolglos getestet hatte.

Mirtazapin hat dabei neben der sedierenden oft noch eine gewichtssteigernde und appetitfördernde Komponente. Da die Patientin mit einem BMI von 19 eher untergewichtig ist und zudem unter Appetitlosigkeit leidet, wäre Mirtazapin ein geeigneter Kandidat. Die sedierende Komponente bietet hier noch die Möglichkeit, dass das Alprazolam, das initial vermutlich zur Abwendung eines Suizidrisikos verordnet wurde, nun abgesetzt werden kann.

MTM – das Medikationsmanagement

Zunächst formuliert der Apotheker eine Kurzbeschreibung der Patientin und beschreibt ihre Hauptbeschwerden, dann sichtet er die Daten der Patientin. Er prüft die relevanten Laborwerte und Vitalparameter, erkennt die Ziele anhand der Leitlinien, gibt eine konkrete und verbindliche Empfehlung und sucht dazu passende Parameter, mit denen die Therapie der Medikamente überwacht und eingestellt werden kann. (Alter M et al: DAZ 2012, Nr. 16, S. 60; Stahl V: DAZ 2012, Nr. 16, S. 54; DAZ 2012, Nr. 29, S. 40)

Das MTM wird – wie in dieser Serie üblich – im modifizierten SOAP Format geschrieben (vergleiche auch DAZ 2012, Nr. 16, S. 54 ff).

 Kurzbeschreibung des Patienten

M. M. ist eine 35-jährige normalgewichtige Frau in gutem Allgemeinzustand mit rezidivierender mittelgradiger depressiver Episode. Sie leidet besonders unter Traurigkeit, Schlafstörungen und vermindertem Appetit.

 Objektive Parameter

Diagnosen: rezidivierende depressive Störung, derzeitig mittelgradige depressive Episode, Skoliose mit Schmerzen im Lordosebereich

Medikation:
- Paroxetin-HCl 20 mg 1x täglich p.o.
- Alprazolam 1 mg 2 x täglich p.o.
- Johanniskraut 900 mg 1 x täglich p.o.
- Ibuprofen 400 mg 2 bis 3 x täglich

Laborwerte: nicht bekannt

Allergien: keine

Vitalparameter: Blutdruck: BP 132/79 mmHg, Puls 68, Gewicht: 53 kg, Körperlänge 169 cm, BMI: 19, Nichtraucherin, seltener Alkoholkonsum, kein Drogengebrauch

 Befund

Das **Therapieziel** einer Besserung der Symptome der Depression **ist nicht erreicht**.
Da schon mehrere Wirkstoffe erfolglos getestet wurden, wird eine Augmentierung mit Mirtazapin, initial 15 mg empfohlen. Das vermutlich sicherheitshalber verordnete Alprazolam sollte auf Notwendigkeit einer Gabe über länger als zwei Wochen überprüft werden. Da Mirtazapin seinerseits eine sedierende Komponente aufweist, scheint ein Absetzen auch wegen der schlechten Schlafqualität jetzt angeraten.

Medikamentenprüfung

- Interaktionsprüfung: Für Paroxetin und Johanniskrautextrakt ist eine Wechselwirkung via CYP3A4 bekannt. Johanniskraut kann als CYP-Induzierer einen beschleunigten Abbau des Paroxetins bewirken. Johanniskrautprodukte sollten daher während der Therapie mit Paroxetin nicht genommen werden.

- Kontraindikation: Das verwendete Johanniskrautpräparat ist nur für leichte Depressionen zugelassen und damit kontraindiziert. In Deutschland ist zwar auch ein Johanniskrautpräparat für mittelgradige Depression zugelassen, Johanniskraut wird jedoch von den Leitlinien bei dieser Verwendung nicht unterstützt und ist hier höchstens ausnahmsweise sinnvoll.

- Leitlinienkonformität: Paroxetin als Monotherapie von Depressionen ist leitliniengerecht eingesetzt, die Augmentierung mit Mirtazapin entspricht ebenfalls den Leitlinien.

- Schmerzmedikation: Sofern Ibuprofen über einen längeren Zeitraum gegeben werden soll, muss die ▷

Tab. 2: Therapieüberwachung Mirtazapin

Parameter	Zeitpunkt	Zielwerte	Durch wen?	Maßnahmen
Überwachung auf Wirksamkeit:				
Depression	fortlaufend	Besserung	Arzt/Betreuer	Dosisanpassung, sonst Stufenwechsel
Überwachung auf Toxizität:				
Agranulozytose	fortlaufend	Leukozyten im Normbereich	Primärarzt	ggf. Wechsel auf Mianserin
Lipide	halbjährlich	LDL und Triglyzeride im Normbereich	Primärarzt	ggf. Wechsel auf Mianserin
Körpergewicht	fortlaufend	Zufriedenheit	Patient	ggf. Wechsel auf Mianserin
Selbstmordrisiko	fortlaufend	ja/nein	Betreuer/Umfeld/Arzt	ggf. + Alprazolam oder stationäre Therapie

Effektivität immer wieder überprüft werden. Da Ibuprofen seinerseits in sehr seltenen Fällen Depressionen hervorrufen kann, sollte Ibuprofen sicherheitshalber gegen ein geeignetes anderes Schmerzmittel ausgetauscht werden. Naproxen ist ein NSAID mit ähnlichen schmerzhemmenden Eigenschaften wie Ibuprofen und mit ähnlicher Sicherheitslage, jedoch ohne bekannte Nebenwirkungen im psychiatrischen Bereich.

 Plan

- Absetzen von Ibuprofen, stattdessen Gabe von Naproxen 250 mg p.o. bei Bedarf bis zu 2 bis 3 x täglich
- Absetzen von Alprazolam 1 mg
- Zusätzliche Gabe von Mirtazapin 15 mg p.o. zur Nacht
- Unveränderte Gabe von: Paroxetin-HCl 20 mg 1 x täglich morgens p.o.

 Monitoring

Therapieüberwachung Mirtazapin, Überwachung auf Wirksamkeit und Toxizität (s. Tab. 2) Erneute Kontrolle und ggf. Therapieänderung nach vier Wochen, bei nicht ausreichender Wirkung dann Erhöhung der Mirtazapin-Dosierung auf 30 mg p.o. 1 x täglich zur Nacht, Patientenschulung.

 Patientenschulung

Im Gespräch mit der Patientin sollte die sedierende Komponente des Antidepressivums angesprochen werden, und es müssen Maßnahmen zum Umgang bei Auftreten dieser Nebenwirkung vermittelt werden. Die Verkehrstauglichkeit kann unter Mirtazapin beeinträchtigt sein, Maschinen sollten nicht bedient werden. Gleichzeitige Einnahme von Alkohol verstärkt diese Risiken. Alle Antidepressiva sollten nicht abrupt abgesetzt werden sondern ggf. ausgeschlichen werden. (V. Stahl: Ins Gespräch kommen. DAZ 2012, Nr. 16, S. 54)

Gemeinsam mit dem Patienten kann dann ein Arzneimittel-bezogener Handlungsplan erstellt werden.

Im Beispiel würde der Apotheker die Notwendigkeit eines weiteren Medikamentes zur Behandlung der Depression vermitteln müssen. Dies kann dadurch erleichtert werden, dass eine Verbesserung der Symptomatik in Aussicht gestellt wird. Schwieriger ist es hingegen, die Patientin davon zu überzeugen, dass Nebenwirkungen sofort, Wirkungen aber erst nach zwei bis vier Wochen zu erwarten sind. Hier sollte aber die entsprechende Unterstützung zur Compliance immer wieder gegeben werden. Nebenwirkungen der Kombinationstherapie mit Mirtazapin sollten thematisiert werden. Die Vorteile (auf Alprazolam kann verzichtet werden, Appetitsteigerung) können zur Compliancesförderung beleuchtet werden. Die möglichen gastrointestinalen Nebenwirkungen des Naproxens sollten mit der Patientin besprochen werden.

Zusammenfassung

Anhand der Patientin M.M. konnte gezeigt werden, wie sich ein Apotheker erfolgreich in die Therapie einbringen kann und ein MTM erstellen kann.

Der Vorschlag zur Therapieänderung wird schriftlich an den Arzt übergeben, der seinerseits dann überlegen muss, ob er diese Vorschläge umsetzen will. Dieser Patientenfall hat gezeigt, dass sowohl die Patientin als auch der Arzt von einer klinisch-pharmazeutischen Aufarbeitung und einem darüber hinausgehenden MTM profitieren: Die Patientin hat durch die Änderungen in der Medikation eine bessere Chance, ihre Therapieziele zu erreichen, dem Arzt wird die Arbeit erleichtert, weil der Apotheker ihm die zur Entscheidungsfindung nötigen Informationen aufbereitet.

Im vorliegenden Fall ist es wichtig, sogar mehrere entsprechende Leitlinien zu kennen und Neben- und Wechselwirkungen der Medikation sauber zu überprüfen. ◀

Literatur

[1] DGPPN, BÄK, KBV, AWMF, AkdÄ, BPtK, BApK, DAGSHG, DEGAM, DGPM, DGPs, DGRW (Hrsg) für die Leitliniengruppe Unipolare Depression. S3-Leitlinie/Nationale VersorgungsLeitlinie Unipolare Depression-Kurzfassung, 1. Auflage 2009. DGPPN, ÄZQ, AWMF - Berlin, Düsseldorf 2009.(update Version 1.3 Januar 2012)

[2] DiPiro JT, Talbert RL, Yee GC et al. Pharmacotherapy: A Pathophysiologic Approach. 8th edition.chapter 77:1173–1190.

[3] Ahrens B, Linden M. Faktoren der Chronifizierung von Depressionen. MMW 1991; 133: 49–50

[4] Moderne Antidepressiva, Hrsg: H.J. Möller, W.E. Müller, E. Rüther, Thieme Verlag, Stuttgart, 2002.

[5] Holt S, Schmiedl S, Thürmann PA. Potentially inappropriate medications in the elderly: the PRISCUS list. Dtsch Arztebl Int. 2010 Aug;107(31-32):543–51.

[6] Texas Medication Algorithm Project Procedural Manual, Major Depressive Disorder Algorithms, einsehbar unter http://www.pbhcare.org/pubdocs/upload/documents/TMAP%20Depression%220201.pdf, erfasst am 18.7.2012.

[7] WHO ICD-10 Version 2010, einsehbar unter http://apps.who.int/classifications/icd10/browse/2010/en, erfasst am 18.7.2012

[8] Holm KJ, Markham A. Mirtazapine: a review of its use in major depression. Drugs. 1999 Apr;57(4):607–31.

[9] Serretti A, Mandelli L. Antidepressants and body weight: a comprehensive review and meta-analysis. J Clin Psychiatry. 2010 Oct;71(10):1259–72

[10] Cipriani A, Purgato M, Furukawa TA, et al. Citalopram versus other anti-depressive agents for depression. Cochrane Database Syst Rev. 2012 Jul 11;7:CD006534

[11] Nice clinical guideline 90 Depression: the treatment and management of depression in adults (update), einsehbar unter http://www.nice.org.uk/CG90 erfasst am 20.7.2012

[12] American Psychiatric Association.Practice guideline for the treatment of Patients With Major Depressive Disorder Third Edition 2010, einsehbar unter: http://psychiatryonline.org/data/Books/prac/PG_Depression3rdEd.pdf, erfasst am 20.7.2012

Autoren

Olaf Rose, Studium der Pharmazie von 1989 bis 1993 an der WWU in Münster, 1993 bis 1994 Forschungsaufenthalt bei Bayer Yakuhin, Japan, Studium zum Doctor of Pharmacy an der University of Florida, USA 2006 bis 2009. Inhaber dreier Apotheken in Münster und im Münsterland. Doktorand an der Uni Bonn bei Prof. Ulrich Jaehde. Wissenschaftliches Mitglied und Mitinitiator der WestGem-Studie (MTM und sektorübergreifende Versorgungsforschung bei multimorbiden Patienten) in Zusammenarbeit mit der Bergischen Universität Wuppertal. rose@elefantenapo.de

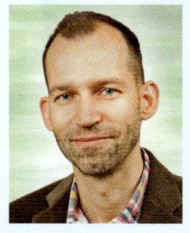

Olaf Rose, Apotheker, Doctor of Pharmacy (USA),
Elefanten-Apotheke, Steinstr. 14, 48565 Steinfurt

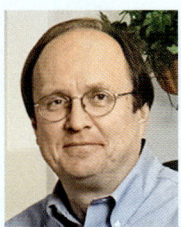

Professor Dr. Hartmut Derendorf ist Distinguished Professor und Chairman des Departments of Pharmaceutics an der University of Florida in Gainesville, wo er seit 1983 Pharmakokinetik, Pharmakodynamik und Klinische Pharmakokinetik lehrt. Seine Forschungsschwerpunkte sind Pharmakokinetik und Pharmakodynamik von Corticosteroiden und Antibiotika. Er war Präsident des American College of Clinical Pharmacology und der International Society for Anti-infective Pharmacology. Professor Derendorf wurde für herausragende Forschungsleistungen auf dem Gebiet der Klinischen Pharmakologie mit dem Distinguished Investigator Award des American College of Clinical Pharmacology (ACCP) 2010 ausgezeichnet. Im gleichen Jahr wurde ihm auch der Volwiler Award verliehen, die höchste Forschungsauszeichnung der amerikanischen Hochschulpharmazie.

Prof. Dr. Hartmut Derendorf, Distinguished Professor and Chairman, Department of Pharmaceutics, University of Florida, 100494, College of Pharmacy, 1600 SW Archer Road, P3-27, Gainesville, FL 32610

Dr. Dolf Hage, Studium der Medizin an der Universität Utrecht, Niederlande von 1974 bis 1982, Facharzt für Psychiatrie 1991. 1991 bis 1994 Chefarzt der gerontopsychiatrischen Abteilung der LWL-Klinik in Lengerich. Seit 1994 in eigener Praxis in Steinfurt, seit 1997 Erweiterung zu einer Gemeinschaftspraxis. 2009 Zusatzbezeichnung Geriatrie.

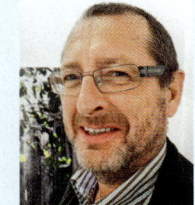

Dr. Dolf Hage, Wippert 8A, 48565 Steinfurt

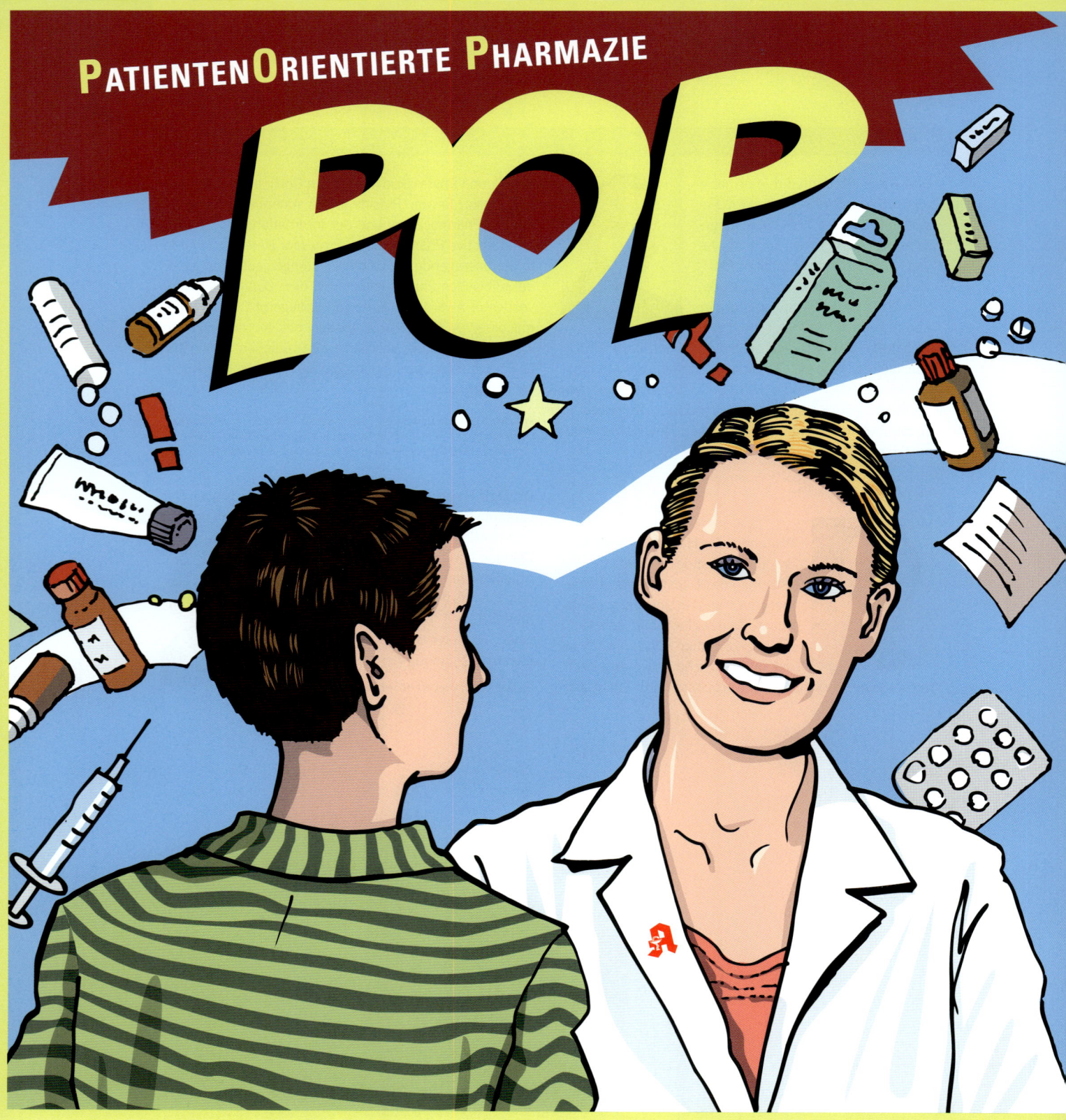

Ein jugendlicher Diabetiker

Wenn der Säure-Basen-Haushalt aus den Fugen gerät

Andreas Niclas Förster, Hartmut Derendorf und Robert Hermann | In der Klinischen Pharmazie dreht sich alles um den Patienten, um Leitlinien und um das klinische Ergebnis. Bearbeiten Sie mit uns diesen Patientenfall und erlernen Sie so zusätzliches Wissen in klinischer Pharmazie.

Lernziel

In diesem Artikel lesen Sie,

- welche Therapie bei der Behandlung der diabetischen Ketoazidose angewendet wird,
- welche Werte Sie beachten sollten, um eine metabolische Entgleisung genauer zu bestimmen und
- was Sie bei einem typischen Patienten mit Diabetes Typ I in der Apotheke beachten müssen, wie Sie die Therapie unterstützen können und welche Punkte Sie zur Betreuung der Medikation beachten sollten.

Der Patient

Der 16-jährige Patient kommt an einem Montagmorgen in die Apotheke. Er klagt über anhaltende Übelkeit, Erbrechen und Magenschmerzen seit dem Vortag. Er hat starken Durst und tätigt über 30 Atemzüge in der Minute, der Atem geht schwer. Sein Blutzucker lag am Morgen bei 480 mg/dl, obwohl er seit gestern nichts essen konnte. In der letzten Woche war er auf Klassenfahrt gewesen und befürchtet, sich dort den Magen verdorben zu haben.

Bei diesem Jugendlichen wurde erst im Sommer ein Typ-I-Diabetes diagnostiziert, als er im Urlaub über Tage hinweg ein auffälliges Flüssigkeitsvolumen zu sich genommen hatte. Er hatte vorher und auch seitdem in seinem Leichtathletikverein Mittelstrecken trainiert.

Auf die Frage nach kürzlich erfolgtem Alkoholkonsum bestätigt er nun den Genuss kleinerer Mengen während der Klassenfahrt in der vergangenen Woche. Die Blutzuckerwerte stiegen im Verlauf dieser Woche häufig an und er hat sich aus Angst vor Hypoglykämien nicht getraut, in großer Entfernung von der Heimat für ihn ungewohnte Insulinmengen zu applizieren. Vor dem Hintergrund dieser Informationen befürchtet der Apotheker, dass es sich bei

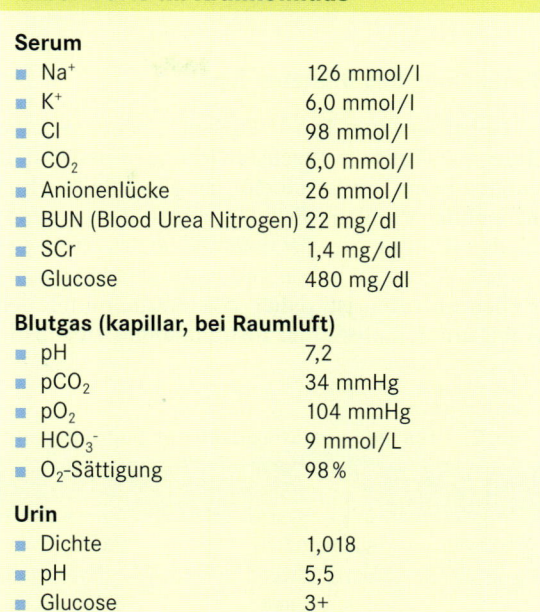

Laborwerte im Krankenhaus

Serum

- Na^+ 126 mmol/l
- K^+ 6,0 mmol/l
- Cl   98 mmol/l
- CO_2 6,0 mmol/l
- Anionenlücke   26 mmol/l
- BUN (Blood Urea Nitrogen) 22 mg/dl
- SCr   1,4 mg/dl
- Glucose   480 mg/dl

Blutgas (kapillar, bei Raumluft)

- pH   7,2
- pCO_2 34 mmHg
- pO_2 104 mmHg
- HCO_3^- 9 mmol/L
- O_2-Sättigung   98 %

Urin

- Dichte   1,018
- pH   5,5
- Glucose   3+
- Protein   2+
- Ketonkörper   3+

dem akuten Problem nicht um einen verdorbenen Magen, sondern eine diabetische Ketoazidose handelt, welche unbedingt ärztlich betreut werden muss (Tab.1). Notwendige Maßnahmen schließen die intravenöse Rehydratation, Normalisierung der Elektrolytspiegel, des pH-Wertes im Blut und des Blutzuckerspiegels mit Insulin als Therapieziele ein. ▷

Tab.1: Schweregrade der Ketoazidose nach ADA 2006

Parameter	Schweregrade		
	leicht	mittel	schwer
pH	<7,3	≤7,2	≤7,1
Bicarbonat	<15 mmol/l	≤10 mmol/l	<5 mmol/l

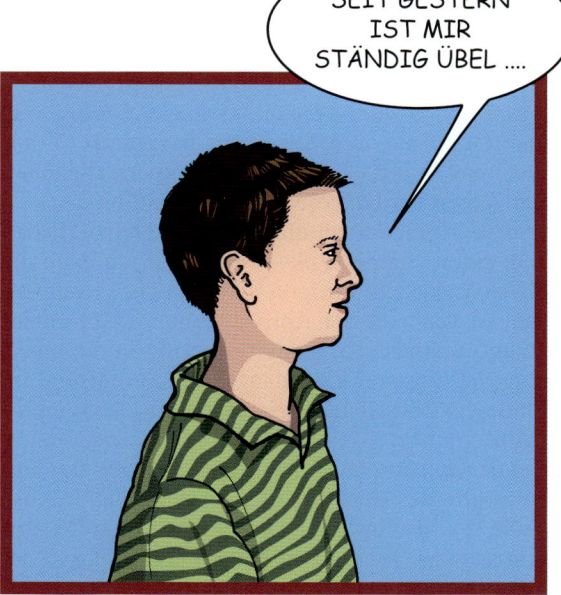

SEIT GESTERN IST MIR STÄNDIG ÜBEL ....

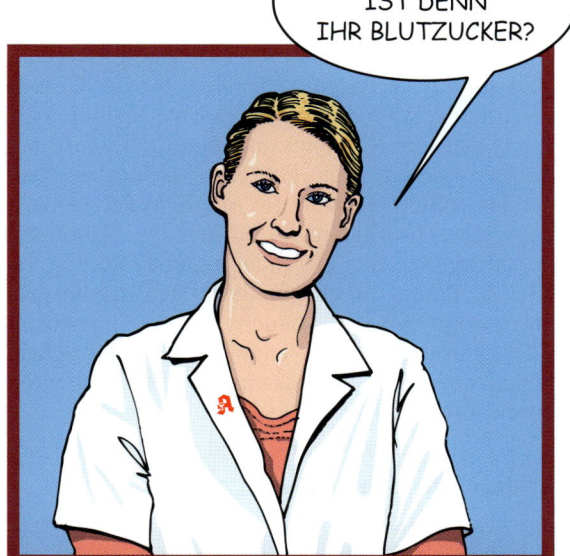

WIE HOCH IST DENN IHR BLUTZUCKER?

Klinische Pharmazie

Behandlung des Diabetes Typ I

Im Gegensatz zum Typ-II-Diabetes, bei dem komplexe metabolische Wechselwirkungen ursächlich sind, ist beim Typ-I-Diabetes der absolute Insulinmangel das Problem. Er muss substituiert werden, um den Blutglucosewert in der Nähe des physiologischen Wertes zu halten und Folgeschäden vorzubeugen. Insulin ist daher das Arzneimittel der Wahl, um den absoluten Insulinmangel zu substi-

chemischen Gleichgewichten (Homöostase). Solche Gleichgewichte verschieben sich unter abweichenden Rahmenbedingungen, was für das komplexe Zusammenspiel im Körper nachteilig ist. Ein wesentlicher physiologischer Parameter des Säure-Basen-Gleichgewichts ist der pH-Wert. Der Körper versucht daher, in unserem Blut einen gleichmäßigen pH-Wert von 7,35 bis 7,45 aufrecht zu erhalten. Trotz der kontinuierlich stattfindenden Austauschprozesse gelingt dies dank mehrerer Puffersysteme im Normalfall. Bei einer Azidose weicht der pH-Wert ins Saure, bei der Alkalose ins Basische ab. Bei Störungen des Säure-Basen-Haushaltes unter-

Tab. 2: Ursachen von Störungen des Säure-Basen-Haushaltes / pH-Entgleisungen

	respiratorische Azidose	respiratorische Alkalose	metabolische Azidose	metabolische Alkalose
Ätiologie	Lungenödem Herzstillstand Schlaganfall Lungenembolie Lungenentzündung Bronchospasmus Rückenmarksverletzung Beruhigungsmittel Opiate (Hemmung des Atemzentrums)	Panik (Hyperventilation) Schmerz Gehirntumor Schlaganfall Kopfverletzung	Mit Anionenlücke: Methanol Urämie diabetische Azidose Salicylate / Sepsis Ethylenglycol Vergiftung / Infektion ohne Anionenlücke: Durchfall Säureaufnahme	CrCl > 20 ml / min: Hyperaldosteronismus CrCl < 20 ml / min: Erbrechen (HCl-Verlust) Diurese Antazida
Behandlung	Sauerstoff assistierte / kontrollierte Beatmung Ursachenbehebung	Hypoventilation CO$_2$-Rückatmung (z. B. Atmung in eine Plastiktüte) Beruhigung Ursachenbehebung	Ursachenbehebung Na-Bicarbonat	Ursachenbehebung Carboanhydrase-Hemmer (Diamox) L-Lysinhydrochlorid

tuieren. Die Dosierung kann dem wechselnden Bedarf im Tagesverlauf angepasst werden. Zur Auswahl steht die konventionelle Insulintherapie, bei der zweimal täglich eine Kombination aus schnell wirksamem und verzögert wirksamem Insulin verabreicht wird. Dabei ist die Nahrungsaufnahme streng an die verabreichten Dosierungen gebunden. Für flexiblere Tagesabläufe ist die intensivierte Insulintherapie entwickelt worden. Hier sorgen Verzögerungsinsuline für die Grundversorgung, während kurz wirksame Insuline entsprechend der Nahrungsaufnahme und sonstigen Lebensumstände des Patienten dosiert werden können. Zuletzt besteht die Möglichkeit zur Nutzung einer Insulinpumpe, bei der die Nahrungsaufnahme über den Tag nicht reglementiert ist, da über die Pumpe für einen angepassten Insulinspiegel gesorgt wird. Besonders bei den intensiven Therapieformen ist die engmaschige Blutzucker-Selbstkontrolle und Dosisanpassung des Patienten notwendig.

Azidose und Alkalose

Die Austauschvorgänge in unserem Körper, die den Zellen das Überleben ermöglichen, basieren auf

scheidet man jeweils zwischen einer metabolischen oder respiratorischen Genese (Tab. 2).

Die **diabetische Ketoazidose** gehört zu den metabolischen Entgleisungen. Zugrunde liegt der absolute Insulinmangel, welcher aufgrund des vorhandenen Glucagons zu einem Anstieg der Glucosefreisetzung aus der Leber führt. Hohe Blutglucosespiegel führen zu einer osmotischen Diurese. Aufgrund des intrazellulären Glucose-Defizits durch den Insulin-Mangel wird gleichzeitig vermehrt Fett aus den Speichern freigesetzt (Lipolyse) und in der Leber zu Ketonkörpern abgebaut. Sie dienen bei Glucosemangel eigentlich als Notreserve gegen das zelluläre Energie-Defizit, haben aber einen niedrigen pks-Wert und erschöpfen die physiologischen Puffersysteme zügig. Kompensierend versucht der Körper vermehrt CO$_2$ abzuatmen, was als „Kussmaul"-Atmung in die medizinische Literatur eingegangen ist. So entsteht im Laufe der Zeit die beschriebene klinische Symptomatik.

Bei der diabetischen Ketoazidose müssen die Glucosewerte des Blutes zu Beginn durch intravenöse Gabe des Insulins gesenkt werden, da die Resorption aus dem subkutanen Fettgewebe aufgrund der Dehydratation reduziert sein kann.

MTM – das Medikationsmanagement

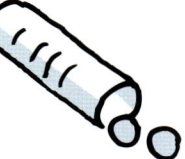

 Beschreibung des Patienten

Der Patient ist ein 16-jähriger Jugendlicher. In der vergangenen Woche war er mit der Schule auf einer Klassenfahrt und befürchtet, sich dort den Magen verdorben zu haben.

 Objektive Parameter und relevante Ziele

Diagnosen: Diabetes Typ I (Diagnostiziert mit Hilfe zweier an verschiedenen Tagen erfolgter nüchterner Blutzuckerbestimmungen und Laboruntersuchungen. Die Blutglucosewerte müssen dabei erhöht sein, während gleichzeitig sowohl Insulin, als auch C-Peptid nur in geringen Mengen nachweisbar sind. Zusätzlich können bei der weit-

aus häufigeren autoimmunologischen Ätiologie ebenfalls Inselzellantikörper (ICA) und bestimmte Oberflächenproteine (HLA-DR3/4) der Leukozyten detektiert werden.

Laborwerte: (siehe Kasten S. 69).
Der Blutdruck liegt bei 124/78 mmHg, der Puls liegt bei 94 Schlägen pro Minute, die Atemfrequenz 33 Atemzüge pro Minute. Der Patient wiegt 75 kg. Die Symptome (Bauchschmerzen, beschleunigte Atmung und Puls, Übelkeit, Erbrechen, Polydipsie, Polyurie) sind Anzeichen einer diabetischen Ketoazidose. Die Entstehung wurde begünstigt durch eine aufregende Woche auf Klassenfahrt, ungewöhnliche Nahrungszeitpunkte und eine nicht angepasste Insulindosierung. ▷

Was wäre wenn ...

 ... der Patient erst 5 Jahre alt wäre?

Die genaue Bestimmung des Blutzuckers und die Ermittlung der passenden Insulindosis sind keine Dienstleistung des Kindergartens. Eltern haben häufig nicht die Gelegenheit, sich während des Vormittags in den Kindergarten zu begeben, um diese Tätigkeiten auszuführen. Krankenkassen stellen für solche Fälle die Bezahlung einer Pflegekraft zur Verfügung, nachdem der Einzelfall genau geprüft worden ist.

... der Patient schon 25 Jahre mit der Diagnose des Typ-I-Diabetes lebt und sich Folgeschäden des Diabetes zeigen?

Die Folgeschäden zu hoher Blutzuckerwerte über einen langen Zeitraum ist bei Typ-I- und -II-Diabetes identisch. Daher ist auch die, soweit möglich, pharmazeutische Korrektur identisch. Für alle diabetische Folgeschäden gilt grundsätzlich, dass die konsequente Prävention durch konsequentes Management der Stoffwechseleinstellung, die Therapiestrategie der Wahl darstellt.

... der Patient hospitalisiert würde?

Während des Krankenhausaufenthalts sollte die Selbstversorgung soweit wie möglich erhalten werden. Die Krankenakte sollte mit einem deutlichen Kennzeichen versehen werden. Sollte der Patient dazu nicht selbstständig in der Lage sein, so ist eine kontinuierliche Insulin-Infusion mit dem Ziel eines Blutglucosewertes zwischen 140 und 180 mg/dl indiziert. Die Infusion muss entsprechend eines standardisierten und evaluierten Protokolls erfolgen (Goldmann-Protokoll), um besonders Hypoglykämien zu vermeiden, die die physiologische basale Sezernierung kopieren.

... der Typ-I-Diabetiker im Laufe seines Lebens adipös wird?

Bei adipösen Typ-I-Diabetikern kann zusätzlich zum absoluten Insulinmangel noch eine Insulinresistenz auftreten. Hier kann die zusätzliche Therapie mit Metformin

die notwendige Insulinmenge senken und eine weitere Gewichtszunahme stoppen. Die Häufigkeit von Hypoglykämien nimmt in den meisten Studien nicht zu, während die Auswirkung auf den HbA_{1c} umstritten ist.

 ... der Patient auf Reisen ginge?

Grundsätzlich sollte der „Diabetes letter", das ärztliche Attest, mitgeführt werden. Hierin sollten die notwendigen Medikamente und Hilfsmittel beschrieben werden. Ersatzapplikationsmittel, wie Spritzen, Notpens sind empfehlenswert, ebenso wie die Mitführung von „Not-Kohlehydraten" und des Glucagonpens.

... eine Transplantation erwogen wird?

Die Transplantation eines Pankreas oder speziell von Inselzellen ist möglich, aber nur selten empfohlen. Beispielsweise bei sehr instabilem Diabetes Typ I oder einer klinisch gesicherten subkutanen Insulinresistenz. Für eine Inselzelltransplantation müssen zwei oder mehr Spender zur Verfügung stehen. Die Erfolge dieser Option sind gering. Eine Insulinunabhängigkeit ist für maximal sechs Jahre erreicht worden. In 40% der Fälle ist eine Insulinunabhängigkeit nie erreicht worden. Das Problem sind hier die ursprüngliche Autoimmunkrankheit und chronische Abstoßungsreaktionen sowie die langfristig notwendige Einnahme von Immunsuppressiva.

... eine Diabetes-Typ-I-Patientin schwanger würde?

Der Diabetes stellt ein besonderes Risiko für die Mutter und das Kind dar. Die Kontrolle der Blutzuckerwerte sollte sorgfältig erfolgen und der HbA_{1c} Wert alle 4 bis 6 Wochen kontrolliert werden. Der Insulinbedarf kann im ersten Trimenon erniedrigt sein, hier ist also die Hypoglykämiegefahr am größten. Anschließend erhöht sich der Einfluss der Schwangerschaftshormone. Diese steigern den Insulinbedarf, so dass die Dosierung laufend angepasst werden muss.

In der Familie gab es bislang keinen Patienten mit Diabetes Typ I. Typ-II-Diabetes hatten sowohl der Großvater väterlicherseits als auch der Vater.
Der Patient raucht nicht und trinkt gelegentlich Alkohol.
Die Laborwerte deuten auf eine mittelschwere Azidose hin, die stationär behandelt werden muss.

Medikation: Novorapid Pen, jeweils zur Nahrungsaufnahme; Lantus Solostar 1 x täglich sc.

 Befund/Auswertung

Akutes Ziel: Die Normalisierung der Stoffwechselsituation. Eine Auflösung der Azidose und Normalisierung des Elektrolyt- und Flüssigkeitshaushalts

Langfristige Ziele: Durch die Erhaltung eines HbA_{1c}-Wertes von 7%, präprandialer Blutglucose-Werte von 90 bis 130 mg/dl und postprandialer Werte von <180 mg/dl sollen die Folgen des Insulinmangels und der chronischen Hyperglykämie verhindert werden. Diese Folgen sind:

- **Akute Probleme**
  Hypoglykämie, diabetische Azidose, hyperglykämisches, hyperosmolares nonketotisches Syndrom
- **Chronische Probleme**
  Mikrovaskulär: Retinopathie, Nephropathie, Neuropathie.
  Makrovaskulär: Herzkranzgefäßverengung, Gehirnversorgung, periphere Durchblutungsstörung.

Medikationsprüfung: Bei sachgemäßer und konsequenter Anwendung und disziplinierter Lebensführung sind die vorhandenen Medikamente bei den Lebensumständen des Patienten geeignet, die *langfristigen* Therapieziele zu erreichen. Sie entsprechen der S3-Leitlinie der Deutschen Diabetes Gesellschaft.

Die *akute* Situation ist mit der bisherigen Medikation nicht mehr zu kontrollieren. Eine akutmedizinische Intervention ist erforderlich. Bei einer diabetischen Ketoazidose wird zunächst nach den auslösenden Faktoren gesucht. In diesem Fall erscheint die fehler- und mangelhafte Insulindosierung in ungewohnter Umgebung, zusammen mit ungewohnter und unregelmäßiger Lebensführung ursächlich gewesen zu sein.

Maßnahmen

Zur Erreichung der **akuten Ziele** (intensive Überwachung notwendig):

- Kontrolle der metabolischen Vorgänge (Proteinabbau und Lipolyse, hepatische Gluconeogenese mit daraus resultierendem Anstieg der Glucosekonzentration und der Bildung von Ketonkörpern) durch die intravenöse Insulingabe. Eine subkutane Dosierung ist nicht empfehlenswert, da die Resorption aufgrund der Dehydratation schlecht ist. Ein Bolus von 12 IE Normalinsulin (0,15 IE/kg) mit einer folgen-den Infusion von ca. 4 IE/Stunde (0,1 IE/kg). Bei einem Abfall der Blutglucosekon-zentration unter 300 mg/dl wird zusätzlich zum Insulin auch 10% Glucose infundiert, um einen zu schnellen Abfall der Konzentration zu vermeiden und eine Versorgung der Zellen zu gewährleisten.
- Rehydratation und Kreislaufstabilisierung durch intravenöse Infusion von physiologischer Kochsalzlösung; Elektrolytausgleich.
- Eine Gabe von Hydrogencarbonat ist bei dem pH-Wert (7,2) nicht notwendig.
- Überwachung der Kaliumkonzentration, da die Serumwerte bei der Insulingabe aufgrund der erleichterten Aufnahme in die Zellen fallen werden.
- Nach einer ausreichenden Hydratisierung kann die Infusionsrate auf 200 bis 400 ml/Stunde verringert werden und die Lösung durch halbphysiologische Lösung (0,45% NaCl) ersetzt werden.

Zur Erreichung der **langfristigen Ziele** bieten die Therapieziele der Leitlinie der Deutschen Diabetes Gesellschaft (DDG) Orientierung
- Prävention diabetesbedingter Einschränkungen der Lebensqualität
- Prävention schwerer Stoffwechselentgleisungen (schwere Hypoglykämien und Hyperglykämien mit Ketoazidosen)
- Prävention der Mikroangiopathie (Retinopathie, Nephropathie) und
- anderer diabetesassoziierter Folgeschäden (Neuropathie, beschleunigte Makroangiopathie etc.).

Schulung der individuellen Insulindosierung und der Anpassung in verschiedenen Lebenslagen (Sport, Schule am Nachmittag, Infektion / Verletzung). Ebenso, wie der Dokumentation von Problemen und Werten der regelmäßigen Eigenkontrolle.

Warum der Apotheker gefordert ist

Der Typ-I-Diabetiker muss nach der Diagnose jede Lebenssituation im Hinblick auf die Erkrankung neu bewerten. Nicht nur die gewohnte Ernährung, Bewegung und das grundlegend neu in sein Leben tretende Therapieprinzip der intensiven Therapie sind auf einmal bewusst zu durchdenken, auch Infekte, Abweichungen vom „normalen" Tagesablauf und zusätzliche Medikamente sind abzuwägen und die Reaktion des Körpers zu beobachten. Der Apotheker kann durch seine Betreuung einen großen Anteil am sicheren Umgang mit der Diagnose haben, die Lebensqualität und Sicherheit der Patienten fördern und damit deren Akzeptanz eines neuen, lebenslangen Begleiters unterstützen.

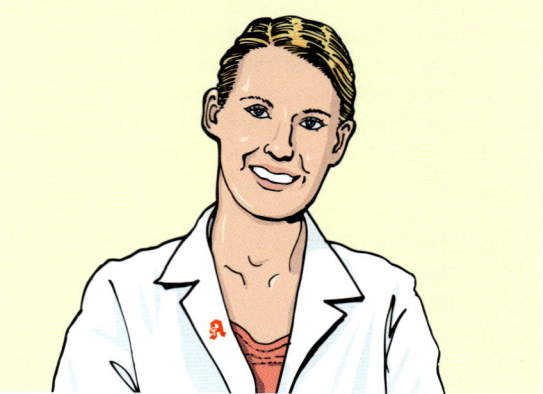

Plan

Zur Erreichung der **akuten Ziele**:
Rehydratation: Physiologische Kochsalzlösung mit einer Infusionsrate von 500 ml/Stunde (bis zu 1l in den ersten 30 min. möglich, wenn das Herz, der Kreislauf oder die Nieren keine diesbezüglichen Einschränkungen erfordern). Bei einem Gewicht von 75 kg sollte der Patient ca. 1125 bis 1500 ml Flüssigkeit in der ersten Stunde erhalten. Anschlie-

ßend wird die Infusionsrate verlangsamt. K^+ sollte schon in der frühen Phase substituiert werden.

 Monitoring/Therapieüberwachung

Akute Symptomatik: Rehydratation und Elektrolythaushalt; Überwachung der Wirksamkeit und der unerwünschen Wirkungen (Tab. 3):

Langfristige Ziele: Überwachung der Wirksamkeit und der unerwünschten Wirkungen (Tab. 4). ▷

Tab. 3: Kurzfristige Ziele:

Parameter	Zeitpunkt	Zielwert	Durch wen	Maßnahme
Überwachung der Wirksamkeit:				
Blutglucose	stündlich	< 200 mmol/dl	Arzt	Anpassung der Infusion nach unten und Änderung zu 5% Dextrose 0,45% NaCl
HCO_3^-	stündlich	≥ 18 mmol/l	Arzt	HCO_3^--Substitution beenden
pH	stündlich	> 7,3 < 7,45	Arzt	Maßnahmen ausleiten
Überwachung auf unerwünschte Wirkungen:				
Hypokaliämie	stündlich	3,5 – 5 mmol/l	Arzt/ Schwester/ Labor	Verringerung der Infusionsrate, Erhöhung der Kaliumsubstitution (10 mmol/h, bei Werten unter 3,5 mmol/l eine Infusion von bis zu 40 mmol/h und Insulinpause)
Hirnödem	alle 30 min	nicht vorhanden: Pupillenerweiterung Pupillenreflex, Reflexe, zerebrale Krämpfe, Desorientiertheit, Aggressivität,	Arzt	Verlangsamung der Infusion und Erhaltung des hyperosmolaren Zustands (Glucoseabfall sollte ca. bei 50 mg/dl x h liegen)

Tab. 4: Langfristige Ziele:

Parameter	Zeitpunkt	Zielwert	Durch wen	Maßnahme
Überwachung der Wirksamkeit:				
Blutglucose	mindestens alle 6 Stunden	präprandial < 90 – 130 mg/dl postprandial < 180 mg/dl	Patient	Anpassung der Insulinmenge, Dokumentation
$HbA1_c$	spätestens alle 6 Monate	$HbA1_c$ < 7,0	Arzt	Nachschulung, Anpassung des Dosierungsschemas
Überwachung auf unerwünschte Wirkungen:				
Blutdruck	mehrmals wöchentlich	< 130/80 mmHg	Patient	gezieltes Training, Nahrungsumstellung oder Blutdrucktherapie
Blutfettwerte	halbjährlich	HDL > 40 mg/dl; LDL < 100 mg/dl; TG < 150 mg/dl; Gesamtcholesterol < 200 mg/dl	Arzt	gezieltes Training, Nahrungsumstellung oder Statintherapie
Nierenfunktion	halbjährlich	Scr ca. 0,9 mg/dl Mikroalbuminurie	Arzt	
Reflexe; Schmerzempfinden	halbjährlich	vorhanden	Arzt	Schulung, Intensivierung der Insulintherapie
Mikroalbuminurie	halbjährlich	abwesend	Arzt	ACE-Hemmer initiieren nach 3 positiven von 6 Messungen innerhalb von 3 – 6 Monaten
Fußuntersuchung	täglich	Abwesenheit von Wunden	Patient	

Schulung

Das Verhalten an normalen Tagen:
Die Messung des Blutzuckers sollte 4 x täglich erfolgen und das rasch wirksame Insulin zu den Mahlzeiten (kein Spritz-Ess-Abstand) verabreicht werden.
Sport vermindert den Insulinbedarf. Der individuelle Faktor muss durch genaue Messung der Blutzuckerwerte ermittelt werden.
Der Genuss von Alkohol vermindert den Insulinbedarf ebenfalls. In einigen Fällen kann er ihn auch erhöhen. Die persönliche Reaktion sollte ebenfalls ermittelt werden. In jedem Fall empfiehlt sich eine strenge Limitierung des Alkoholkonsums, zumal der Patient Sportler und Heranwachsender ist.

Das Verhalten an Krankheitstagen:
- Die Messung des Blutzuckers sollte mindestens 4 x täglich erfolgen, um eventuell das Problem der von der Krankheit maskierten Warnzeichen umgehen zu können.
- Wenn möglich, sollte an solchen Tagen ebenfalls die Nahrungs- und Flüssigkeitsmenge und -art dokumentiert werden. Ebenso die Harnabgänge, Häufigkeit von Erbrechen oder Durchfall.
- Die Atemzüge pro Minute bzw. Art der Atmung sind ebenso aufschlussreich.

- An solchen Tagen sollten ebenfalls die Ketonkörper im Harn überwacht werden oder bei einem Blutzucker von über 300 mg/dl auch ohne weitere Krankheitssymptome überprüft werden. Der hohe Blutzucker sollte durch zusätzliches Insulin reduziert werden und der betreuende Arzt benachrichtigt werden.
- Im Krankheitsfalle soll das Insulin auch verabreicht werden, wenn die Krankheit eine Nahrungsaufnahme verhindert hat. Oftmals geht mit der Krankheit eine Insulinresistenz einher, die ausreicht Hyperglykämie zu verursachen, obwohl die eigentliche Kohlenhydratzufuhr gesenkt war.
- Dem Patienten sollte gezeigt werden, wie er bei Erbrechen die Kohlensäureanteile seiner Nahrung in flüssige Kohlehydrate umrechnen kann.
- Die Hydratation hat höchste Priorität. Der Patient sollte täglich bis zu 12 Gläser Flüssigkeit zu sich nehmen.
- Arzneimittel können den Insulinbedarf ebenfalls beeinflussen. Die Blutzuckerkontrolle muss intensiviert werden, falls beispielsweise Antibiotika verordnet werden.

Zusammenfassung

Der Patient hatte durch eine schlechte Reaktion bei der Anpassung seines Insulinbedarfs an hohe Glucosewerte im Verlauf einer Woche eine metabolische Azidose entwickelt, die intensiv behandelt werden muss.
Nach der Ursachenklärung muss durch gezielte Information und Schulung einer zukünftigen Wiederholung vorgebeugt werden. Der Patient ist sportlich aktiv und in der Lage, eine intensivierte Therapie aktiv zu begleiten. Daher kann ihm ein grundsätzlich einschränkungsfreies Leben ermöglicht werden. Dazu muss die Therapie jedoch nicht nur im Alltag, sondern auch in Krisensituationen sicher erfolgen können. Solche Szenarien sind Teil der Schulung und ein wichtiges Betreuungsfeld für Apotheker. ◄

AMTS-Spezial

Im AMTS-Spezial werden ausgesuchte Arzneimitteltherapiesicherheits-Aspekte des jeweiligen Themengebietes vorgestellt. In der DAZ.online-Version und auf Seite 54 finden Sie zu diesem Fall ein ausführlicheres AMTS-Spezial zum Thema Hypoglykämie.

- Hypoglykämische Zustände zeigen sich inter- und intraindividuell unterschiedlich ab einem Blutglucosewert von < 70 mg/dL.
- Schwerwiegende Hypoglykämien treten mit einer jährlichen Inzidenz von 1,0 – 1,7 pro Patient auf.
- Klassische hypoglykämische Symptome (u. a. Zittern, kalter Schweiß, Blässe, Verwirrtheit, Sehstörungen) werden von Eltern und Kindern mit Diabetes oft nicht erkannt oder fehlinterpretiert.
- Die Angst vor schwerwiegenden hypoglykämischen Episoden ist groß, mitunter werden erhöhte Blutglucose- und HbA1c-Spiegel und damit diabetische Folgeschäden akzeptiert, um Hypoglykämien zu vermeiden.
- Eltern fürchten insbesondere Situationen, in denen sie ihrem Kind nicht helfen können. Hierzu zählen nächtliche Hypoglykämien und Hypoglykämien während der Betreuung durch andere Personen.

Apothekerin Dr. Verena Stahl, Saarbrücken

Literatur

[1] Deutsche Diabetische Gesellschaft, Matthaei S., Kellerer M., Therapie des Typ 1 Diabetes; S3 Leitlinie September 2011
[2] Kitabchi AE, Umpierrez GE, Murphy MB, et al: American Diabetes Association. Hyperglycemic crises in diabetes. ADA Clinical Practice Recommendations. Diabetes Care 2004; 27(1,suppl): S94–102
[3] Daneman D. Type 1 diabetes. Lancet 2006; 367: 847-858
[4] American Diabetes Association. Standards for medical care in diabetes-2011. Diabetes Care 2011;34(Suppl1):S11–S61
[5] U. Schwabe, D. Paffrath; Arzneiverordnungsreport 2011
[6] DiPiro JT, Talbert RL, Yee GC et al.: Pharmacotherapy: A Pathophysiologic Approach. 8th edition. Chapter 83: Diabetes Mellitus
[7] W. A. Scherbaum, R. Landgraf; Evidenzbasierte Leitlinie – Therapie des Diabetes mellitus Typ 1; DDG

Autoren

Andreas N. Förster, Pharm. D., Adler-Apotheke Velbert, studierte Pharmazie in Bonn und Poitiers (Frankreich), im Anschluss Tätigkeit in der pharmazeutischen Industrie. 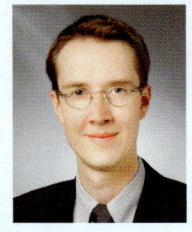 Von 2004 bis 2007 Studium an der University of Florida (USA) zum Doctor of Pharmacy, danach Ernennung zum Clinical Assistant Professor for Professional Education an der University of Minnesota (USA). Er erhielt den Achievement Award des Department of Pharmaceutics 2002 für Forschungsarbeiten an der University of Florida. In Deutschland wurde er für Konzepte zur Integration der pharmazeutischen Betreuung in die öffentliche Apotheke mit dem Excellence Award 2009 und dem Zukunftspreis Öffentliche Apotheke 2012 ausgezeichnet.

Kontaktadresse:
Andreas Niclas Förster, Pharm. D., Adler-Apotheke, Friedrichstr. 185, 42551 Velbert

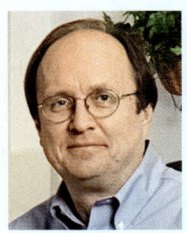 **Professor Dr. Hartmut Derendorf** ist Distinguished Professor und Chairman des Departments of Pharmaceutics an der University of Florida in Gainesville, wo er seit 1983 Pharmakokinetik, Pharmakodynamik und Klinische Pharmakokinetik lehrt. Seine Forschungsschwerpunkte sind Pharmakokinetik und Pharmakodynamik von Corticosteroiden und Antibiotika. Er war Präsident des American College of Clinical Pharmacology und der International Society for Anti-infective Pharmacology. Professor Derendorf wurde für herausragende Forschungsleistungen auf dem Gebiet der Klinischen Pharmakologie mit dem Distinguished Investigator Award des American College of Clinical Pharmacology (ACCP) 2010 ausgezeichnet. Im gleichen Jahr wurde ihm auch der Volwiler Award verliehen, die höchste Forschungsauszeichnung der amerikanischen Hochschulpharmazie.

Prof. Dr. Hartmut Derendorf, Distinguished Professor and Chairman, Department of Pharmaceutics, University of Florida, 100494, College of Pharmacy, 1600 SW Archer Road, P3-27, Gainesville, FL 32610

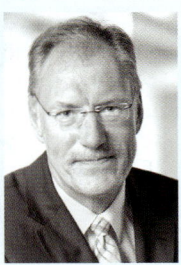 **Dr. med. Robert Hermann**, Studium der Human-Medizin an der Johann-Wolfgang Goethe-Universität Frankfurt, Facharzt für Anästhesie & Intensivmedizin, Facharzt für Klinische Pharmakologie, selbstständiger Berater für klinische Entwicklungsfragen innovativer Arzneimittel und pharmazeutischer Produkte.

Dr. med. Robert Hermann, Arzt für Anästhesiologie und Klinische Pharmakologie, Managing Director, Clinical Research Appliance (cr.appliance), Rossittenstraße 15, 78315 Radolfzell

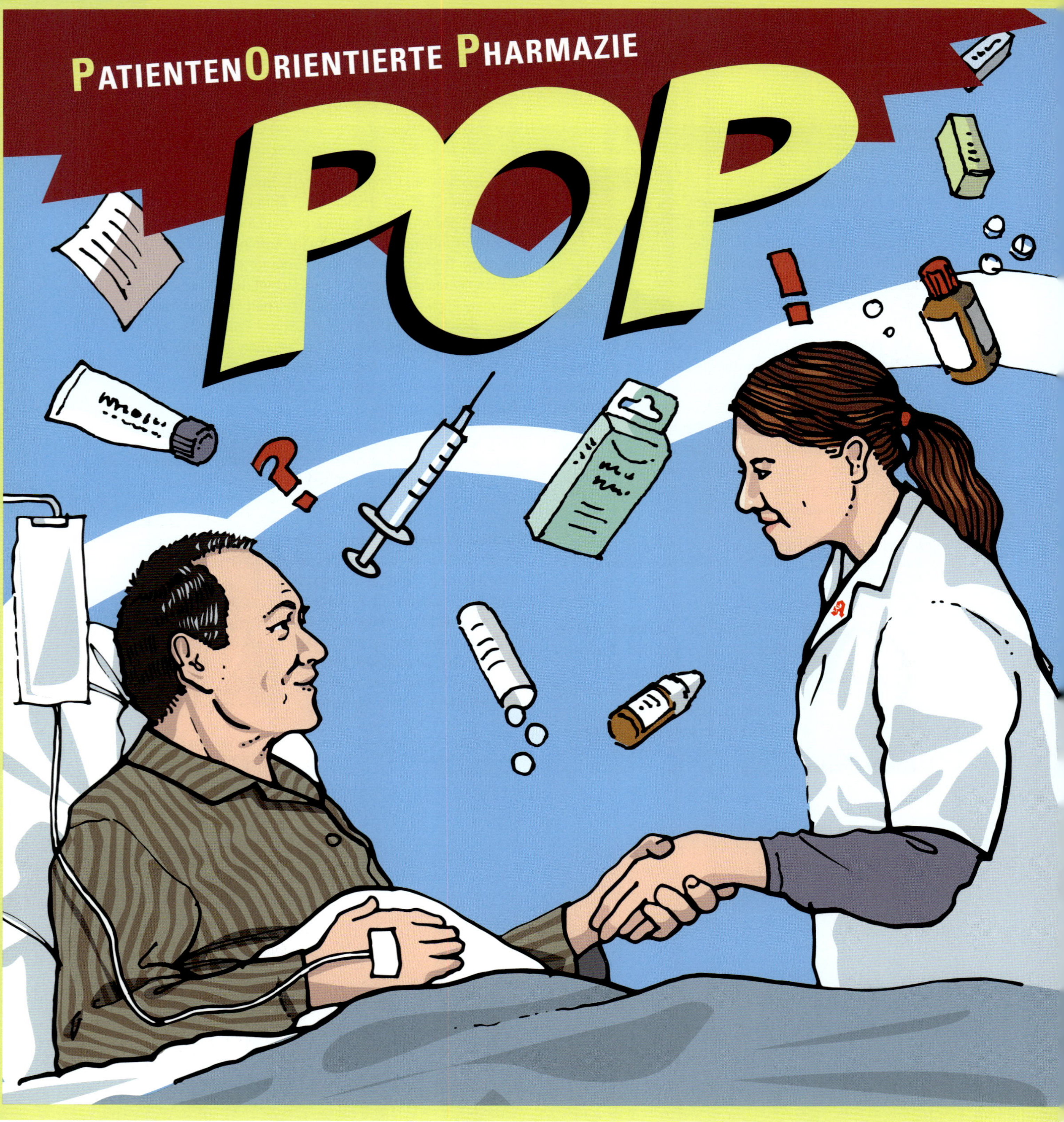

POP

Ein Schlaganfall-Patient

Was Akutversorgung und Medikationsmanagement leisten können

Von Olaf Rose, Thomas Liebig, David Maintz und Hartmut Derendorf | In der Klinischen Pharmazie dreht sich alles um den Patienten, um Leitlinien und um das klinische Ergebnis. Bearbeiten Sie mit uns diesen Patientenfall und erlernen Sie so zusätzliches Wissen in klinischer Pharmazie.

Lernziel

In diesem Artikel bekommen Sie Einblick in die Abläufe in einem hochspezialisierten Schlaganfallzentrum. Sie lernen dabei:

- wie ein Patient mit einem schweren Schlaganfall aktuell behandelt wird,
- welche Medikamente zur Therapie und Nachsorge angewendet werden und
- aufbauend auf diesem Wissen: welche Interaktionen beachtet und welche ignoriert werden sollten.

Der Patient

Patient Friedhelm Schumacher ist 61 Jahre alt. Um 7:40 Uhr erwacht er mit einer Schwäche und Gefühlsstörung der rechten Körperseite. Wenig später, so berichtet die Ehefrau, habe er auch nicht mehr sprechen können. Frau Schumacher bemerkt außerdem ein „schiefes Gesicht" und verständigt schon kurz danach den Notarzt. Dieser ist 15 Minuten später vor Ort und begleitet den Patienten in das nächstgelegene Schlaganfallzentrum. Zuvor lässt er alle Medikamente, die Herr Schumacher derzeit einnimmt, von seiner Frau in eine Tüte packen und übergibt sie persönlich dem Klinikarzt. Die Aufnahme auf der Schlaganfallstation, der „Stroke Unit", erfolgt um 8:20 Uhr.

Die Ärzte erstellen folgenden Untersuchungsbefund:

- Mittelgradige brachiofazial betonte Halbseitenlähmung rechts, Sprachverständnis- und Sprachproduktionsstörung (globale Aphasie). 82 kg, RR 160/95 mmHg, Herzfrequenz: 80, arrhythmisch. Körpergröße: 1,72 m, BMI: 28.
- Vorerkrankungen: Keine wesentlichen bekannt.
- Risikofaktoren: arterielle Hypertonie, Nikotinabusus.

Die Daten von Herrn Schumacher sind im System der Klinik bereits erfasst. Vor 10 Monaten hatte er sich dort vorgestellt, nachdem es zweimal minutenweise zu Sehstörungen auf dem linken Auge sowie vorübergehend zu einer Schwäche des rechten Armes gekommen war. Im Ultraschall hatte man damals bereits eine Einengung der linken Arteria carotis interna infolge arteriosklerotischer Wandveränderungen festgestellt, die Herr Schumacher jedoch entgegen der Empfehlung nicht weiter hat abklären bzw. behandeln lassen.

Herr Schumacher wird ohne Verzögerung direkt zur Durchführung einer Computertomographie einschließlich Darstellung der hirnversorgenden Gefäße in die radiologische Abteilung verbracht. Diese Untersuchung zeigt zum einen, dass die vorbekannte Einengung der linken Halsschlagader in der Zwischenzeit noch weiter zugenommen hat – mittlerweile handelte es sich um einen fast vollständigen Verschluss – zum anderen finden sich im Verlauf der linken mittleren Hirnarterie ein Gefäßab-

Medikamente

In der Tüte des Patienten befinden sich folgende Medikamente, deren Dosierung wie folgt vermutet wird:

- Atenolol 25 mg: 1-0-0
- Clarithromycin 250 mg: 1-0-1
- Salbutamol Inhaler: bei Bedarf
- Terfenadin 60 mg: 1-0-0
- ASS 100 mg: 0-1-0
- Clopidogrel 75 mg: 0-1-0
- Xylometazolin Nasenspray

bruch sowie infolgedessen eine deutlich verringerte und verspätete Kontrastmittelanflutung in den nachgeschalteten Gefäßen als Ausdruck der Minderdurchblutung des betroffenen Hirnareals. Computertomographische Anzeichen einer Blutung finden sich nicht. Da es sich um relativ viel Thrombusmaterial handelt, wird der Patient unmittelbar nach Beginn der medikamentösen Fibrinolyse in die Angiografie-Einheit der radiologischen Abteilung verbracht, damit hier die Gefäße erneut mithilfe eines Katheters dargestellt werden können und für den Fall, dass sie weiterhin verschlossen sind, über das Gefäßsystem wieder eröffnet werden können.

Angiographisch bestätigt sich im Computertomographiebefund eine hochgradig eingeengte linke innere Halsschlagader. Diese Einengung kommt als Quelle des weiter stromabwärts die mittlere Hirnarterie verschließenden Blutgerinnsels in Betracht und muss zunächst mechanisch beseitigt werden, um die übrigen Thromben mit dem Katheter und dem Thrombektomiesystem zu erreichen. Technisch wird hierzu das dünne verbliebene Lu- ▷

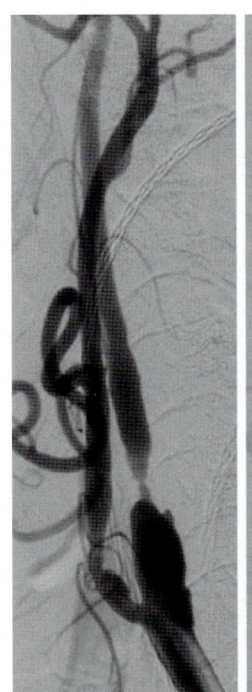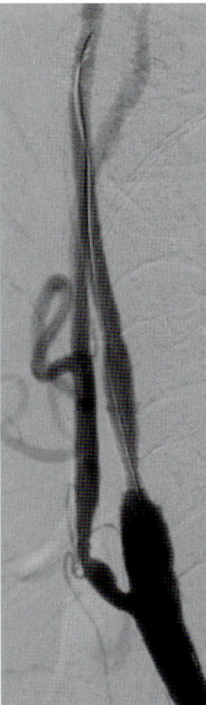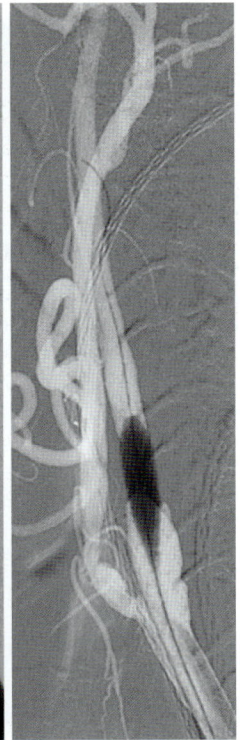

Abb. 1 (von links): a) vor Stent, b) nach Freisetzen des Stents, c) während der Ballondilatation

Foto: Rose/Maintz/Liebig

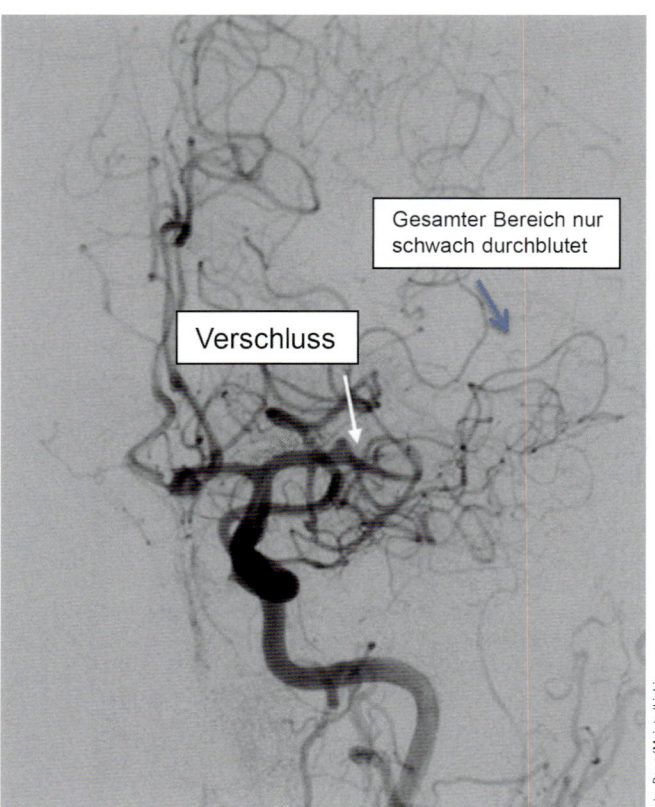

Gesamter Bereich nur
schwach durchblutet

Verschluss

Foto: Rose/Maintz/Liebig

Abb. 2: Angiographie. Bei der Angiographie wird das Kontrastmittel direkt in ein Gefäß gespritzt. Auf diese Weise kann man mit bestmöglicher zeitlicher und räumlicher Auflösung das Gefäßsystem darstellen und in diesem Fall einen Gefäßverschluss im Verlauf der mittleren Hirnarterie erkennen. Das nachgeschaltete Areal erfährt über die benachbarten Gefäße eine nur unzureichende Reservedurchblutung.

men zunächst mit einem sehr feinen Draht sondiert, über diesen wird dann eine engmaschige Gefäßprothese – ein sogenannter Stent – eingebracht, der abschließend mit einem kontrastmittelgefüllten Ballon anmodelliert wird (Abb. 1 a–c). Nach Beseitigung der Engstelle kann dann ein geeignetes System zur Entfernung des Blutgerinnsels bis in die mittlere Hirnarterie vorgeführt werden.

Wie lautet das Therapieziel?

Der Hauptstamm der mittleren Hirnschlagader ist bei ischämischen Schlaganfällen häufig betroffen. Die Schwere der Symptomatik rührt – wie auch bei Herrn Schumacher – daher, dass zum einen ein relativ großes Areal betroffen ist und zum anderen besonders wichtige Strukturen betroffen sind, u. a. die innere Kapsel, durch die die Faserbahnen von der Zentralregion sensorische und motorische Informationen und Befehle leiten, und das Sprachzentrum (bei Rechtshändern). Das Ziel jeder Therapie ist eine schnellstmögliche Reperfusion der betroffenen Hirnareale. Anschließend sollten Maßnahmen ergriffen werden, um das Risiko für ein erneutes Auftreten eines Thrombus zu verringern. Daher ist es auch wichtig, die Ursache des Gefäßverschlusses zu identifizieren. Verbleibende Symptome sollten alsbald physiotherapeutisch behandelt werden.

Klinische Pharmazie

Klinische Highlights

Für eine Lyse gibt es ein enges Zeitfenster von 3 oder 4,5 Stunden.

Nach Implantation eines nicht-medikamentenbeschichteten Stents ist eine duale Thrombozyten-Aggregationshemmung über 3 Monate, bei Verwendung eines beschichteten Stents über 12 Monate indiziert. Danach soll eine Monotherapie fortgeführt werden.

Schlaganfälle sind entweder ischämischer oder hämorrhagischer Genese. Bei einem ischämischen Schlaganfall durch Thrombusbildung gibt es prinzipiell zwei Möglichkeiten zur Entfernung des Thrombus:

Lyse. Die Lyse mit Alteplase/rt-PA (recombinant tissue-type plasminogen activator) ist die prinzipiell einfachste Möglichkeit der Thrombusentfernung. Angewendet werden:
rt-PA 0,9 mg/kg (maximal 90 mg), davon 10% als initialer Bolus und der Rest der Dosis als Infusion über eine Stunde [11].
Für die Lyse bestehen allerdings Kontraindikationen, und es gibt hierfür auch nur ein begrenztes Zeitfenster:

- Innerhalb von drei Stunden nach Auftreten der ersten Symptome.
- Das Zeitfenster kann erweitert werden [8] auf innerhalb von 4,5 Stunden nach Auftreten der Symptome nur dann, wenn der Patient
  – jünger als 80 Jahre ist,
  – kein Diabetiker ist,
  – es sein erster Schlaganfall ist und
  – er keine Antikoagulation erhält.

Bei einer Lyse muss immer das Blutungsrisiko, speziell auch das Risiko einer Hirnblutung, beachtet und beobachtet werden. Bei einem hämorrhagischen Apoplex ist eine Lyse entsprechend fatal, weshalb eine Blutung stets zuvor im CT auszuschließen ist.
Außerdem ist aus Studien bekannt, dass die systematische Fibrinolyse nicht in der Lage ist, größere Thromben ausreichend schnell aufzulösen, insbesondere dann, wenn durch einen Stammgefäßverschluss der Blutstrom so weit reduziert wird, dass auch der Transport des Medikamentes an den Wirkort verhindert wird [5].

Thrombektomie mittels Katheter. Kommt eine Lyse primär nicht in Betracht oder hat aufgrund der Größe des Thrombus und des Verschlussmusters wenig Aussicht auf Erfolg, so kann mittels Mikrokatheter unter angiographischer Durchleuchtungskontrolle ein rückholbarer Stent-artiger „Fangkorb" (thrombectomy device) am Thrombus vorbeigeführt und entfaltet werden. Der Thrombus verbindet sich mit dem Maschengeflecht und kann zusammen mit dem System wieder entfernt werden. Manch-

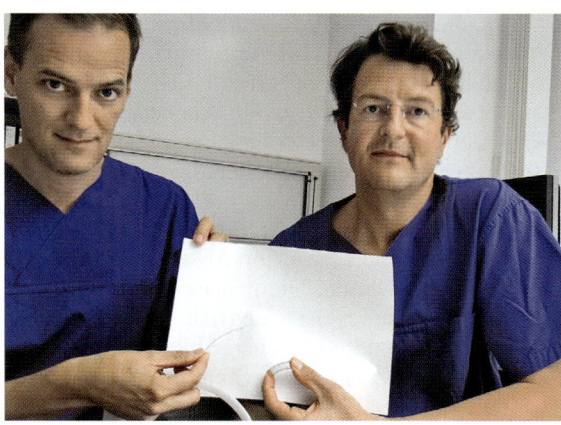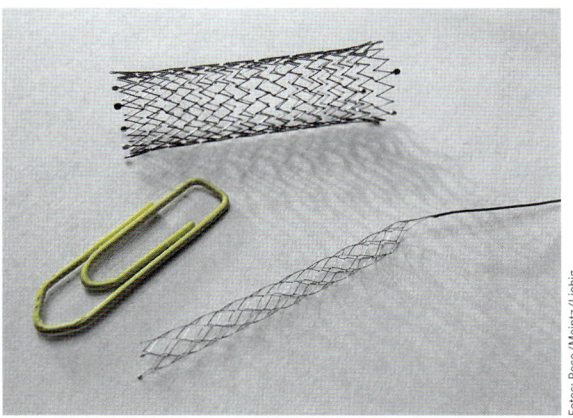

Fotos: Rose/Maintz/Liebig

Abb. 3a und 3b: Rekanalisationsinstrumente. Prof. Liebig (li.) und Prof. Maintz (re.) demonstrieren ihre Rekanalisationsinstrumente, die in b) im Detail dargestellt sind: oben ein Stent, wie er z. B. für die Beseitigung einer Halsarterieneinengung eingesetzt wird, unten ein Thrombektomie-Device, das für die intrakranielle Anwendung einen kleineren Durchmesser hat und an einem Draht montiert ist, um einen Rückzug des gefassten Thrombus zu ermöglichen.

mal sind hierzu mehrere Passagen mit diesem Instrument erforderlich.

Unter Umständen muss auch ein Stent dauerhaft implantiert werden, wie hier im Zugangsweg an der Arteria carotis oder auch zur Beseitigung von Engstellen der Hirnarterien selbst (Abb. 3 a und b). Dieser stellt dann einen Fremdkörper im strömenden Blut dar, was in der Pharmakotherapie berücksichtigt werden muss. Vor der Intervention ist eine Ladedosis von 600 mg Clopidogrel und 300 mg ASS in Betracht zu ziehen, sofern der Patient diese Medikamente nicht schon einnimmt.

Klinische Pharmazie am Beispiel des Patienten Friedhelm Schumacher

Lyse: Ist unser Patient ein Kandidat für eine Lysetherapie? Zwar kann ein hämorrhagischer Schlaganfall als Kontraindikation ausgeschlossen werden, allerdings ist der Beginn des Verschlusses unklar. Bei einem „wake-up-stroke" kann der Thrombus irgendwann in der Nacht aufgetreten sein, ob das Zeitfester kleiner als 3 bzw. 4,5 Stunden ist, ist dann nicht mehr zu klären. Ferner sind die Aussichten für einen Lyseerfolg bei Verschluss des Hauptstammes der mittleren Hirnarterie selbst innerhalb eines adäquaten Zeitrahmens schlecht. Es resultiert deshalb der Entschluss zur endovaskulären Thrombektomie. In Intubationsnarkose, die vor allem unwillkürliche Bewegungen des Patienten während der Hirngefäßsondierung verhindern soll, wird vom Neuroradiologen zunächst eine übersichtsweise Gefäßdarstellung erzeugt und dann die linke vordere Halsschlagader mit einem Führungskatheter sondiert. Über diesen werden unter Durchleuchtungskontrolle der Mikrodraht sowie nachfolgend der Stentapplikator vorsichtig durch die Stenose geführt, der Stent freigesetzt und abschließend mit einem Ballon anmodelliert, wobei gleichzeitig die Gefäßenge selbst kontrolliert aufgeweitet wird. Erst danach kann das Gefäß weiter stromabwärts sondiert werden, was erforderlich ist, um das Thrombektomiesystem zu platzieren und den Thrombus zu entfernen. In der Abschlusskont-

rolle sind die Gefäße wieder frei kontrastiert, dementsprechend also auch durchblutet (Abb. 4).

Im weiteren Verlauf kommt es dann beim Patienten zu einer deutlichen klinischen Besserung der Symptome. In einer weiteren Computertomographie nach 16 Stunden wird noch eine verspätete Einblutung ausgeschlossen und das Ausmaß des Infarktes beurteilt, der letztlich nur sehr kleine und klinisch nicht dauerhaft relevante Areale betrifft.

Das neu diagnostizierte intermittierende Vorhofflimmern ist neben der Stenose der Halsschlagader auch als potenzieller Auslöser des Thrombus zu vermuten. „Ätiologie des Schlaganfalls kardiogen oder arterio-arteriell-embolisch" wird daher in der Patientenakte festgehalten, so dass sich Ansätze zur Sekundärprophylaxe ergeben. Der Patient wird zur ▷

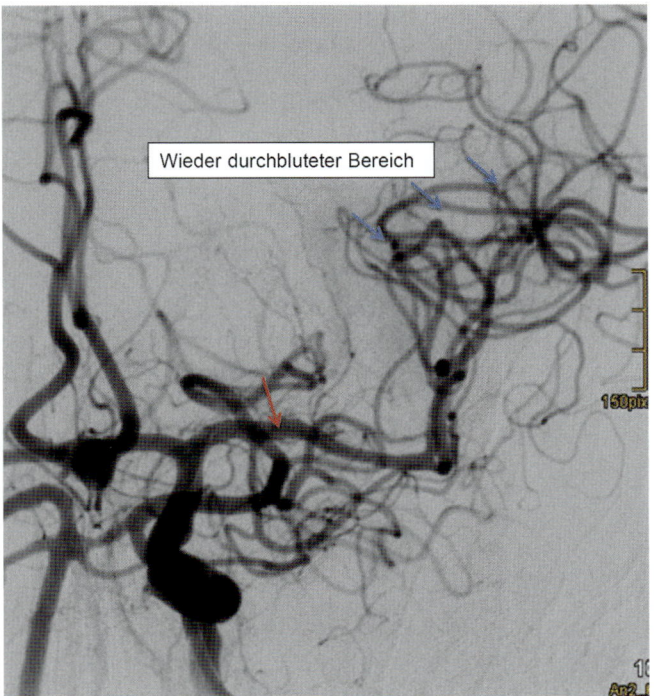

Wieder durchbluteter Bereich

Foto: Rose/Maintz/Liebig

Abb. 4: Angiographische Abschlusskontrolle: Komplette Rekanalisation

Tab. 1: CHADS$_2$- und CHA$_2$DS$_2$VASc-Risiko-Score
Der CHA$_2$DS$_2$VASc-Score setzt die Resultate neuerer Studien um, indem er weitere Risikofaktoren einbezieht. [Quelle: ESC-AF-Guidelines]

CHADS$_2$	Score
C (Congestive Heart failure)	1
H (Hypertension)	1
A (Age) > 75	1
D (Diabetes)	1
S (Stroke or TIA)	2

CHADS$_2$ VASc	Score
CHF or LVEF	1
Hypertension	1
Age > 75	2
Diabetes	1
Stroke/TIA/ Thromboembolism	2
Vascular Disease	1
Age 65 – 74	1
Female	1

Kardiologie überwiesen, um zu evaluieren, ob eine medikamentöse Behandlung, eine Kardioversion oder eine Ablation zur Behandlung des Vorhofflimmerns hier sinnvoll ist. In jedem Falle muss jedoch bereits jetzt evaluiert werden, ob weiterhin eine Anti-Plättchen-Therapie und/oder eine Aggregationshemmung indiziert ist.

Plättchentherapie und Antikoagulation: Diese Abwägung für die geeignete Therapie geschieht mittels CHADS$_2$- oder besser mittels CHA$_2$DS$_2$-VASc-Risiko-Score, die als akzeptiertes Kriterium dafür gelten, ob eine Therapie mit einem Antikoagulans indiziert ist (Tab. 1). Für jeden vierten Patienten, der im CHADS$_2$-Score bei 1 liegt, konnte inzwischen gezeigt werden, dass er im CHA$_2$DS$_2$-VASc-Score bei 2 liegen würde und von einer Antikoagulation profitieren würde. In einem fokussierten Update der European Society of Cardiology (ESC) wird daher jetzt nur noch der CHA$_2$DS$_2$-VASc-Score empfohlen [22].
Bis zu einem Score von 1 entscheidet man sich zugunsten einer Anti-Plättchen-Therapie mit z. B. ASS, Clopidogrel, Prasugrel oder Ticagrelor. Ab einem CHADS$_2$-Score von 2 überwiegt dann der Nutzen einer Antikoagulation die (Blutungs-) Risiken. Bei unserem Patienten schlägt nun also sowohl im CHADS$_2$- als auch im CHA$_2$DS$_2$-VASc Scoring der Schlaganfall (2 Punkte) und der Hypertonus (1 Punkt) zu Buche, er erhält daher 3 Punkte und ist somit ein Kandidat für eine Antikoagulation (Tab. 1).
Für die Antikoagulation stehen derzeit fünf Wirkstoffe zur Wahl: die beiden Vitamin-K-Antagonisten Warfarin und Phenprocoumon sowie die neuen oralen Antikoagulanzien (NOACs) Rivaroxaban, Apixaban und Dabigatran. Ein ausführlicher Vergleich der Substanzen ist bereits in DAZ 2012, Nr. 28, S. 46 ff vom Erstautor veröffentlicht worden.

Unser Patient erhält wegen des frisch implantierten Stents zunächst prinzipiell eine zweifache Plättchentherapie mit ASS 100 mg und Clopidogrel 75 mg, beide einmal täglich. Diese duale Anti-Plättchen-Therapie ist bis zur mutmaßlichen Endothelialisierung des Stents erforderlich, also mindestens etwa acht, besser zwölf Wochen. Hier überwiegt der Nutzen einer zweifachen Behandlung die Blutungsrisiken [10]. Da in der Apothekensoftware diese Kombination zunächst als Interaktion erscheint, ist es wichtig, sie richtig einzuschätzen und den Patienten nicht etwa zum Absetzen eines Wirkstoffes zu motivieren. Die genaue Dauer der Anti-Plättchen-Therapie ist Gegenstand zahlreicher Kontroversen und vielfacher Studien und unterscheidet sich zudem zwischen einfachen unbeschichteten, sogenannten Bare-Metal Stents (BMS) und beschichteten, Drug-Eluting Stents (DES). DES werden derzeit überwiegend als Koronarstents und vereinzelt als Stents der Beinarterien eingesetzt, hierbei wird die Endothelüberwucherung und somit die Restenoserate durch die Beschichtung mit

Was wäre wenn ...

... der Patient einen DES erhalten hätte oder keine Indikation zur Antikoagulation hätte? Anhand der Leitlinien kommt man zu diesem Ergebnis [15,16]:

Patient nach Implantation eines Bare-Metal Stents	3 Monate ASS 100 mg/ Clopidogrel 75 mg, danach Monotherapie unbegrenzt
Patient nach Implantation eines Drug-Eluting Stents	12 Monate ASS 100 mg/Clopidogrel 75 mg, danach Monotherapie unbegrenzt
Patient nach Implantation eines Bare-Metal Stents bei Indikation zur Antikoagulation	Vitamin K-Antagonist INR Zielwert 2-2,5 plus ASS 100 mg/ Clopidogrel 75 mg für 4 Wochen, danach Monotherapie Vitamin K-Antagonist INR 2-3 oder NOAC
Patient nach Implantation eines Drug-Eluting Stents bei Indikation zur Antikoagulation	Vitamin K-Antagonist INR Zielwert 2-2,5 plus ASS 100 mg/ Clopidogrel 75 mg für 6 Monate, danach Vitamin K-Antagonist oder NOAC plus Clopidogrel für 6 Monate, danach Monotherapie Vitamin K-Antagonist INR 2-3 oder NOAC

Die gerinnungshemmende Therapie nach Stent ist Gegenstand zahlreicher Studien. Sofern der Patient zusätzlich ein akutes Koronarsyndrom oder ein hohes Blutungsrisiko aufweist, müsste die Therapie allerdings individuell weiter angepasst werden.
Bei unserem Patienten handelt es sich um einen Patienten mit Indikation zur Antikoagulation und zur dualen Plättchentherapie.

Sirolimus, Paclitaxel, Zotarolimus oder neuerdings auch mit Antiköpern verringert. Neurostents sind allerdings meist Bare-Metal Stents. Es ist inzwischen in den meisten Leitlinien verankert, dass nach Implantation eines BMS die duale Plättchenhemmung über drei Monate durchgeführt werden sollte, bei Drug-Eluting Stents sogar über zwölf Monate [15, 16]. Anschließend kann dann auf eine Monotherapie mit ASS 100 oder den anderen genannten Anti-Plättchen Wirkstoffen (Thienopyridinen/ADP-Rezeptor-/P2Y12-Antagonisten) gewechselt werden. Die Monotherapie muss dann solange durchgeführt werden, wie der Stent verbleibt, in aller Regel also lebenslang.

Ist aber laut CHA_2DS_2-VASc eine Antikoagulation erforderlich, so stellt sich die Frage, ob die Duale Antiplättchentherapie zusätzlich zur Antikoagulation gegeben wird oder ob die ja stärkere Antikoagulation alleine ausreicht. Hier ist es so, dass für einen allerdings dann verkürzten Zeitraum die beiden Therapien kombiniert werden können, wenngleich das Blutungsrisiko erhöht ist [15]. Eine kombinierte Triple-Therapie ist allerdings mit den NOACs noch nicht erprobt, so dass für die Zeit der erforderlichen Dreifachbehandlung doch wieder auf die älteren Vitamin-K-Antagonisten zurückgegriffen werden muss (eine Zweifachbehandlung mit z.B. Rivaroxaban und ASS oder Clopidogrel gilt hingegen als sicher).

MTM – das Medikationsmanagement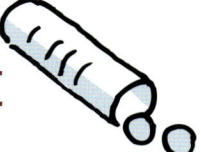

Der Arzt auf Station möchte nun, dass der Apotheker die Daten des Patienten insgesamt klinisch-pharmazeutisch aufarbeitet und ein MTM erstellt.

Die Laborwerte liegen inzwischen vor, sind aber sämtlich im Normalbereich. Das Lipidpanel ist hingegen auffällig:

Lipidpanel nüchtern: Gesamtcholesterin (TC): 242 mg/dl, Triglyceride 297 mg/dl, HDL 28 mg/dl, LDL 155 mg/dl

Das MTM wird – wie in der POP-Serie üblich – in einem angepassten SOAP-Format geschrieben [3]. Es handelt sich hier um ein erweitertes klinisches MTM.

 Kurzbeschreibung des Patienten

Friedhelm Schumacher ist ein 61-jähriger übergewichtiger Herr im Zustand nach Schlaganfall mit deutlich verbesserten Symptomen einer Hemiparese. Seine Sprache ist wieder gut verständlich. Er leidet an Bluthochdruck, Vorhofflimmern und an Hyperlipidämie.

 Objektive Parameter und relevante Ziele

Diagnosen: Bluthochdruck, Brady-Arrhytmia absoluta bei permanentem Vorhofflimmern, Fettleibigkeit, Hyperlipidämie, Status post Apoplexia cerebri.

Medikamente:
Atenolol 25 mg: 1-0-0
Terfenadin 60 mg: 1-0-0
ASS 100 mg: 0-1-0
Clopidogrel 75 mg: 0-1-0

Clarithromycin 250 mg:1-0-1 (abgesetzt)
Salbutamol Inhaler: bei Bedarf (abgesetzt)
Xylometazolin Nasenspray (abgesetzt)

Allergien: Pollinosis

Vitalparameter: 82 kg, RR 160/95 mmHg, Puls 80, arrhythmisch. Körpergröße 1,72 m, BMI 28

Lipidpanel nüchtern: Gesamtcholesterin (TC): 242 mg/dl, Triglyceride 297 mg/dl, HDL 28 mg/dl, LDL 155 mg/dl

 Befund

Indikationsprüfung: Für den Patienten errechnet sich ein $CHADS_2$-Score von 3, daher wird eine Antikoagulation empfohlen. NOACs weisen u.a. ein geringeres Risiko für schwere Blutungen auf, haben keine Nahrungsmittelinteraktionen und erfordern kein Monitoring, sind daher den Vitamin K-Antagonisten vorzuziehen [2, 17, 18, 19, 22]. Nach Implantation eines Bare-Metal Stents wird eine Kombination mit einer dualen Anti-Plättchentherapie empfohlen. Da für die Dreifach-Kombination keine Erfahrungen mit einem NOAC vorliegen, wird daher hier für vier Wochen Phenprocoumon mit Zielbereich 2 bis 2,5 in Kombination mit ASS 100 mg und Clopidogrel 75 mg angeraten. Danach sollten alle drei Medikamente abgesetzt werden und es kann auf z.B. Rivaroxaban 1x täglich 20 mg als Schlaganfallprophylaxe gewechselt werden, die duale Anti-Plättchen-Therapie sollte dann ganz abgesetzt werden.

Der LDL-Wert von 155 mg/dl sollte auf 70-100 mg/dl gesenkt werden [20]. Die anzustrebende Senkung beträgt ca. 45-50%. Eine Senkung in diesem Maße kann z.B. mit Rosuvastatin 10-20 mg, Atorvastatin 40 mg oder Simvastatin 80 mg (in dieser Dosierung nicht mehr empfohlen) erreicht werden [3] (Tab. 2).

Medikationsprüfung
<u>Kontraindikationen</u>
Arrhythmie: ▷

Tab. 2: Statine – äquivalente Dosierungen

% LDL -Reduktion (approx.)	Atorvastatin	Fluvastatin	Lovastatin	Pravastatin	Rosuvastatin	Simvastatin
ca. 10 – 20%	–	20 mg	10 mg	10 mg	–	5 mg
ca. 20 – 30%	–	40 mg	20 mg	20 mg	–	10 mg
ca. 30 – 40%	10 mg	80 mg	40 mg	40 mg	5 mg	20 mg
ca. 40 – 45%	20 mg	–	80 mg	80 mg	5 – 10 mg	40 mg
ca. 46 – 50%	40 mg	–	–	–	10 – 20 mg	80 mg*
ca. 50 – 55%	80 mg	–	–	–	20 mg	–
ca. 56 – 60%	–	–	–	–	40 mg	–

* 80 mg-Dosierung wegen erhöhtem Rhabdomyolyse-Risiko nicht länger empfohlen

- Clarithromycin wurde inzwischen abgesetzt, sollte wegen der Interaktion über CYP-3A4 mit Terfenadin und wegen des proarrhythmischen Potenzials aber auch zukünftig vermieden werden.
- Terfenadin sollte aus gleichem Grunde abgesetzt und durch Cetirizin 10 mg ersetzt werden.

Interaktionsprüfung
- Die Wechselwirkung zwischen ASS, Clopidogrel und Phenprocoumon wurde wie beschrieben hinterfragt und wegen des zuvor eingesetzten Stents als gewünscht bewertet, alle drei Medikamente werden nach vier Wochen abgesetzt und durch Rivaroxaban ersetzt.
- Eine Wechselwirkung zwischen Atenolol und Salbutamol tritt auf. Betablocker reduzieren naturgemäß die Wirkung von Sympathomimetika, wobei Atenolol β_1-selektiv blockt und Salbutamol β_2-selektiv stimuliert. Das Ausmaß der Interaktion ist hier also gering. Es sollte aber beim Patienten hinterfragt werden, ob die Wirkung des Salbutamols immer ausreichend ist. Auch kann überlegt werden, ob ein Betablocker hier die erste Wahl ist oder ob ein anderer Wirkstoff günstiger wäre. Es besteht keine zwingende Indikation für einen Betablocker [23].

Leitlinienkonformität
- Die Gabe von ASS 100 mg /Clopidogrel 75 mg nach Stent ist leitliniengerecht [16], ebenso die nun erfolgende Antikoagulation, wobei die

NOACs bisher erst über Ergänzungen in den Leitlinien berücksichtigt worden sind. Eine Dreifach-Therapie mit Vitamin-K-Antagonisten ist leitlinienkonform.
- Für die Blutdrucktherapie nach Schlaganfall ist laut Leitlinie JNC-7 ein ACE-Hemmer die beste Wahl [21].
- Salbutamol und das Xylometazolin Nasenspray wurden auf Nachfrage beim Patienten nur kurzfristig bei einer akuten Infektion eingesetzt.

 Plan

Absetzen von:
Atenolol und Terfenadin.

Clarithromycin, Xylometazolin und Salbutamol sind bereits abgesetzt.

Gabe von:
- ASS 100 mg 1 x täglich p. o. und Clopidogrel 1 x täglich p. o. und von Phenprocoumon 3 mg 1 x täglich p. o. unter INR-Kontrolle auf Ziel INR 2-2,5, alle drei Medikamente über vier Wochen, danach Absetzen aller drei Medikamente, stattdessen Rivaroxaban 20 mg 1 x täglich p. o., sobald INR < 2 ist.
- Cetirizin 10 mg, 1 x täglich, p. o.
- Lisinopril 2,5 mg, 1 x täglich morgens, p. o. (Dosierung unter Monitoring binnen 1 Woche auf 5, später ggf. auf 10 mg steigern)
- Rosuvastatin 20 mg, 1 x täglich abends, p. o.

Tab. 3: Therapieüberwachung Rivaroxaban

Parameter	Zeitpunkt	Zielwerte	Durch wen	Maßnahme
Überwachung der Wirksamkeit:				
entfällt				
Überwachung auf Toxizität:				
kleinere Blutungen (Schleimhäute)	fortlaufend	übermäßig?	Primärarzt/Patient	Abwarten, dann ggf. Therapiewechsel
Leberenzyme	nach 4 Wochen	Normalwerte	Primärarzt	Therapiewechsel
Anämie	nach 3 Monaten	Normalbereich	Primärarzt	Therapiewechsel
Synkopen	fortlaufend	ja/nein	Patient	Therapiewechsel

Tab. 4: Therapieüberwachung Lisinopril:

Parameter	Zeitpunkt	Zielwerte	Durch wen	Maßnahme
Überwachung der Wirksamkeit:				
Blutdruck	wöchentlich	130 – 139 mmHG/ 80 – 85 mmHG	Primärarzt	Ggf. Dosis auf 20 mg/ Tag erhöhen
Überwachung auf Toxizität:				
Kalium	nach 2 Wochen, danach jährlich	3,8 – 5,2 mmol/l	Primärarzt	Ggf. Blutdrucksenker wechseln (BetaBlocker)
Scr	nach 2 Wochen, danach jährlich	0,66 – 1,09 mg/dl	Primärarzt	Ggf. Blutdrucksenker wechseln (BetaBlocker)
Leukozyten	nach 2 Wochen, danach jährlich	$4 - 9 \times 10^9$/l	Primärarzt	Ggf. Blutdrucksenker wechseln (BetaBlocker)
Reizhusten	fortlaufend	ja/nein	Patient	Ggf. Blutdrucksenker wechseln (AT-1Blocker)

 5 Monitoring/Therapieüberwachung

Therapieüberwachung Rivaroxaban (Tab. 3)
Therapieüberwachung Lisinopril (Tab. 4).

 6 Patientenvorstellung aus pharmazeutischer Sicht

- Fortlaufende INR-Kontrolle und Dosierung laut Protokoll [2].
- Dosissteigerung von Lisinopril auf 5 mg ggf. nach ca. einer Woche (Lisinopril).
- Kontrolle der Toxizität von Lisinopril, Rivaroxaban und Rosuvastatin nach vier Wochen.

Schulung: Sofern die Vorschläge vom Arzt umgesetzt werden, sollte der Apotheker den Patienten entsprechend schulen. Wichtig ist, dass man mit griffigen Sätzen die Botschaft kurz und prägnant vermittelt. Im Beispiel würde der Apotheker Herrn Schumacher die Notwendigkeit eines Medikamentes zur Cholesterinsenkung vermitteln müssen und auf die damit verbundene Chance zur Plaque-Reduktion hinweisen. Anzeichen für eine Rhabdomyolyse werden erläutert, so dass Herr Schumacher bei ersten Muskelschmerzen bereits alarmiert ist.

Eine Antikoagulations-Notfallkarte sollte dem Patienten mitgegeben werden. Über die Möglichkeit verstärkter Blutungen ist aufzuklären. Über die möglichen Nebenwirkungen von Rivaroxaban in der Dauerbehandlung wird informiert. In der Anfangsphase kann es zu vermehrten Schleimhautblutungen kommen, Synkopen sind selten, aber für den Patienten potenziell belastend und gefährlich.

AMTS-Spezial

Im AMTS-Spezial werden ausgesuchte Arzneimitteltherapiesicherheits-Aspekte des jeweiligen Themengebietes vorgestellt. In der DAZ.online-Version finden Sie zu diesem Fall ein ausführlicheres AMTS-Spezial zum Blutungsrisiko.

- Schlaganfallpatienten sind durch die Therapie mit oralen Antikoagulanzien (OAK) gefährdet, eine schwerwiegende Blutung zu entwickeln.
- 4 – 20% aller intrazerebralen Blutungen werden durch Therapie mit OAK verursacht.
- Das Blutungsrisiko ließ sich in der Vergangenheit nur schwer und nicht zuverlässig unter Verwendung komplexer Formeln abschätzen.
- Empfohlenes Instrument zur Abschätzung des Blutungsrisikos bei Patienten mit Vorhofflimmern ist der HAS-BLED Score.
- Akronym HAS-BLED steht für die blutungsassoziierten Risikofaktoren Hypertension [H], abnormal renal/liver function [A], Stroke [S], Bleeding history or predisposition [B], labile INR [L], Elderly [E] und drugs/alcohol concomitantly [D].

- HAS-BLED ist erprobt bei Patienten mit Vorhofflimmern, befasst sich mit Risikofaktoren, die zum Teil aktiv reduziert werden können, ist im klinischen Alltag einfach zu berechnen und korreliert gut mit dem Blutungsrisiko.
- Errechnet sich ein HAS-BLED Wert von ≥ 3, besteht ein hohes Blutungsrisiko (besondere Vorsicht bei der Anwendung von oralen Antikoagulanzien ist gefordert, engmaschige Kontrollmaßnahmen müssen durchgeführt werden).
- Hohe HAS-BLED-Werte disqualifizieren einen Patienten nicht per se von einer Therapie mit OAK, da diese Patienten oft auch ein hohes Schlaganfallrisiko aufweisen und dann besonders von der Antikoagulanzien-Therapie profitieren.
- Es ist noch ungewiss, ob der HAS-BLED-Score eine Unterstützung bei der Entscheidung sein kann, ob ein bewährtes OAK oder ein NOAK gewählt werden soll.

Apothekerin Dr. Verena Stahl,
Saarbrücken

Ein möglicher trockener Husten als potenzielle Nebenwirkung des ACE-Hemmers wird erläutert.

Zur Verbesserung der Compliance kann mit drastischen Worten darauf hingewiesen werden, dass die Medikamente zur Vorbeugung eines weiteren, dann vielleicht folgenschwereren Schlaganfalles entscheidend sind.

In diesem Zusammenhang kann auch auf die allgemeine Lebensführung Bezug genommen werden. Das Rauchen sollte thematisiert werden, ebenso der Wert einer gesunden Ernährung und einer Gewichtsreduktion. Konsequente physiotherapeutische Übungen bzw. Reha werden allerdings sicherlich ärztlich verordnet und eigentlich von allen Patienten gut angenommen. In Folge eines Schlaganfalls kommt es häufig auch zu Depressionen, der Patient kann vorbeugend darauf hingewiesen werden, dass er sich bei ersten Anzeichen an seinen Arzt wenden möge.

Zusammenfassung

Patient Friedhelm Schumacher erlaubt uns einen Blick auf die derzeitige Therapie eines Schlaganfalles in einem hierauf spezialisierten Zentrum. Es ergeben sich hier vielfältige Möglichkeiten, wie sich ein Apotheker sowohl auf Station als auch nach der Entlassung im niedergelassenen Bereich zum unmittelbaren Wohle des Patienten einbringen kann.

Im Beispiel musste man vertraut sein mit der dualen Anti-Plättchen-Therapie, mit dem $CHADS_2$-Score, mit der therapeutischen Vergleichbarkeit der Statin-Dosierungen und mit einer leitliniengerechten Blutdrucktherapie. Auch auf die moderne Antikoagulationstherapie wurde kurz eingegangen.

Die Erstellung eines MTMs bietet für den Arzt eine elegante Möglichkeit, bei der Auswahl der Therapie zeitsparend auf andere Ressourcen zurückzugreifen. Zudem erhält er so mehr Therapiesicherheit. ◄

Literatur

[1] Guidelines for the management of atrial fibrillation. The Task Force for the Management of Atrial Fibrillation of the European Society of Cardiology (ESC). Eur. Heart J. 31 (2010) 2369–2429.

[2] Rose O. Neue orale Antikoagulantien, DAZ 2012; 3446–3452

[3] Rose O, Derendorf H, Cholesterin-Hyperlipidämie-Patientin aus Sicht der klinischen Pharmazie, DAZ 2012; 2004–2012

[4] Bunck AC, Jüttner A, Kröger JR, Burg MC, Kugel H, Niederstadt T, Tiemann K, Schnackenburg B, Crelier GR, Heindel W, Maintz D. 4D phase contrast flow imaging for in-stent flow visualization and assessment of stent patency in peripheral vascular stents - A phantom study. Eur J Radiol. 2012 Sep; 81(9): e929–37.

[5] Hesselmann V, Niederstadt T, Dziewas R, Ritter M, Kemmling A, Maintz D, Koehler M, Seifarth H, Jacobs AH, Ringelstein EB, Heindel W. Reperfusion by combined thrombolysis and mechanical thrombectomy in acute stroke: effect of collateralization, mismatch, and time to and grade of recanalization on clinical and tissue outcome. Am J Neuroradiol. 2012 Feb; 33(2): 336–42.

[6] Dorn F, Stehle S, Lockau H, Zimmer C, Liebig T. Endovascular treatment of acute intracerebral artery occlusions with the solitaire stent: single-centre experience with 108 recanalization procedures. Cerebrovasc Dis. 2012; 34(1): 70–7. Epub 2012 Jun 30.

[7] Dorn F, Liebig T, Muenzel D, Meier R, Poppert H, Rummeny EJ, Huber A. Order of CT stroke protocol (CTA before or after CTP): impact on image quality. Neuroradiology. 2012 Feb; 54(2): 105–12. Epub 2011 Feb 23.

[8] Del Zoppo GJ, Saver JL, Jauch EC, et al. Expansion of the time window for treatment of acute ischemic stroke with intravenous tissue plasminogen activator: a science advisory from the American Heart Association/American Stroke Association, Stroke. 2010 Sep; 41(9)

[9] Guidelines for the management of atrial fibrillation. The Task Force for the Management of Atrial Fibrillation of the European Society of Cardiology (ESC). Eur. Heart J. 31 (2010) 2369–2429.

[10] Grines CL, Bonow RO, Casey DE Jr, et al. Prevention of premature discontinuation of dual antiplatelet therapy in patients with coronary artery stents: a science advisory from the American Heart Association, American College of Cardiology, Society for Cardiovascular Angiography and Interventions, American College of Surgeons, and American Dental Association, with representation from the American College of Physicians. Circulation. 2007 Feb 13; 115(6): 813–8.

[11] Fuster V, Rydén LE, Cannom DS, et al. ACC/AHA/ESC 2006 guidelines for the management of patients with atrial fibrillation: a report of the American College of Cardiology/American Heart Association Task Force on practice guidelines and the European Society of Cardiology Committee for Practice Guidelines (Writing Committee to Revise the 2001 guidelines for the management of patients with atrial fibrillation) developed in collaboration with the European Heart Rhythm Association and the Heart Rhythm Society. Circulation. 2006 Aug 15; 114(7): e257–354.

[12] The Atrial Fibrillation Follow-up Investigation of Rhythm Management (AFFIRM) Investigators. A comparison of rate control and rhythm control in patients with atrial fibrillation. N Engl J Med. 2002; 347(23): 1825–1833.

[13] European Heart Rhythm Association; European Association for Cardio-Thoracic Surgery, Camm AJ, Kirchhof P, Lip GY, et al. Guidelines for the management of atrial fibrillation: the Task Force for the Management of Atrial Fibrillation of the European Society of Cardiology (ESC). Europace. 2010 Oct; 12(10): 1360–420

[14] Ageno W, Gallus AS, Wittkowsky A, Crowther M, Hylek EM, Palareti G; American College of Chest Physicians. Oral anticoagulant therapy: Antithrombotic Therapy and Prevention of Thrombosis, 9th ed: American College of Chest Physicians Evidence-Based Clinical Practice Guidelines. Chest. 2012 Feb; 141(2 Suppl): e44S–88S

[15] Pipilis A, Lazaros G, Tsakonas G, Stefanadis C. Triple antithrombotic therapy with aspirin, a thienopyridine derivative plus oral anticoagulation in patients with atrial fibrillation undergoing coronary stenting. Hellenic J Cardiol. 2010 Jul-Aug; 51(4): 330–7.

[16] Levine GN, Bates ER, Blankenship JC, et al. 2011 ACCF/AHA/SCAI Guideline for Percutaneous Coronary Intervention: a report of the American College of Cardiology Foundation/American Heart Association Task Force on Practice Guidelines and the Society for Cardiovascular Angiography and Interventions. Circulation. 2011 Dec 6; 124(23): e574–651

[17] ROCKET-AF Study investigators, Study Rivaroxaban-once daily, oral, direct factor Xa inhibition compared with vitamin K antagonist for prevention of stroke and Embolism Trial in Atrial Fibrillation: rationale and design of the ROCKET AF study. Am. Heart J. 159 (2010) 340–347.

[18] Wallentin, L. et al., Efficacy and safety of dabigatran compared with warfarin at different levels of international normalised ratio control for stroke prevention in atrial fibrillation: an analysis of the RE-LY trial. Lancet 376 (2010) 975–983.

[19] Lip GY, Larsen TB, Skjøth F, Rasmussen LH. Indirect Comparisons of New Oral Anticoagulant Drugs for Efficacy and Safety When Used for Stroke Prevention in Atrial Fibrillation. J Am Coll Cardiol. 2012 May 8

[20] National Cholesterol Education Program (NCEP) Expert Panel on Detection, Evaluation, and Treatment of High Blood Cholesterol in Adults (Adult Treatment Panel III). Third Report of the National Cholesterol Education Program (NCEP) Expert Panel on Detection, Evaluation, and Treatment of High Blood Cholesterol in Adults (Adult Treatment Panel III) final report. Circulation. 2002 Dec 17; 106(25): 3143–421

[21] Reference Card From the Seventh Report of the Joint National Committee on Prevention, Detection, Evaluation,

and Treatment of High Blood Pressure (JNC 7), available at: http://www.nhlbi.nih.gov/guidelines/hypertension/phycard.pdf, accessed on 12-08-21

[22] Camm AJ, Lip GY, De Caterina R, et al. 2012 focused update of the ESC Guidelines for the management of atrial fibrillation: An update of the 2010 ESC Guidelines for the management of atrial fibrillation * Developed with the special contribution of the European Heart Rhythm Association. Europace. 2012 Oct; 14(10): 1385–413.

Autoren

Olaf Rose, Studium der Pharmazie von 1989–1993 an der WWU in Münster, 1993–1994 Forschungsaufenthalt bei Bayer Yakuhin, Japan, Studium/Promotion zum Doctor of Pharmacy an der University of Florida, USA 2006–2009. Inhaber dreier Apotheken in Münster 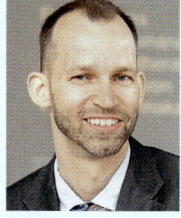 und im Münsterland. Doktorand an der Uni Bonn bei Prof. Ulrich Jaehde. Wissenschaftliches Mitglied und Mitinitiator der WestGem-Studie (MTM und sektorübergreifende Versorgungsforschung bei multimorbiden Patienten) in Zusammenarbeit mit der Bergischen Universität Wuppertal und der KatHO-NRW. Schwerpunkt: klinisches MTM.

Apotheker Olaf Rose, PharmD, Coerde-Apotheke, Hamannplatz 6, 48157 Münster, rose@elefantenapo.de

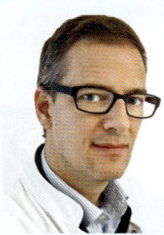

Thomas Liebig, Studium der Medizin an der MH Hannover, Integriertes Auslandsstudium an der University of Florida in den USA, Facharztausbildung in Berlin (Charité), Hannover und Essen bis zum Erwerb der Schwerpunktbezeichnung Neuroradiologie, 2006–2010 leitender Oberarzt im Klinikum rechts der Isar der TU München (Neuroradiologie), 2010–2011 kommissarischer Leiter des Instituts für Radiologische Diagnostik an der Uniklinik Köln sowie seit 2010 Berufung zum Professor und Leiter des Schwerpunkts Neuroradiologie der Uniklinik Köln. Schwerpunkt: Interventionelle Neuroradiologie.

Prof. Dr. Thomas Liebig, Leiter Neuroradiologie Uniklinik Köln, thomas.liebig@uk-koeln.de

David Maintz, Studium der Medizin an den Universitäten in Bonn, Berlin und Pittsburgh. Promotionsarbeit am Institut für Neuropathologie der Uni Bonn. Stipendi-

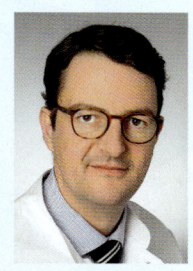

um an der Harvard Medical School (Cardiac MR Center) in Boston/USA. Ab 2003 Facharzt und Funktionsoberarzt für Diagnostische Radiologie an der Uni Münster, dort 2004 Habilitation. Ab 2007 Leitender Oberarzt sowie seit 2009 außerplanmäßiger Professor. Seit Januar 2012 Professur und Institutsleitung der Radiologischen Diagnostik an der Uniklinik Köln. Forschungsschwerpunkte: Bildgebung des Herzens und der Gefäße sowie bildgesteuerte Behandlungsverfahren.

Prof. Dr. David Maintz, Leiter des Instituts und der Poliklinik für Radiologische Diagnostik, Uniklinik Köln, david.maintz@uk-koeln.de

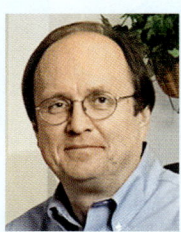

Hartmut Derendorf ist Distinguished Professor und Chairman des Departments of Pharmaceutics an der University of Florida in Gainesville, wo er seit 1983 Pharmakokinetik, Pharmakodynamik und Klinische Pharmakokinetik lehrt. Seine Forschungsschwerpunkte sind Pharmakokinetik und Pharmakodynamik von Corticosteroiden und Antibiotika. Er war Präsident des American College of Clinical Pharmacology und der International Society for Anti-infective Pharmacology. Professor Derendorf wurde für herausragende Forschungsleistungen auf dem Gebiet der Klinischen Pharmakologie mit dem Distinguished Investigator Award des American College of Clinical Pharmacology (ACCP) 2010 ausgezeichnet. Im gleichen Jahr wurde ihm auch der Volwiler Award verliehen, die höchste Forschungsauszeichnung der amerikanischen Hochschulpharmazie.

Prof. Dr. Hartmut Derendorf, Distinguished Professor and Chairman, Department of Pharmaceutics, University of Florida, 100494, College of Pharmacy, 1600 SW Archer Road, P3-27, Gainesville, FL 32610

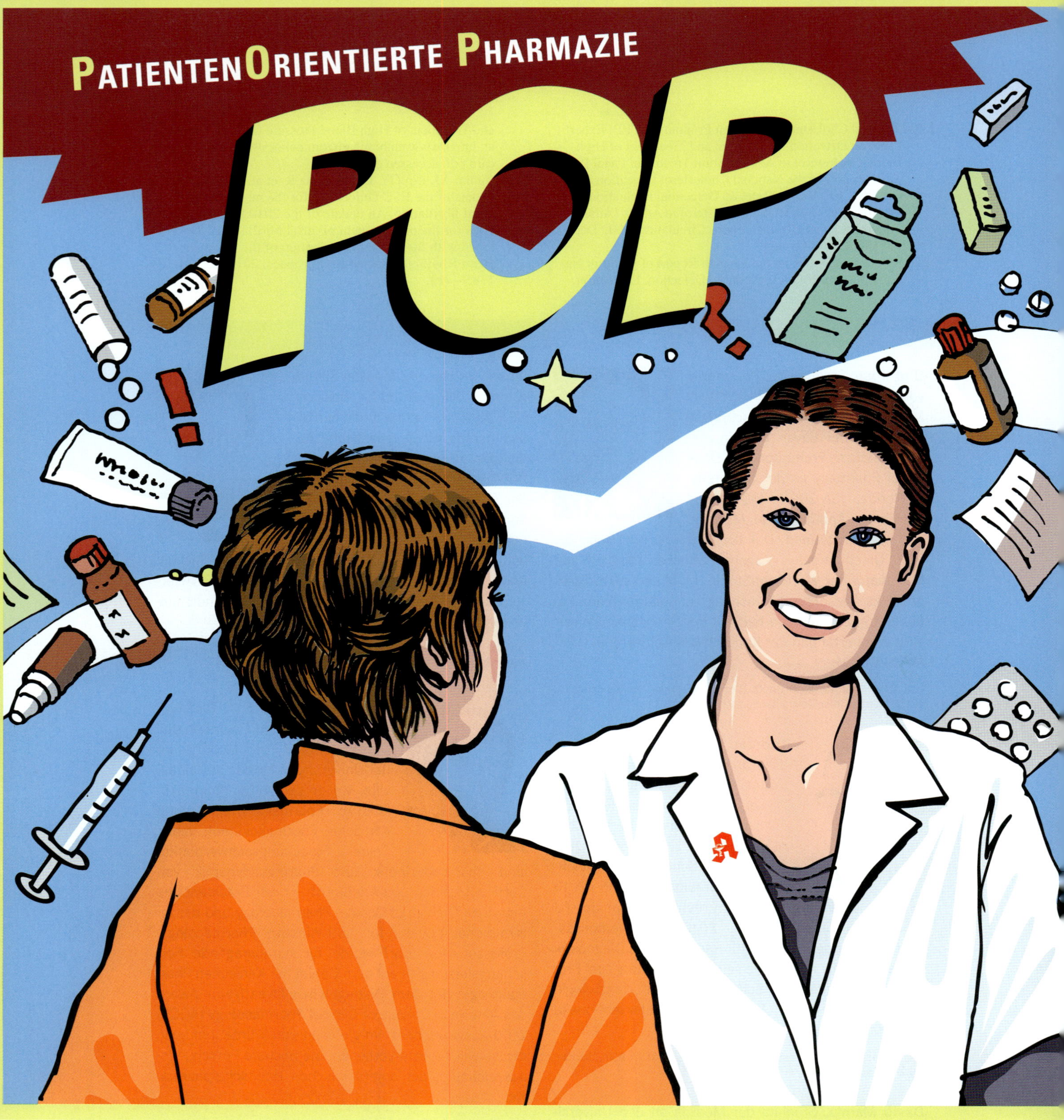

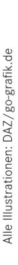

PATIENTENORIENTIERTE PHARMAZIE

POP

Eine junge Rheuma-Patientin

Nur eine frühzeitige Behandlung hilft, die Beweglichkeit zu erhalten

Isabel Waltering, Jürgen Rech und Hartmut Derendorf | In der Klinischen Pharmazie dreht sich alles um den Patienten, um Leitlinien und um das klinische Ergebnis. Bearbeiten Sie mit uns diesen Patientenfall und erlernen Sie so zusätzliches Wissen in Klinischer Pharmazie.

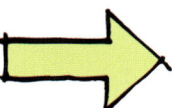

Lernziele

In diesem Artikel lesen Sie:
- Welche Symptome charakteristisch für eine Rheumatoide Arthritis sein können.
- Mit welchen Medikamenten eine Therapie begonnen werden sollte.
- Welche Hinweise für einen Rheumapatienten wichtig sind.
- Welche nicht-medikamentösen Maßnahmen sinnvoll sein können.

Die Patientin

Frau Rosa Reiß (29 Jahre) kommt in ihre Apotheke und möchte Ibuprofen 400 Tabletten erwerben. Sie möchte wissen, ob es diese Tabletten auch in einer höheren Dosierung gibt. Ein Blick in ihre Kundendatei zeigt, dass Frau Reiß schon seit einigen Monaten recht regelmäßig Ibuprofen kauft. Die Apothekerin versucht durch entsprechende Fragen festzustellen, gegen welche Art der Schmerzen die Tabletten eingenommen werden. Frau Reiß schildert, dass sie unter Schmerzen in den Händen leidet, was ihr besonders bei der Arbeit als Friseurin nicht unerhebliche Probleme bereitet. Insbesondere morgens seien die Probleme besonders ausgeprägt, an manchen Tagen brauche sie mehr als eine Stunde um die Hände und Handgelenke richtig bewegen zu können, schildert sie der Apothekerin. Auf Nachfragen bestätigt Frau Reiß, dass sie sich seit einiger Zeit „wie zerschlagen" fühlt, lustlos ist und immer sehr müde. Die Ibuprofen-Tabletten würden ihr helfen, aber sie benötigt doch mehr als dreimal täglich eine Tablette, wie es ihr empfohlen worden ist. Von einer Freundin hat sie auch schon ein Multivitaminpräparat bekommen, aber das helfe auch nicht. Außerdem würden die Schmerztabletten auf den Magen schlagen, ob sie da auch etwas für bekommen könnte.

Die Apothekerin fragt nach, ob die Symptome symmetrisch auf die Gelenke verteilt sind und ob die Schmerzen schon länger als sechs Wochen bestehen. Danach empfiehlt sie der Patientin, einen Spezialisten aufzusuchen, um die Ursache für die Beschwerden abklären zu lassen. Sie soll nicht zu lange abwarten. Bis zum Arzttermin kann Frau Reiß mit Ibuprofen 400 mg 3 x 1 Tablette vorerst weiterbehandelt werden. Zusätzlich sollte sie aber einen Protonenpumpenhemmer zum Schutz ihres Magens einnehmen.

Schon nach einer Woche erscheint Frau Reiß in der Apotheke mit einem Rezept über:

Prednisolon 5 mg	1x1 Tbl.
Diclofenac 50 mg	1x1 Tbl.
Pantoprazol 20 mg	1x1 Tbl.

Weiterhin legt sie noch ein grünes Rezept vor mit

Ibuprofen 400 mg	2x1 Tbl.

Als weitere Medikamente nimmt sie noch regelmäßig:

L-Thyroxin 100 µg	1-0-0
Leona Hexal	0-0-1

Außerdem hat Frau Reiß das Ergebnis ihrer Blutuntersuchung mitgebracht und bittet die Apothekerin, ihr die Ergebnisse zu erklären. Bei der Durchsicht der Werte zeigt sich, dass außer einer erhöhten Blutkörperchensenkungsgeschwindigkeit (BGS) von 17/29 alle Werte innerhalb ihrer Normbereiche liegen. Bei den von der Patientin geschilderten Symptomen besteht allerdings auch der Verdacht auf eine rheumatische Erkrankung. Laborparameter, die hier Aufschluss geben könnten, wurden jedoch nicht untersucht. Um die Patientin nicht zu verunsichern, erklärt die Apothekerin, dass alle Werte soweit normal seien, nur ein „Entzündungswert sei leicht erhöht". Dann empfiehlt die Apothekerin Frau Reiß, Prednisolon morgens möglichst früh – zwischen 6:00 und 8:00 Uhr – mit etwas Nahrung einzunehmen. Bezüglich der gleichzeitigen Verordnung von Diclofenac und Ibuprofen 400 wird noch einmal Rücksprache mit dem Arzt gehalten. Er besteht darauf, Ibuprofen nachmittags und abends und Diclofenac morgens anzuwenden. Frau Reiß wird das Einnahmeschema erläutert und erklärt, sie möge die Einnahme möglichst gleichmäßig über den Tag verteilen. Bezüglich Pantoprazol wird empfohlen, dieses 30 Minuten vor dem Abendessen einzunehmen. Zudem sollte Frau Reiß ihren Hausarzt noch einmal aufsuchen und eine weitere Untersuchung auf Rheuma erbitten, insbesondere dann, wenn die Medikation nicht den gewünschten Effekt zeigt.

Nach ungefähr zwei Wochen sucht Frau Reiß erneut die Apotheke auf mit einem Folgerezept für Prednisolon und einer Liste der folgenden Blutwerte:

Antikörper gegen	
Cycl. Citr. Peptid (CCP)	> 340,0 U/ml
CRP	5,8 mg/l
Rheumafaktor-IgG	26 IU/ml

Die Apothekerin bittet die Patientin um etwas Geduld, da sie sich die Laborwerte zuerst genauer ansehen möchte und bietet an, sich telefonisch mit ihr in Verbindung zu setzen.

Die Diagnose Rheuma

Die Diagnose wird auf der Basis von Symptomen und Laborwerten gestellt, die darüber hinaus auch eine Einschätzung der Prognose erlauben können. Symptome sind:
- Gelenkschmerzen und Steifheit, die länger als sechs Wochen andauert,
- unspezifische Symptome wie Müdigkeit, Schwäche, Appetitlosigkeit, Muskelschmerzen, Müdigkeit am Nachmittag und gering-gradiges Fieber,
- Druckschmerz mit Überwärmung und Schwellung der betroffenen Gelenke, Grund- und Mittelgelenke der Finger und Zehen, häufig symmetrischer Befall.

Laborwerte sind:
- Rheumafaktor (detektierbar in 60 bis 70% der Fälle) >14 IU/ml
- Antikörper gegen cyclische citrullinierte Pepti- ▷

de; positiv >10 U/ml (hohe Sensitivität und Spezifität)

- erhöhte BGS (Frauen unter 50 Jahre < 20 mm) und C-reaktives Protein > 5 mg/l
- Thrombozytose >360 Tsd./µl (am ehesten reaktiv aufgrund der Entzündung erhöht, nicht RA spezifisch).

Tabelle 1 zeigt eine Übersicht der Diagnosekriterien des American College of Rheumatologie (ACR) und der EULAR 2010 [1].

Meistens entwickeln sich die Symptome über mehrere Wochen und Monate. Müdigkeit, Gelenksteifigkeit und Schwellungen sind die ersten Anzeichen, ebenso Appetitlosigkeit und Schlafprobleme [2, 3]. Ein einzelner Test oder eine Laboruntersuchung sind nicht geeignet, die Diagnose Rheuma zu stellen. Insbesondere in der Frühphase ist die Diagnose oft schwierig. Allerdings geben eine Dauer der Morgensteifigkeit von mehr als einer Stunde und Gelenkschwellungen bzw. Gelenkschmerzen in mehr als drei Gelenken wichtige Hinweise auf eine rheumatoide Arthritis [4].

Aufgrund der Symptome der Patientin: Müdigkeit, Gelenkschmerzen, die schon seit mehreren Wochen andauern, ein typisches Gelenkmuster (Grund- und Mittelgelenke der Hände, Handgelenke, symmetrischer Befall) und erhöhte Laborwerte (BSG, Anti-CCP, Rheumafaktor und CRP), ergibt sich ein Score nach ACR/ EULAR von 8/10. Somit empfiehlt sich die Abklärung des Befundes durch einen Rheumatologen, damit möglichst schnell mit einer anti-rheumatischen Therapie begonnen werden kann. Eine Bestimmung der Krankheitsaktivität mithilfe des „Disease Activity Scores DAS 28" und eine radiologische Untersuchung sollten ebenfalls vorgenommen werden. Da es bis zum Termin noch einige Monate dauert, die Apothekerin aber aufgrund der Leitlinie von der Dringlichkeit des Therapiebeginns weiß, nimmt sie, nachdem sie das Einverständnis von Frau Reiß eingeholt hat, Kontakt mit dem Hausarzt auf. Ziel ist es, durch eine frühe Therapie ein Voranschreiten der Erkrankung und die damit verbundene Zerstörung der Gelenke zu verhindern oder zu verlangsamen. Damit soll erreicht werden, dass die Beweglichkeit der Gelenke erhalten bleibt, Schmerzen abnehmen, Lebensqualität erhalten bleibt und der Patient möglichst lange seine berufliche Tätigkeit ausüben kann.

Klinische Pharmazie

Klinische Highlights

🔖 Rheumatoide Arthritis ist eine systemische Erkrankung, die durch eine symmetrische Entzündung der Gelenke gekennzeichnet ist.

🔖 Die frühzeitige Kontrolle der Entzündung ist der Schlüsselfaktor bei der Behandlung, um ein Voranschreiten der Erkrankung zu stoppen oder zu verlangsamen.

🔖 DMARDS (Disease modifying anti-rheumatic drugs) oder Biologika sollten innerhalb von drei Monaten nach Diagnosestellung eingesetzt werden.

🔖 Das Basistherapeutikum der Wahl ist zur Zeit Methotrexat.

🔖 NSAR und/oder Glucocorticoide werden als unterstützende und überbrückende Therapie eingesetzt, bis die DMARDs oder Biologica ihre Wirkung zeigen.

🔖 Patienten benötigen eine sorgfältige Kontrolle der toxischen Symptome und des Therapieerfolges während der gesamten Behandlungsdauer.

🔖 Ein interdisziplinäres Team bestehend aus Rheumatologe, Hausarzt, Physiotherapeut, Ergotherapeut, Ernährungsberater und Apotheker soll dem Patienten zur Verfügung stehen und zusammenarbeiten. (Empfehlungen der S1-Leitlinie 2012) [4].

Unter „Rheuma" versteht man im Allgemeinen alle Erkrankungen des Bewegungsapparates. Daher ist

Tab. 1: Diagnosekriterien 2010 ACR/EULAR. Adaptiert nach: American College of Rheumatology/European League Against Rheumatism collaborative initiative [1]

Wer sollte getestet werden?	
- Patienten, die mindestens 1 Gelenk mit klinischer Synovitis (Schwellung) aufweisen	
- Patienten mit Synovitis, die nicht anders zu erklären ist	
plus mindestens 6/10 Punkten aus den folgenden Kriterien	
A. Gelenkbeteiligung	
1 großes Gelenk (Schulter, Ellenbogen, Hüfte, Knie, Sprunggelenk)	0
2 – 10 große Gelenke	1
1 – 3 kleine Gelenke (mit oder ohne große Gelenke)	2
4 – 10 kleine Gelenke (mit oder ohne große Gelenke)	3
>10 Gelenke, davon mindestens 1 kleines Gelenk	5
B. Serologie (min. 1 Nachweis positiv)	
Negativer Rheumafaktor und negativer Anti-CCP	0
Niedrig positiver Rheumafaktor oder Anti-CCP (bis 3-fach erhöhter Normalwert)	2
Hoher positiver Rheumafaktor oder Anti-CCP (>3-fach erhöhter Normalwert)	3
C. Akut-Phasen Proteine	
Normales CRP und BKS	0
Erhöhtes CRP und normales BKS	1
Dauer der Symptome	
< 6 Wochen	0
≥ 6 Wochen	1

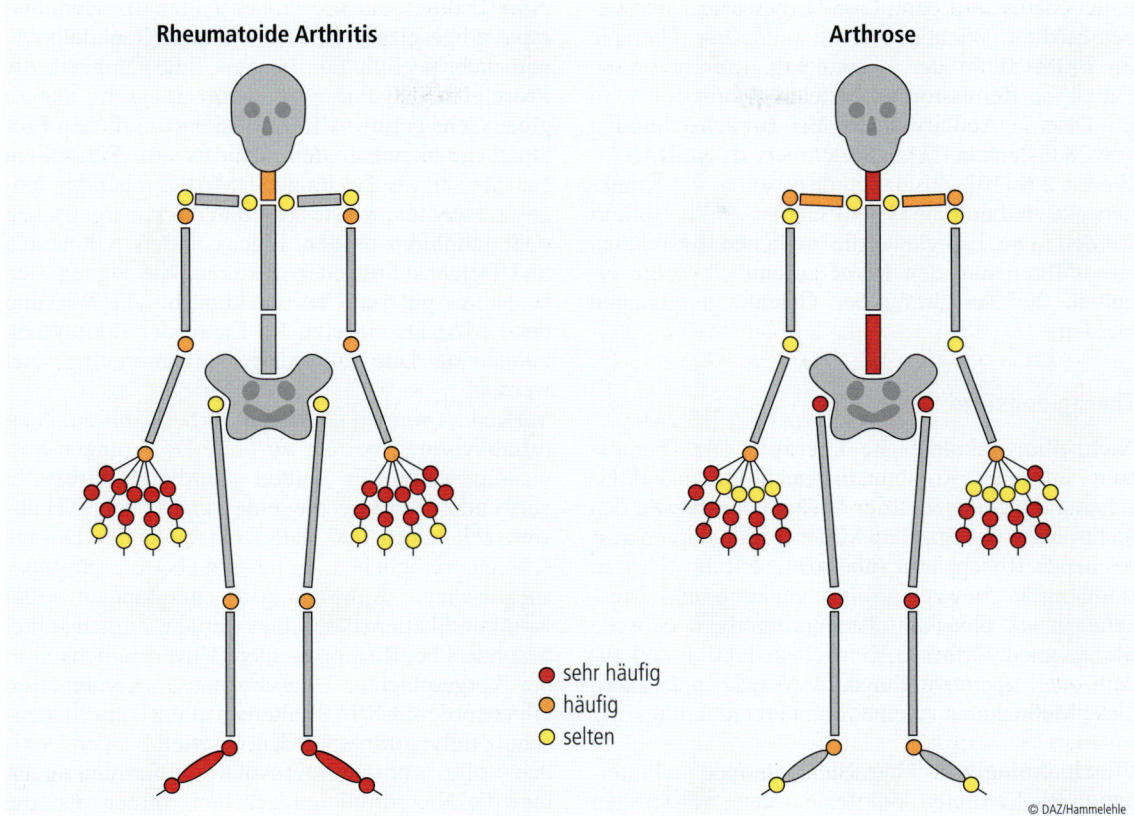

Rheumatoide Arthritis

Arthrose

● sehr häufig
● häufig
○ selten

© DAZ/Hammelehle

Abb. 1: Unterschiedlicher Gelenkbefall bei rheumatoider Arthritis und Arthrose

es auch keine Diagnose im eigentlichen Sinn, denn unter den Begriff „Rheuma" fallen circa 400 einzelne Erkrankungen. Da sich die Erkrankung aber nicht ausschließlich auf den Bewegungsapparat beschränkt, sondern auch Bindegewebestrukturen beteiligt sind, können fast alle Organe in Mitleidenschaft gezogen werden, wie zum Beispiel Augen, Herz und der Darm.

Eine rheumatoide Arthritis kann in jedem Lebensalter auftreten. Am häufigsten beginnt sie zwischen dem vierzigsten und sechzigsten Lebensjahr und betrifft dreimal mehr Frauen als Männer. Zudem scheint es eine gewisse genetische Disposition für die Erkrankung zu geben [5]. Als Ursache diskutiert man eine Fehlregulation des Immunsystems, wobei körpereigene Substanzen wie der Gelenkknorpel angegriffen und zerstört werden. Daher gehört die rheumatoide Arthritis zu den Autoimmunerkrankungen. Entzündungsmediatoren wie die Interleukine IL-1, IL-2, IL-6, Prostaglandine sowie TNF-α, aktiviert durch B-Zellen, T-Zellen und Makrophagen, verursachen eine Gelenkhautentzündung mit lokaler Gewebeproliferation und angrenzender Knorpel- und Knochendestruktion im Gelenk.

Durch die Stimulation von B-Lymphozyten werden Immunglobuline wie der Rheumafaktor gebildet [6].

Symptome

Der typische Rheumapatient beschreibt die Symptome, die auch bei Frau Reiß präsent sind: Schmerz, Schwellung und Steifheit der Gelenke, welche am Morgen besonders ausgeprägt sind und mindestens 60 Minuten andauern. Daneben sind Grippe-ähnliche Symptome keine Seltenheit. Untersuchungen zeigen einen symmetrischen Befall der Hand, Fingergrund- und/oder Fingermittelgelenke. Selten sind zu Beginn größere Gelenke befallen. Dabei zeigt sich ein deutlich anderes Befallsmuster als bei der Arthrose [7, 8] (Abb. 1).

Laboruntersuchungen

Bei Patienten mit rheumatoider Arthritis spiegelt sich die Aktivität der Erkrankung deutlich in serologischen Entzündungszeichen wider. Unspezifische, aber richtungsweisende Werte liefert die Blutkörperchensenkungsgeschwindigkeit und der CRP-Wert, wobei beide Werte für sich gesehen eher unspezifisch sind. Spezifischere Labortests sind der Rheumafaktor, der bei 65 bis 80% der Patienten positiv ist und der Anti-CCP-Wert (Antikörper gegen zyklische citrullinierte Peptide, höhere Sensitivität). Diese Untersuchung ist hochspezifisch und eignet sich zur frühen Diagnose und zur Prognose. Weitere wichtige Laborparameter sind eine spezielle Form der Anämie und eine Thrombozytose. Bei der hier vorgestellten Patientin sind sowohl der Rheumafaktor und die Anti-CCP-Werte deutlich erhöht, ebenso der CRP-Wert und die BSG. Laut den Leitlinien des American College of Rheumatolgy und den EULAR-Kriterien sollte die Patientin in kurzer Zeit einen Rheumatologen aufsuchen [1, 9].

Ziel der Therapie

Das primäre Therapieziel der rheumatoiden Arthritis ist die Verbesserung oder der Erhalt des funktio- ▷

nalen Status und damit die Verbesserung der Lebensqualität. Wichtig ist eine aggressive Therapie im Frühstadium der Erkrankung, um im besten Falle eine Remission zu erzielen. Remission wird im Disease Activity Score bei Berücksichtigung von 28 Gelenken (DAS28) definiert als ein DAS28-Wert < 2.6 [10]. Zusätzlich dazu sollen die Krankheitsaktivität und die Gelenkschmerzen kontrolliert werden. Die Fähigkeit, die täglichen Aktivitäten auszuführen und den Beruf auszuüben, sollte erhalten, die Zerstörung der Gelenke aufgehalten werden.

Therapieansätze

Nicht-pharmakologische Therapie. Die Therapie baut auf einer Kombination nicht-pharmakologischer und medikamentöser Maßnahmen auf. Zu den nicht-pharmakologischen Maßnahmen gehören ausreichende Ruhephasen (übermäßige Ruhe führt zu Immobilität, Bewegungseinschränkung und Muskelatrophie), physikalische und ergotherapeutische Maßnahmen, Orthesen, Gewichtsreduktion und zudem auch operative Eingriffe. Vorwiegend führen diese Maßnahmen zu einer Schmerzreduktion.

Pharmakologische Therapie. Nationale und internationale Leitlinien empfehlen den frühzeitigen Einsatz der klassischen DMARDs, „Disease modifying Anti-Rheumatic Drugs", als Basistherapeutika. Sie besitzen den Vorteil, dass nicht nur die Symptome behandelt werden, sondern auch einer Gelenkzerstörung vorgebeugt bzw. diese verzögert wird. Die Wirkung tritt meist mit einer Latenz von vier bis 16 Wochen nach Therapiebeginn ein, was eine Überbrückung mit Glucocorticoiden und NSAR notwendig macht. Von einem alleinigen Einsatz speziell von Glucocorticoiden ohne eine Untersuchung auf rheumaspezifische Laborwerte wird dringend abgeraten [11]. Die DMARDs zielen größtenteils auf die Bestandteile des Immunsystems, die bei Rheuma für die Gelenkzerstörung verantwortlich gemacht werden, insbesondere TNF-α, die Interleukine 1 und 6, B-Zellen und weitere sich schnell teilende Zellen.

Zu den DMARDs zählen die Leitlinien:
- Antimalariamittel: Chloroquin (Resochin®)/ Hydroxychloroquin (Quensyl®)
- Sulfasalazin (Azulfidine RA®)
- Methotrexat (MTX, Lantarel®)
- Leflunomid (Arava®)
- Ciclosporin (Sandimmun®)
- Parenterales Gold (Tauredon®) (nur noch eine untergeordnete Rolle)

Biologika wie
- TNF-α-Blocker: Adalimumab (Humira®), Certolizumab (Cimzia®), Etanercept (Enbrel®), Golimumab (Simponi®), Abatacept (Orencia®), Anakinra (Kineret®) (+ Blockade von IL-1); eher bei juveniler idiopathischer Arthritis, Infliximab (Remicade®)
- B-Zell-Blocker: Rituximab (Mabthera®),
- Interleukin-6-Rezeptorblocker: Tocilizumab (Ro-Actemra®)

NSAR sollten nur in seltenen Fällen als Monotherapie eingesetzt werden da sie den Krankheitsverlauf nicht beeinflussen können. Ihre Fähigkeit, die Prostaglandinsynthese zu hemmen, greift nur zu einem sehr geringen Teil in die entzündlichen Prozesse der rheumatoiden Arthritis ein. Sie sollten statt dessen als Zusatz zur DMARD-Therapie eingesetzt werden, wo sie aufgrund ihrer analgetischen und antiphlogistischen Eigenschaften Schmerzen und Gelenksteifigkeit reduzieren. Sie eignen sich besonders gut zur Überbrückung bis die Wirkung der DMARDs einsetzt. Im Laufe der Erkrankung können sie dann als Bedarfsmedikation eingesetzt werden.

Verwendet werden können alle NSAR, bis auf Acetylsalicylsäure, bei der zu hohe Dosierungen notwendig wären. Es sollten allerdings Wirkstoffe verwendet werden, die eine relativ lange Halbwertszeit haben und damit ein einfaches Dosierschema ermöglichen. Es müssen aber die substanzspezifischen Anwendungsbeschränkungen und Kontraindikationen beachtet werden. Zudem sollte, besonders bei Risikopatienten (Unverträglichkeit in der Vorgeschichte, Ulcusanamnese, Kombination Glucocorticoid/NSAR, älterer Patient), ein Magenschutz mitverordnet werden. Speziell bei den Coxiben sollte auf kardiovaskuläre Vorerkrankungen und die Nierenfunktion geachtet werden. Coxibe sind besonders gut geeignet bei jüngeren Patienten mit einem Ulcus in der Vorgeschichte.

Zwei NSAR sollten nicht gleichzeitig verabreicht werden. Es wird empfohlen, immer wieder Auslassversuche zu unternehmen [12].

Die DMARDs, Biologika eingeschlossen, sollten bei allen Patienten zum Einsatz kommen, es sei denn die Erkrankung ist lokal eng auf ein bis zwei Gelenke begrenzt.

Häufig und besonders zu Beginn der Therapie eingesetzt werden: Hydroxychloroquin, Sulfasalazin, Methotrexat und Leflunomid. Die ersten beiden sind bei eher milderen Verlaufsformen indiziert und zeigen insbesondere über einen längeren Anwendungszeitraum eine begrenzte Wirkung. Sulfasalazin und Chloroquin sind eine Option für junge Frauen, bei denen ein Kinderwunsch besteht, da sie als einzige Antirheumatika auch in der Schwangerschaft angewendet werden können. Sie zeigen aber in der Langzeitanwendung eine geringere Effektivität als Methotrexat. Dieses gilt im Moment als das Standard-Basistherapeutikum, da es auch in der Langzeitanwendung gute Wirkung zeigt. Ähnliches gilt für Leflunomid, wobei hier allerdings keine ausreichende Erfahrung für diesen Wirkstoff bei der frühen rheumatoiden Arthritis vorliegt.

Die Biologika werden zumeist eingesetzt, wenn die erstgenannten DMARDs keinen ausreichenden Effekt gezeigt haben. Sie können größtenteils als Monotherapie verwendet werden, aber auch in Kombination zum Beispiel mit MTX, Sulfasalazin und Leflunomid. Infliximab und Anakinra müssen allerdings mit MTX kombiniert werden, um der

Entstehung von Antikörpern, die die Wirksamkeit reduzieren können, vorzubeugen.

Azathioprin, Gold und Ciclosporin A werden wegen geringerer Effektivität (Studienlage nicht ausreichend, aber Ausweichpräparate), höherer Toxizität (besonders Gold) oder beidem eher seltener verwendet.

Die DMARDs werden unterschiedlich appliziert: per os, subkutan und intravenös. Sie unterscheiden sich zudem in ihren Dosierungsintervallen, die von mehrmals täglich bis hin zu achtwöchentlichen Abständen reichen. Allen gemein ist ein verlangsamter Wirkungseintritt. (Tab. 2).

Häufige Nebenwirkungen der DMARDs sind gastrointestinaler Art, wie Übelkeit. Bei den zu injizierenden Arzneistoffen kommt es auch zu Schmerzen an der Einstichstelle, was durch vorheriges Kühlen z.T. vermieden werden kann. Zudem beeinflussen sie das Immunsystem, was zu einer höheren Infektanfälligkeit und Veränderungen des Blutbildes führen kann. Daher sind regelmäßige Kontrollen mit einem Differenzialblutbild notwendig. Häufig muss dazu noch eine Kontrolle der Leberwerte vorgenommen werden.

Glucocorticoide haben nicht nur eine antiinflammatorische, sondern auch eine krankheitsmodifizierende Wirkung. Es wird vermutet, dass eine Kombination von DMARDs mit Glucocorticoiden effektiver ist als eine DMARD-Monotherapie [15]. Aufgrund des Nebenwirkungsprofils wird empfohlen, Glucocorticoide nur zu Beginn und wenn notwendig höher dosiert, einzusetzen und sobald es die klinische Situation zulässt, zu reduzieren [16]. Die Einnahme der Glucocorticoide sollte morgens zwischen 6:00 und 8:00 Uhr mit etwas Nahrung erfolgen.

Eine besondere galenische Form bietet Lodotra® (Prednison 1 mg, 2 mg und 5 mg). Es wird abends gegen 22:00 Uhr eingenommen und setzt morgens ▷

Tab. 2: DMARDs

Arzneistoff	Dosierung	Applikation	Intervall	Wirkungseintritt
Leflunomid	100 mg täglich für 3 Tage, dann 10 – 20 mg	p.o.	täglich	4 – 6 Wochen
Sulfasalazin	500 mg 2 x täglich, dann aufdosieren bis 1000 mg 2 x täglich	p.o.	2 x täglich	4 – 12 Wochen
Hydroxychloroquin	200 – 300 mg 2 x täglich, nach 1 – 2 Monaten ev. auf 200 mg täglich reduzieren	p.o.	1 – 2 x täglich	3 – 6 Monate
Azathioprin	50 – 150 mg	p.o.	täglich	4 – 8 Wochen
Ciclosporin	2,5 mg/kg und Tag	p.o.	täglich	4 – 8 Wochen
Natriumauro-thiomalat	10 mg Testdosis, dann 25 – 50 mg	i.m.	wöchentlich, bei Ansprechen kann das Intervall verlängert werden	3 Monate
Adalimumab	40 mg	s.c.	alle 2 Wochen	2 – 3 Wochen
Certolizumab	2 x 200 mg, dann 200 mg	s.c.	400 mg Woche 0, 2, 4, dann alle 2 Wochen	12 Wochen
Etanercept	50 mg	s.c.	wöchentlich	1 – 2 Wochen
Golimumab	50 mg Bei >100 mg nach 3 – 4 Dosen 100 mg möglich	s.c.	monatlich	12 – 14 Wochen
Abatacept	< 60 kg – 500 mg 60 – 100 kg – 750 mg >100 kg – 1000 mg	Zu Beginn i.v., dann s.c.	wöchentlich	2 – 3 Wochen
Anakinra	100 mg	s.c.	täglich	2 Wochen
Infliximab	3 mg/kg	i.v.	0, 2, 6 Wochen, dann alle 8 Wochen	2 – 3 Wochen
Rituximab	1000 mg	i.v.	Dosis 1 und 2, 2 Wochen getrennt, weitere Behandlung nach 24 Wochen abschätzen	sofort (teilweise); 1 – 2 Wochen
Tocilizumab	8 mg/kg, max. 800 mg	i.v.	alle 4 Wochen	6 Wochen

Nach [13, 14] adaptiert

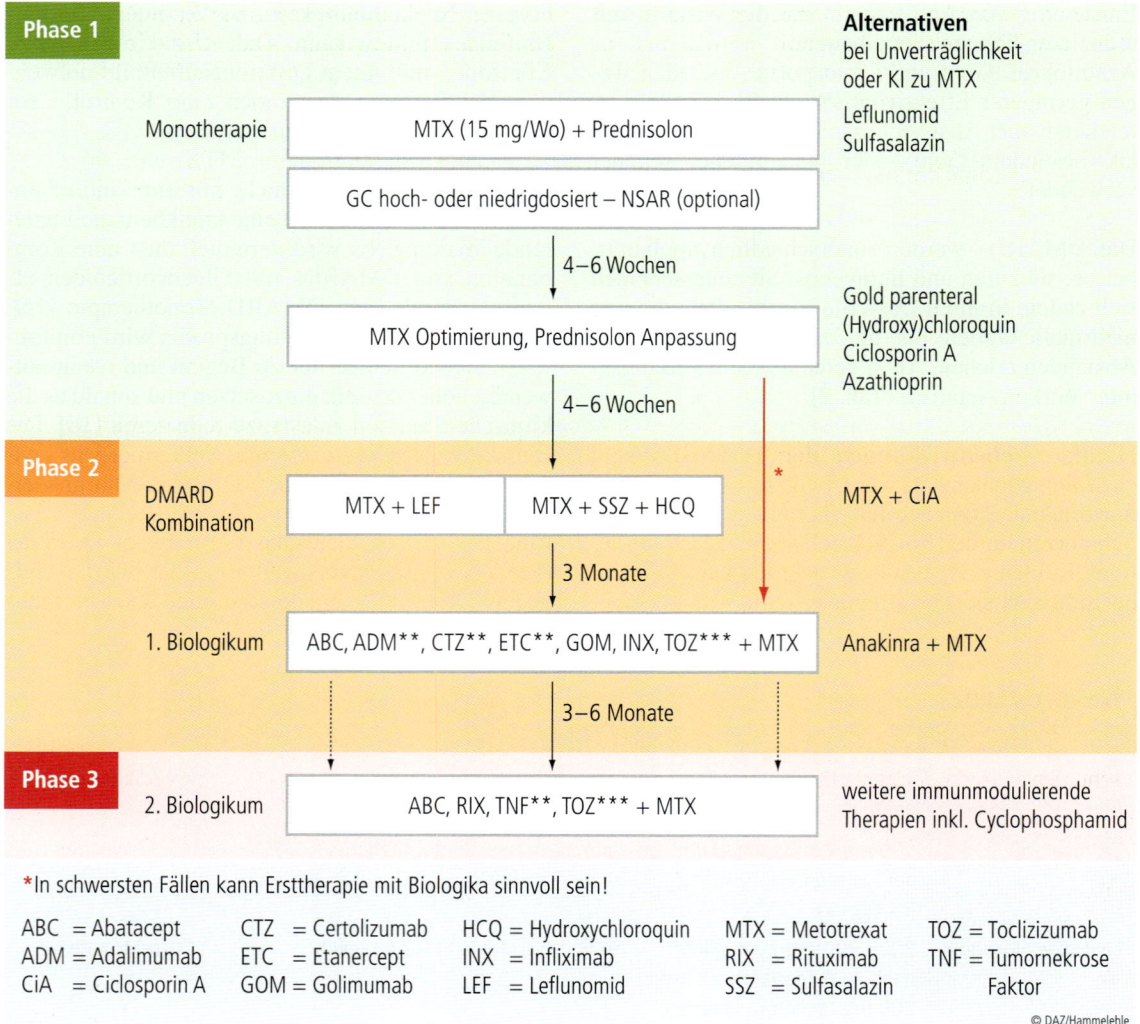

Abb. 2: Therapiealgorithmus bei rheumatoider Arthritis

gegen 4:00 seinen Wirkstoff frei und reduziert so den IL-6- Anstieg, der mit der Morgensteifigkeit korreliert. Die Kombination eines Glucocorticoids und eines NSAR sollte allerdings immer mit einem Magenschutz begleitet werden.

Therapie laut Leitlinie

Die Therapie der frühen rheumatoiden Arthritis verläuft in mehreren Phasen [11, 15, 16], wobei als Basistherapeutikum Methotrexat empfohlen wird und bei Unverträglichkeit oder Kontraindikationen Leflunomid oder Sulfasalazin. Die Antimalariamittel parenterales Gold, Ciclosporin A oder Azathioprin werden als Alternativen verwendet, wenn MTX oder die anderen First-line-Substanzen nicht optimal vertragen werden. Zu Beginn kann die Therapie mit NSAR und Glucocorticoiden, hoch oder niedrig dosiert, je nach klinischem Erscheinungsbild, kombiniert werden. Ist das Therapieziel in drei Monaten erreicht, wird die Therapie fortgesetzt. Das Ausschleichen der Steroidtherapie/NSAR ist auf jeden Fall auch ein Therapieziel.
Ist die Behandlung nicht optimal, Therapieversagen und/oder Toxizität treten auf, beginnt Phase 2. Dort unterscheidet man nach Vorhandensein prognostischer Faktoren oder nicht. Prognostische Faktoren

sind der positive Nachweis von Rheumafaktoren/ Anti-CCP, besonders mit hohen Werten, eine hohe Krankheitsaktivität und frühe Gelenkschädigung. Sind diese Faktoren nicht präsent, setzt man ein zweites DMARD ein wie Leflunomid oder Sulfasalazin als Monotherapie oder in Kombination mit einem Glucocorticoid. Ist diese Therapie ebenfalls nicht zielführend, therapiert man wie beim Vorhandensein ungünstiger Faktoren. Sind diese schlechten prognostischen Faktoren vorhanden, so fügt man zum ersten DMARD ein Biological, insbesondere einen TNF-α-Blocker hinzu. Auch hier überprüft man nach drei Monaten, eventuell auch nach sechs Monaten, ob das Therapieziel erreicht wurde. Falls nicht, geht man zu Phase 3 über. Hier wird zunächst der TNF-α-Blocker gegen einen anderen ausgetauscht, unter Beibehaltung des synthetischen DMARD. Ist dieser Schritt nicht erfolgreich, kann der TNF-α-Blocker auch gegen Abatacept oder Rituximab oder Tocilizumab ausgetauscht werden. (Abb. 2). Abatacept und Tocilizumab haben jetzt allerdings auch eine Zulassung als First-line-Therapeutika.

Das Erreichen des Therapiezieles wird mit dem Disease Activity Score „DAS 28" festgestellt. Dieser Score wird aufgrund von Untersuchungen von mehreren Gelenken und Laborwerten erstellt und sollte bei Therapiebeginn erstellt werden und in regelmäßigen Abständen, mindestens aber bei jeder neuen Vorstellung, erfasst werden [10, 17].

AMTS – Arzneimitteltherapiesicherheit

Wichtig für alle Therapeutika, die in der Rheumatherapie eingesetzt werden, ist die korrekte Einnahme mit dem richtigen Einnahmeintervall. So sollte bei der Abgabe z.B. von MTX unbedingt auf die wöchentliche Einnahme zum selben Zeitpunkt hingewiesen werden (s. Kasten AMTS-Spezial).
Insbesondere mit MTX, aber auch mit Sulfasalazin, ergeben sich eine Reihe von Arzneimittelinteraktionen, die zu erhöhten Blutspiegeln der Antirheumatika führen können. Hier sind vor allem die NSAR problematisch, die insbesondere in der Selbstmedikation möglichst nicht angewendet werden sollen. Aber auch einige Antibiotika wie Amoxicillin oder Folsäure-Antagonisten wie Cotrimoxazol/Trimethoprim, die über den gleichen Transporter in den Nieren ausgeschieden werden. Eine gleichzeitige Einnahme sollte vermieden werden. Ein wichtiger Hinweis im Zusammenhang mit der MTX-Therapie ist die Einnahme von Folsäure. Folsäure ist ein wichtiger Faktor bei der Zellteilung. Insbesondere sich schnell teilende Zellen, wie sie bei der rheumatoiden Arthritis vorkommen, benötigen viel Folsäure. Durch die MTX-Gabe wird die Dihydrofolatreduktase gehemmt und es kommt infolge zum

Fehlen von C_1-Bausteinen, die zum Aufbau von Nucleosiden notwendig sind. Um die toxischen Effekte von MTX auf gesunde Zellen abzumildern und damit Nebenwirkungen wie Übelkeit zu reduzieren, wird die Gabe von 5 mg Folsäure 24 h nach der MTX-Dosis empfohlen. MTX wird am ersten Tag nach der Einnahme zum größten Teil ausgeschieden, sein aktiver Metabolit (10%) am zweiten Tag. Um die Wirkung von MTX nicht zu beeinträchtigen gibt man die Folsäure dann, wenn der Arzneistoff größtenteils ausgeschieden wurde [18]. Während einer Glucocorticoid-Therapie sollte auf eine Calcium-reiche Ernährung hingewiesen werden. Ist die Ernährung eher Calcium-arm und ist eine Therapie mit Glucocorticoiden von 7,5 mg Prednisolon-Äquivalent über einen längeren Zeitraum als drei Monate notwendig, so sollte an die Substitution von 1000 mg Calcium mit 1000 IE Vitamin D_3 gedacht werden, um eine steroidinduzierte Osteoporose zu vermeiden [19].
Vor Beginn einer Therapie mit TNF-α-Blockern muss eine Tuberkulose-Erkrankung ausgeschlossen werden (Thoraxröntgen, Mendel-Mantoux-Test bzw. IGRA). Weiterhin ist eine Impfung mit Lebendimpfstoffen kontraindiziert. Empfohlen wird eine jährliche Grippeimpfung sowie eine Impfung gegen Pneumokokken, da aufgrund der immunsupprimierenden Therapie und der Grunderkrankung eine erhöhte Infektanfälligkeit vorliegt.

MTM – das Medikationsmanagement

Auf Wunsch der Patientin und des Arztes führt die Apothekerin ein Medikationsmanagement (MTM) durch. Wichtigstes Ziel ist der Beginn einer antirheumatischen Therapie und wenn möglich eine schnellere Überweisung an eine rheumatologische Praxis.

 Kurzbeschreibung der Patientin

Rosa Reiß ist eine 29-jährige, leicht übergewichtige Patientin mit Schmerzen in den Händen, die sie schon seit Wochen, unter anderem bei der Arbeit beeinträchtigen. Sie leidet weiterhin unter Müdigkeit und Abgeschlagenheit.

 Objektive Parameter

Vitalparameter: Die Patientin ist 29 Jahre alt, der Blutdruck ist 129/78 mmHg und Puls 72 BPM, Größe 1,68 m, Gewicht 82 kg, BMI 29, Nichtraucherin, gelegentlich ein Glas Wein

Diagnosen: Hypothyreose

Laborwerte: BSG 20/29, CRP 5,8 mg/l, Anti-CCP >340,0 U/ml, RF 26 IU/ml, Leukos 7,7 Tsd./µl, Ery

4,78 Mill/µl, Hb 13,7 g/dl, Hämatokrit 40,5%, Thrombozyten 363 Tsd./µl

Körperliche Symptome: Müdigkeit, Abgeschlagenheit, Gelenkschmerzen > 6 Wochen, Gelenksteifigkeit morgens >1h

Allergien: keine

Medikamente:

Prednisolon 5 mg	1-0-0
Diclofenac 50 mg	1-0-0
Pantoprazol 20 mg	0-0-1
Ibuprofen 400 mg	0-1-1
L-Thyroxin 100 µg	1-0-0
Leona Hexal	0-0-1
Multivitamine	1-0-0

 Befund

Die Patientin wird unzureichend mit einem NSAR und Glucocorticoid behandelt. Wenn nicht in unmittelbarer Zeit ein Termin beim Rheumatologen möglich ist, sollte beim Hausarzt eine Therapie mit einem DMARD begonnen werden. ▷

Medikationsprüfung:
Es bestehen keine direkten relevanten Interaktionen oder Kontraindikationen. Estrogene wie in Leona Hexal verstärken zwar die Wirkung der Glucocorticoide, da aber im Moment noch keine Therapie mit einem DMARD angefangen wurde und die Dosis mit 5 mg Prednisolon im unteren Bereich liegt, ist keine Intervention zum jetzigen Zeitpunkt notwendig. Aufgrund der Kombination eines NSARs und eines GC besteht ein etwa 15-fach erhöhtes Ulkusrisiko.
Eine gleichzeitige Therapie mit zwei NSAR ist nicht sinnvoll.

Leitlinienkonformität:
Eine antirheumatische Therapie sollte möglichst schnell mit einem synthetischen DMARD, speziell mit Methotrexat, beginnen. Eine alleinige Therapie nur mit Glucocorticoiden und NSAR ist nicht zielführend.

 Plan

- Beginn der Therapie mit MTX 7,5 mg Tabletten 1 x wöchentlich
- Folsäure 5 mg, 24 Stunden nach der MTX-Einnahme
- Prednisolon 5 mg   1-0-0 weiterführen
- Naproxen 250 mg   1-0-1
- Pantoprazol 20 mg   1-0-0
- L-Thyroxin 100 µg   1-0-0
- Leona Hexal   0-0-1
- Das Multivitaminpräparat eventuell absetzen, wg. Folsäure-Gehalt

 Monitoring

Monitoring von MTX (siehe Tab. 3). Die Wirksamkeit von MTX sollte regelmäßig erfasst werden und kann dann wöchentlich um 2,5 bis 5 mg gesteigert werden, bis sich der gewünschte Therapieerfolg eingestellt hat. Dosierungen von 25 mg/Woche sind anzustreben, 30 mg/Woche sollte nicht überschritten werden. In Abhängigkeit der Verträglichkeit kann gegebenenfalls ein anderer Verabreichungsweg versucht werden. Subkutanes Methotrexat ist eventuell zu bevorzugen, da die orale Resorption möglicherweise eingeschränkt ist und mit geringeren Nebenwirkungen bei subkutaner Injektion zu rechnen ist. Allerdings ist eine mögliche Angst vor der Selbstinjektion zu berücksichtigen. Die Notwendigkeit von Naproxen und Prednisolon sollten ebenfalls kontinuierlich überprüft werden. Gegebenenfalls sollte man immer wieder Auslassversuche machen.
Die Schilddrüsenwerte werden weiterhin wie gewohnt überprüft (1 x jährlich), ebenso werden die jährlichen Untersuchungen beim Gynäkologen weiter empfohlen.

 Patientenschulung

Methotrexat. Frau Reiß wird die Einnahme von Methotrexat erklärt. Besonderer Wert wird hierbei auf die Einhaltung der einmal wöchentlichen Gabe gelegt. Dazu soll das Medikament möglichst zur selben Tageszeit, ohne Nahrung und mit ausreichend Flüssigkeit eingenommen werden. Eine abendliche Einnahme reduziert die Übelkeit und es besteht die Chance, dass Frau Reiß die Nebenwirkungen im Schlaf weniger wahrnimmt. Mit Metoclopramid könnten gastrointestinale Probleme gelindert werden. Wichtig ist in diesem Zusammenhang, den positiven Effekt von Methotrexat auf den Verlauf der Erkrankung zu betonen und nicht die Nebenwirkungen in den Vordergrund zu stellen. Hilfreich ist es auch, einen Einnahmetag zu wählen, an dem man relativ häufig zu Hause ist und keine festen Pläne hat.
Außerdem sollte die Bedeutung der regelmäßigen Blutuntersuchungen betont werden.
Ein Hinweis, dass nicht eigenständig die Schmerzmedikation, insbesondere mit Ibuprofen, ASS oder Diclofenac ergänzt wird, ist ebenfalls notwendig.

Tab. 3: Monitoring MTX-Therapie

Parameter	Zeitpunkt	Zielwert	Durch wen	Maßnahmen
Überwachung der Wirksamkeit:				
Gelenkschmerzen	fortlaufend	Schmerzfreiheit	Patient/Arzt	Dosiserhöhung
Morgensteifigkeit	fortlaufend	< 15 Minuten	Patient	Dosiserhöhung
Müdigkeit	fortlaufend	keine	Patient	Dosiserhöhung
Gelenkerosion	1 x jährlich	keine	Arzt	Umstellung
Toxizität				
Übelkeit	fortlaufend	gering	Patient	Umstellung s. c.
Hepatitis B+C	vor Therapie	nicht nachweisbar	Arzt	Umstellung SSZ
Leberwerte	initial	Normbereich	Arzt	Umstellung SSZ
ALT	alle 3 Monate	< 4 x höchster Wert	Arzt	Absetzen
Blutbild mit Thrombozyten	initial und fortlaufend alle 3 Monate	Normbereich	Arzt	Absetzen
Husten	fortlaufend	keiner (Ausn. Erkältung)	Arzt/Patient	Absetzen

Zu bedenken ist, dass einige dieser NSAR auch in Erkältungsmitteln enthalten sind und daher nicht eingenommen werden sollten. Gegen die einmalige Einnahme von Paracetamol z. B. bei Kopfschmerzen spricht dagegen nichts.

Ein weiterer wichtiger Hinweis ist der Verzicht auf Alkohol. An dem Tag der MTX-Einnahme und am Folgetag sollte auch auf das Glas Rotwein am Abend verzichtet werden. Abschließend sollte die Patientin darauf hingewiesen werden, dass die Tabletten auf keinen Fall geteilt werden dürfen. Es entstehen gefährliche Stäube. Außerdem darf dieses Medikament auf keinen Fall in die Hände von Kindern gelangen.

Folsäure. 5 mg Folsäure wird 24 Stunden nach der Methotrexat-Tablette eingenommen und auch nur einmal pro Woche. Auf das Multivitaminpräparat sollte eventuell verzichtet werde, wenn es hochdosiert Folsäure und auch Iod enthält. Eine Umstellung auf ein Medikament ohne Folsäure und Iod ist allerdings auch eine Möglichkeit. Wichtig ist für Frau Reiß in diesem Zusammenhang, dass unter einer Therapie mit Folsäureantagonisten die Folsäure auf einem Kassenrezept verordnet werden kann.

Prednisolon. Die Einnahme sollte in den frühen Morgenstunden erfolgen. Zum einen ist dann die Wirksamkeit auf die Morgensteifigkeit besonders gut, zum anderen werden Nebenwirkungen reduziert, da diese Gabe einem normalen zirkadianen Rhythmus entspricht. Eine Einnahme mit einem Zwieback oder Keks verbessert die Verträglichkeit. Frau Reiß sollte darauf hingewiesen werden, dass Dosiserhöhungen notwendig sein können, aber auch, dass das Glucocorticoid durchaus langfristig verzichtbar werden kann. Ziel ist es, eine Therapie unterhalb der „Cushing-Schwelle" durchzuführen. Die Gefahr der von Frauen gefürchteten Gewichtszunahme und eines Mondgesichtes ist dann relativ gering. Ist die Einnahme von 7,5 mg Prednisolonäquivalent täglich für mehr als drei Monate notwendig, sollte man auf eine ausreichende Calciumsupplementation und Vitamin-D$_3$-Zufuhr mit der Nahrung oder aus anderen Quellen achten.

Naproxen. Das Schmerzmittel sollte zweimal täglich im Abstand von zwölf Stunden angewendet werden, Eine Einnahme mit der Nahrung verzögert den Wirkungseintritt deutlich, verbessert unter Umständen aber die Verträglichkeit. Eine Dosiserhöhung auf 500 mg – 0 – 250 mg ist möglich, sollte aber nur nach Absprache mit dem Rheumatologen erfolgen, da sich eventuell die Blutspiegel des MTX erhöhen könnten. Weiterhin sollte Frau Reiß darauf hingewiesen werden, dass Naproxen nur symptomatisch wirkt und, dass aufgrund der Nebenwirkungen auch immer wieder an Auslassversuche gedacht werden sollte. Eine gleichzeitige Einnahme von Antazida sollte Frau Reiß ebenfalls vermeiden, da dadurch die Resorption von Naproxen gestört wird.

Pantoprazol. Die Einnahme von Pantoprazol dient Frau Reiß zum Schutz ihres Magens, da sie ein

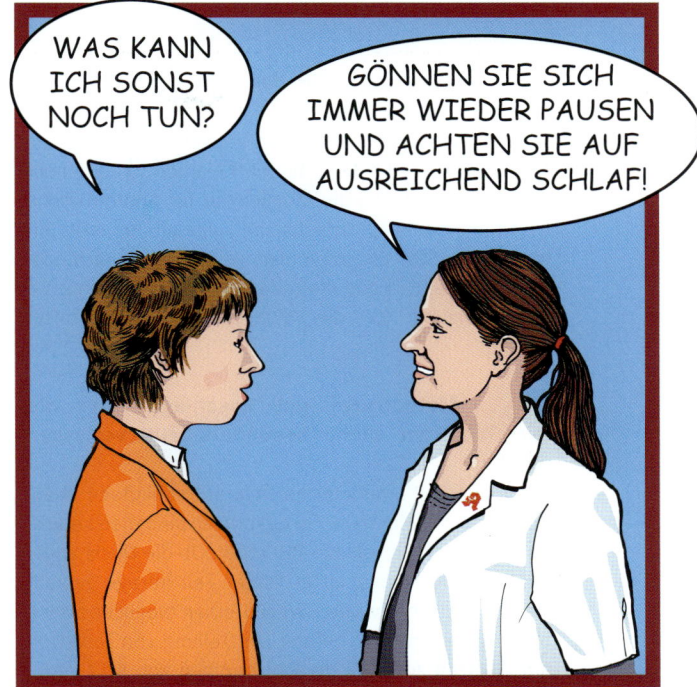

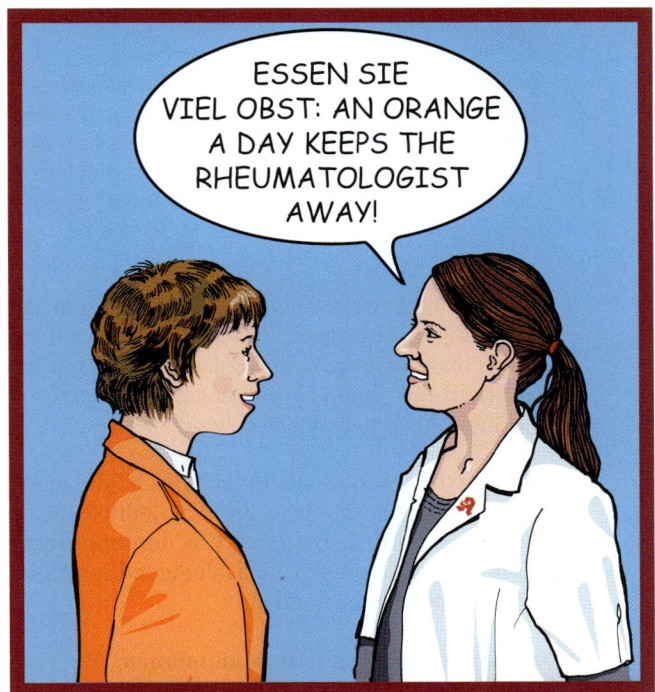

Glucocorticoid und ein NSAR gleichzeitig einnimmt. Werden beide Medikamente abgesetzt, sollte auch Pantoprazol abgesetzt werden. Die Einnahme des Protonenpumpenhemmers erfolgt eine halbe bis eine Stunde vor dem Frühstück oder, bei nächtlichen Beschwerden, vor dem Abendessen.

Da Protonenpumpenhemmer eventuell die Blutspiegel von MTX erhöhen können, sollte beim Absetzen oder bei einer Dosiserhöhung auf Effektivität bzw. Toxizität des Methotrexat geachtet werden.

Leona Hexal. Aufgrund der Einnahme von MTX und seiner möglichen embryotoxischen Wirkung ist auf jeden Fall auf einen ausreichenden Kontrazepti- ▷

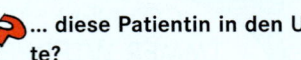

Was wäre wenn ...

... diese Patientin in den Urlaub fahren möchte?

Bei der Therapie mit MTX ist es notwendig, einen guten Sonnenschutz zu haben, denn MTX erhöht die Sonnenempfindlichkeit und die Möglichkeit für phototoxische Reaktionen. Je nach Urlaubsland sollte ein Präparat mit mindesten SPF 25 empfohlen werden. Bei Auslandsreisen sollte die Patientin mit einer Unbedenklichkeitsbescheinigung für die Medikamente ausgestattet werden.

... Methotrexat gut anschlägt, aber die Tabletten nicht besonders gut vertragen werden?

In diesem Fall empfiehlt es sich, auf subkutane Injektionen umzustellen. Die Fertigspritzen sind meist etwas besser verträglich als die Tabletten. Ob die Dosis angepasst werden muss, ist in letzter Zeit infrage gestellt worden. Bislang wurden wegen einer möglicherweise besseren Resorption bei der Umstellung von Tabletten auf Spritzen zum Teil die Dosierungen von MTX reduziert.

... bei Frau Reiß ein Harnwegsinfekt mit Cotrimoxazol behandelt werden sollte?

Wirkprinzip des Cotrimoxazol ist ein Folsäureantagonismus. Bei dieser Kombination kann es zu verstärkter Methotrexat-Toxizität kommen. Auch Ciprofloxacin und Penicilline verursachen Wechselwirkungen mit Toxizitätssteigerung. Eine Alternative wäre Monuril® als Einmaldosis, am besten 48 h nach der MTX-Gabe.

onsschutz hinzuweisen. Gibt es Probleme mit der regelmäßigen Einnahme, könnte eventuell auf einen Vaginalring umgestellt werden. Weiterhin sollte Frau Reiß mit ihrem Gynäkologen überlegen, ob ein Langzyklus nicht sinnvoll wäre.

L-Thyroxin. Die normale Einnahme und die regelmäßigen Untersuchungen der Schilddrüsenwerte erfolgen wie bisher. Bei einer Calciumsupplementation muss aber auf den zweistündigen Einnahmeabstand hingewiesen werden.

Nicht-pharmakologische Maßnahmen. Für Frau Reiß sollten Besuche bei der Physiotherapie und der Ergotherapie regelmäßig auf dem Programm stehen. Auch das Erlernen von Entspannungstechniken ist empfehlenswert.

Falls es möglich ist, können bei der Arbeit eventuell Orthesen getragen werden.

Weiterhin wäre es sinnvoll, wenn es zu einer Gewichtsreduktion kommen würde. Hilfreich könnte hier eine Ernährungsumstellung sein, so beispielsweise der Verzicht auf regelmäßige Fleischmahlzeiten zugunsten von Fisch und Gemüse. Geflügel kann durchaus auch auf dem Speiseplan stehen, daneben ist der Verzehr von Obst sinnvoll. „An orange a day keeps the rheumatologist away" wäre ein möglicher Merksatz für die Patientin. Auch die Teilnahme an einer Selbsthilfegruppe ist eine gute Empfehlung.

Da sie aufgrund ihres Berufes viel mit Menschen umgeht, sind eine Grippeschutzimpfung und eine Pneumokokkenimpfung sinnvoll. Als tägliche Maßnahme sollte sie auf eine gute Handhygiene achten und sich eventuell einfach von erkrankten Personen so weit wie möglich fernhalten. Wichtig ist vor allem, dass sie ausreichend Pausen einlegt und auf ausreichend Schlaf achtet.

Zusammenfassung

Anhand dieses Falles zeigt sich, dass es auch bei vermeintlich sehr geringer Arzneimittelzahl und wenigen Diagnosen sinnvoll sein kann, sich als Apotheker in die Therapie seines Patienten einzubringen. In diesem Fall ist es gelungen, durch eine rechtzeitige Intervention die Patientin an einen Facharzt weiterzuleiten und dann frühzeitig auf wirksame Arzneimittel umzustellen. Wichtig war in diesem Zusammenhang, die Leitlinie zur Rheumatherapie zu kennen. Zugleich wird in diesem Kontext die Schulung des Patienten zum Umgang mit seinen Medikamenten besonders wichtig. Gut informierte Patienten können sich selbst gut beobachten und erkennen, wann zusätzliche Arztbesuche außerhalb der Routine notwendig sind und sie verstehen die Notwendigkeit des Monitorings. Durch Einbeziehung und Aufklärung werden außerdem die Compliance und die Umsetzung nicht-pharmakologischer Maßnahmen verbessert. ◄

Literatur

[1] Aletaha D, Neoji T, Silman AJ.et.al. 2010 Rheumatoid arthritis classification criteria: an American College of Rheumatology/European League Against Rheumatism collaborative initiative. Ann Rheum Dis 2010;69:1580–1588.

[2] Harris ED. The clinical features of rheumatoid arthritis. In: Harris ED, Budd RC, Firestein GS, et al, eds. Textbook of Rheumatology, 7th ed. Philadelphia: Elsevier/Saunders, 2005:1043–1078.

[3] Visser H. Early Diagnosis of Rheumatoid Arthritis. Best Pract Res Clin. 2005;19(1):55–72

[4] Krüger K, Wollenhaupt J, Albrecht K. German guideline for the sequential medical treatment of rheumatoid arthritis 2012: adapted EULAR recommendations and update of a treatment algorithm. Z Rheumatol 2012; 71: 592–703.

[5] Kippel JH, Stone JH, Weyand CM,eds. Primer on the Rheumatic Diseases, 12th ed. Atlanta, GA: Arthritis Foundation, 2001.

[6] Smith JB, Haynes MK. Rheumatoid arthritis – A molecular understanding. Ann Intern Med. 2002;136(12):908–922.

[7] Hatz HJ. Rheumatologie to go. Wissenschaftliche Verlagsgesellschaft Stuttgart, 2007; Kapitel 9:307.

[8] Bukhari M, Lunt M, Harrison BJ, Scott DG, Symmons DP, Silman AJ: Erosions in inflammatory polyarthritis are symmetrical regardless of rheumatoid factor status: results from a primary carebased inception cohort of patients. Rheumatology (Oxford) 2002;41:246–252.

[9] Kennish L, Labitigan M, Budoff S, Filopoulos MT, McCracken WA, Swearingen CJ, Yazici Y. Utility of the new rheumatoid arthritis 2010 ACR/EULAR classification criteria in routine clinical care.BMJ Open. 2012; 2(5), erfasst am 20.11.2012

[10] Prevoo ML, van`t Hof MA, Kuper HH et. al. Modified Disease Actifity Scores That Include Twenty-Eight-Joints Counts. Arth and Rheum 1995; 38(1): 44–48.

[11] AWMF-Leitlinie: Management der frühen rheumatoiden Arthritis, Version 7/2012.einsehbar unter:http://www.awmf.org/uploads/tx_szleitlinien/060 002l_S3_Manage-

Autoren

Isabel Waltering Studium der Pharmazie von 1987 bis 1992 an der WWU in Münster, Referentin für verschiedene Apothekerkammern im Bereich Fort- und Weiterbildung. Studium an der Universtiy of Florida, Gainesville mit dem Abschluss PharmD. Prüfungsausschuss Geriatrische Pharmazie

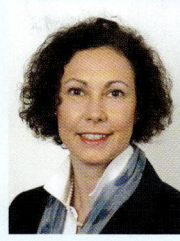

(AKWL und LAKBW), Wissenschaftliches Mitglied und Mitinitiatorin der WestGem-Studie (MTM und sektorübergreifende Versorgungsforschung bei multimorbiden Patienten) in Zusammenarbeit mit der Bergischen Universität Wuppertal und der KatHO-NRW. Mitarbeiterin in der Ludgeri-Apotheke in Billerbeck. Wissenschaftliche Mitarbeiterin im Arbeitskreis von Prof. Hempel in Münster als AMTS-Dozentin.

Isabel Waltering, Doctor of Pharmacy (USA),
Siemensstraße 9, 48301 Nottuln

Hartmut Derendorf ist Distinguished Professor und Chairman des Departments of Pharmaceutics an der University of Florida in Gainesville, wo er seit 1983 Pharmakokinetik, Pharmakodynamik und Klinische Pharmakokinetik lehrt. Seine Forschungsschwerpunkte sind Pharmakokinetik und Phar-

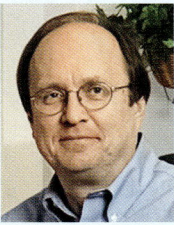

makodynamik von Corticosteroiden und Antibiotika. Er war Präsident des American College of Clinical Phar-

macology und der International Society for Anti-infective Pharmacology. Professor Derendorf wurde für herausragende Forschungsleistungen auf dem Gebiet der Klinischen Pharmakologie mit dem Distinguished Investigator Award des American College of Clinical Pharmacology (ACCP) 2010 ausgezeichnet. Im gleichen Jahr wurde ihm auch der Volwiler Award verliehen, die höchste Forschungsauszeichnung der amerikanischen Hochschulpharmazie.

Prof. Dr. Hartmut Derendorf, Distinguished Professor and Chairman, Department of Pharmaceutics, University of Florida, 100494, College of Pharmacy, 1600 SW Archer Road, P3-27, Gainesville, FL 32610

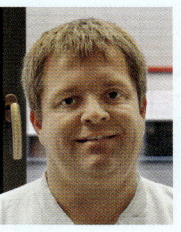

Jürgen Rech, Studium der Humanmedizin an der Friedrich Alexander Universität Erlangen-Nürnberg von 1989 bis 1997. Facharzt für Innere Medizin seit 2007 sowie Facharzt für Rheumatologie seit 2010. Oberarzt in der Medizinischen Klinik 3, Rheumatologie und Klinische Immunologie seit 2008. Leiter der Studienambulanz der Rheumatologie seit 2009. Mitglied der Arzneimittelkommission der Friedrich Alexander Universität Erlangen-Nürnberg seit 2003. 2011 und 2012 wurde Dr. Jürgen Rech jeweils mit einem Forschungsförderpreis der Firma Pfizer im Bereich der Rheumatologie sowie für die Dermatologie ausgezeichnet.

Dr. med. Jürgen Rech, Frankenstr. 52,
91096 Möhrendorf

ment _fr%C3%BCche_rheumatoide _Arthritis_2011-10. pdf,erfasst am 20.11.2012

[12] Quick reference Guide for RA. From Scottish Intercollegiate Guidelines Network, einsehbar unter http:// www.sign.ac.uk, erfasst am 20.11.2012

[13] DiPiro JT, Talbert RL, et.al. Pharmacotherapy: A Pathophysiologic Approach 7th Edition, Chapter 100:1583–1598

[14] www.fachinfo.de, erfasst am 20.11.2012

[15] Goekoop-Ruiterman YP, de Vries-Bouwstra JK, Allaart CF, et al. Comparison of treatment strategies in early rheumatoid arthritis: a randomized trial. Ann Intern Med 2007; 146:406–15.

[16] Smolen JS, Landewé R, Breedveld FC et.al. EULAR recommendations for the management of rheumatoid arthritis with synthetic and biological disease-modifying antirheumatic drugs. Ann Rheum Dis 2010;69:964–975.

[17] Vastesaeger N, Xu S, Aletaha D, et al. A pilot risk model for the prediction of rapid radiographic progression in rheumatoid arthritis. Rheumatology (Oxford)2009;48:1114–21.

[18] Visser K, Katchamart W, Loza E. et.al. Multinational evidence-based recommendations for the use of methotrexate in rheumatic disorders with a focus on rheumatoid arthritis: integrating systematic literature research and expert opinion of a broad international panel of rheumatologists in the 3E Initiative. Ann Rheum Dis 2009;68:1086–1093.

[19] DVO-Leitlinie Glucocorticoid-induzierteOsteoporose. Einsehbar unter https:// http://www.dv-osteologie.org /uploads/archiv/archiv2003/leitl_kf_glukokortikoid.pdf, erfasst am 20.11.2012

Für Julia und ihre Bereitschaft, immer mit mir zu diskutieren. Isabel Waltering

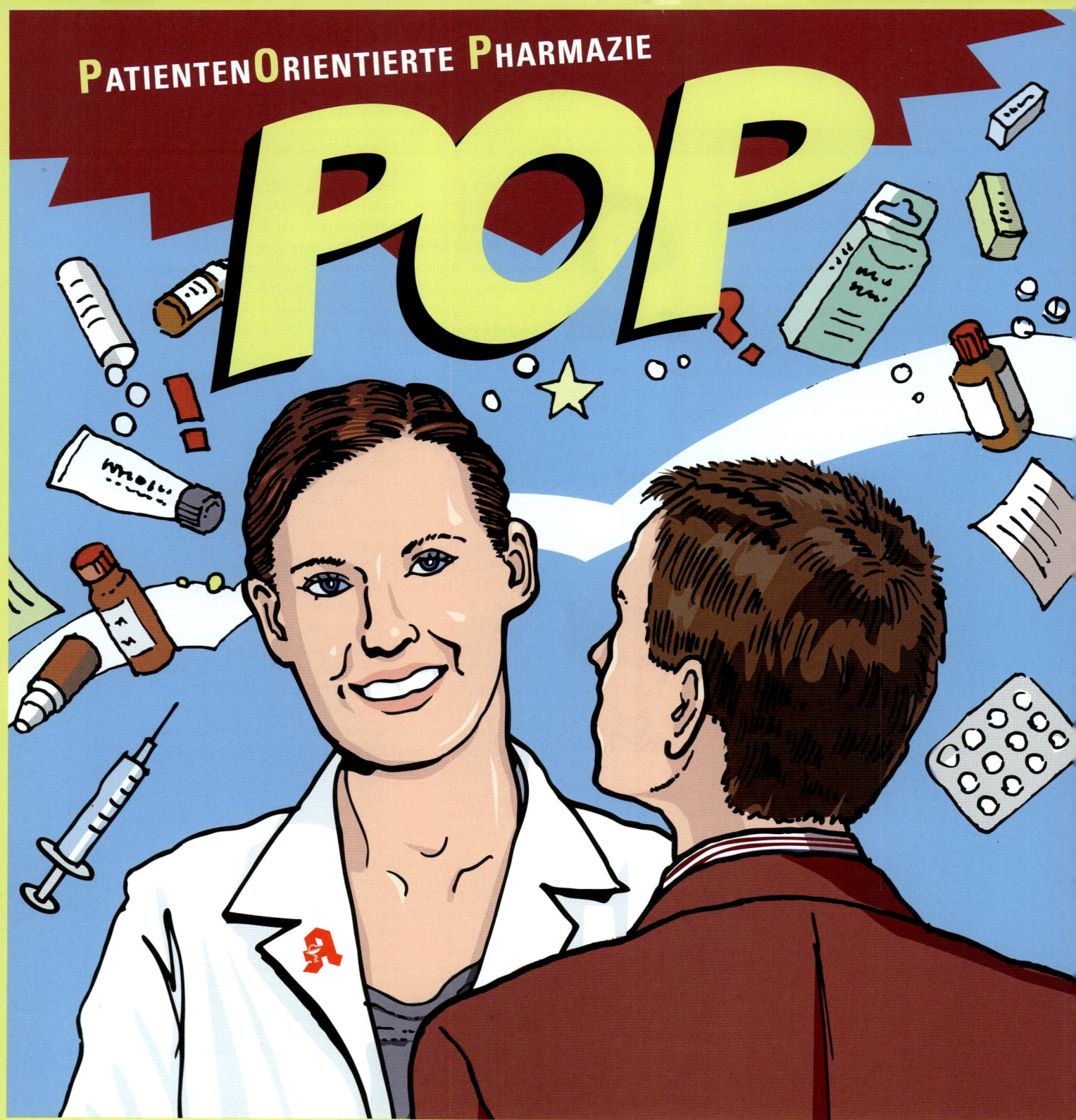

Ein Patient mit bipolarer Störung

Wie Medikationsmanagement Nebenwirkungen verhindert

Martina Hahn, Hartmut Derendorf und Sibylle Roll | In der Klinischen Pharmazie dreht sich alles um den Patienten, um Leitlinien und um das klinische Ergebnis. Bearbeiten Sie mit uns diesen Patientenfall und erlernen Sie so zusätzliches Wissen in Klinischer Pharmazie.

Lernziele

In diesem Artikel erfahren Sie:

- welche Therapie bei der Behandlung der bipolaren Störung sinnvoll ist,
- wie ein Patient behandelt wird und auf welche Werte Sie achten müssen,
- was Sie bei einem typischen Patienten mit bipolarer Störung in der Apotheke beachten müssen,
- wie Sie die Therapie unterstützen können und
- wie Sie zu den Medikamenten beraten können.

Der Patient

Markus Schmidt ist ein 38-jähriger Patient. Er kommt in die Apotheke und Sie bemerken, dass er zitterige Hände hat und auch etwas benommen zu sein scheint. Er wünscht eine Packung Ibuprofen 400 mg. Der Apotheker erörtert mit offenen Fragen die Gründe für die Schmerzen: er sei beim Wandern vor 14 Tagen umgeknickt und habe noch immer starke Schmerzen des Sprunggelenks. Eine Abklärung beim Orthopäden habe eine Sprunggelenksdistorsion ergeben. Der Orthopäde habe Ibuprofen 600 mg verordnet, falls Diclofenac Gel nicht ausreiche. Eine lokale Therapie mit Diclofenac Gel habe nicht zur ausreichenden Schmerzlinderung geführt, daher nehme er seit einigen Tagen Ibuprofen 600 mg dreimal täglich. Nun sei die Schachtel leer und er benötige eine neue. Er habe keine Lust, dafür extra zum Arzt zu gehen und wünscht daher die rezeptfreien Ibuprofen-Tabletten mit 400 mg/Tablette.

Auf eine weitere Nachfrage erfährt der Apotheker die vollständige Medikation des Patienten:

Lithiumcarbonat	450 mg – 0 – 450 mg
Propranolol	40 mg – 40 mg – 40 mg
Duloxetin	60 mg – 0 – 0
L-Thyroxin	100 µg – 0 – 0
Ibuprofen	600 mg – 600 mg – 600 mg

Da die Indikationen nicht ganz klar sind, willigt der Patient ein, dass der Hausarzt angerufen wird. Dort erfährt der Apotheker nach telefonischer Genehmigung durch den Patienten, dass bei Herrn Schmidt vor zehn Jahren eine bipolare Störung diagnostiziert wurde, vor drei Monaten hatte er eine depressive Episode. Außerdem leidet er unter Hypothyreose. Das Propranolol nehme Herr Schmidt wegen eines Tremors, den er zu Beginn der Lithium-Therapie vor zehn Jahren entwickelt habe. Über die Einnahme des Ibuprofens ist der Hausarzt nicht informiert. Die letzten Laborwerte sind drei Monate alt.

Klinische Pharmazie

Diagnose bipolare Störung: Was ist das überhaupt?

Bei der bipolaren Störung kommt es neben depressiven Episoden zu manischen Episoden. Die bipolare

Diagnosen, Medikation und Laborwerte

Diagnosen:

- Bipolare Störung (seit 10 Jahren)
- Hypothyreose (seit 6 Monaten)
- Sprunggelenksdistorsion (seit 2 Wochen)

PATIENTEN-**O**RIENTIERTE **P**HARMAZIE

Medikation:

- Lithiumcarbonat 450 mg – 0 – 450 mg
- Propranolol 40 mg – 40 mg – 40 mg
- Duloxetin 60 mg – 0 – 0
- L-Thyroxin 100 µg – 0 – 0
- Ibuprofen 600 mg – 600 mg – 600 mg

Laborwerte:

Parameter	Werte Herr Schmidt	Normalwerte
GOT	16 U/l	0 – 35,4 U/l
GPT	31 U/l	0 – 35,4 U/l
Serumkreatinin	0,9 mg/dl	0,66 – 1,0 mg/dl
Leukozyten	$5,3*10^9$/l	$4 – 9*10^9$/l
TSH	2,3 mU/l	0,3 – 2,5 mU/l
fT4	0,8 ng/dl	0,8 – 1,8 ng/dl
fT3	2,3 pg/dl	2,0 – 4,5 pg/ml
Lithium	0,9 mmol/l	0,6 – 0,8 mmol/l (in der Rezidivprophylaxe)
Natrium	140 mmol/l	136 – 145 mmol/l
Kalium	4,1 mmol/l	3,8 – 5,2 mmol/l
Vitalparameter: Puls	49 Schläge/ Minute	60 – 80 Schläge/ Minute
Blutdruck	100/60 mmHg	120/80 mmHg
Gewicht: BMI	29 kg/m²	18 – 25 kg/m²

Störung ist eine der häufigsten chronischen psychiatrischen Diagnosen. Betroffene erkranken deutlich häufiger an weiteren somatischen und psychiatrischen Erkrankungen. Die Lebenserwartung ist um ca. neun Jahre verkürzt. Suizidversuche sind zudem häufig (bis zu 30% der Betroffenen). Viele Betroffene leiden an sogenannten psychosozialen Funktionseinschränkungen, mit negativen Folgen auf das Berufsleben ebenso wie auf das Privatleben. Die Lebensqualität der Patienten ist dadurch stark eingeschränkt. Hinzu kommen oft lange Krankenhausaufenthalte, die ebenfalls Veränderungen im Freundeskreis und im familiären Umfeld mit sich bringen.

Die Lebenszeitprävalenz für die bipolare Störung liegt bei bis zu 5%. Die Ursachen der Erkrankung sind nicht bekannt. Es scheint eine hohe genetische Komponente zu bestehen, es spielen aber auch Umwelteinflüsse (z. B. Stress) und Persönlichkeitscharakteristika eine Rolle.

Bipolare Störungen gehen mit einer hohen Rezidivrate einher. Der Verlauf der Erkrankung ist aber sehr unterschiedlich. Rund 10% der Patienten erleben mehr als zehn Episoden, im Schnitt sind es fünf Episoden. Viele Patienten zeigen ein Residuum, welches das Wiedererkrankungsrisiko erhöht und das soziale Funktionsniveau senkt. ▷

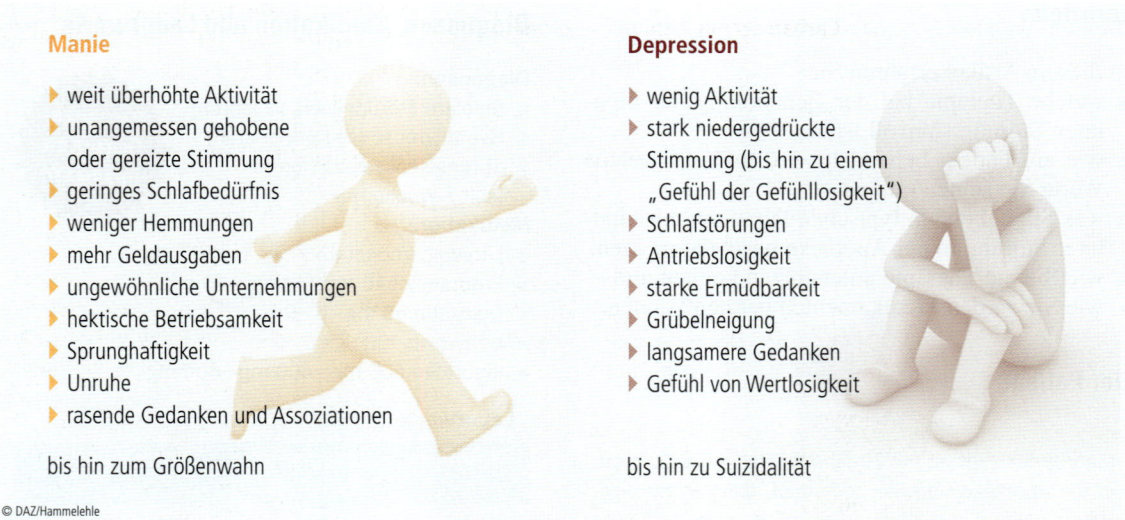

Manie

▸ weit überhöhte Aktivität
▸ unangemessen gehobene oder gereizte Stimmung
▸ geringes Schlafbedürfnis
▸ weniger Hemmungen
▸ mehr Geldausgaben
▸ ungewöhnliche Unternehmungen
▸ hektische Betriebsamkeit
▸ Sprunghaftigkeit
▸ Unruhe
▸ rasende Gedanken und Assoziationen

bis hin zum Größenwahn

Depression

▸ wenig Aktivität
▸ stark niedergedrückte Stimmung (bis hin zu einem „Gefühl der Gefühllosigkeit")
▸ Schlafstörungen
▸ Antriebslosigkeit
▸ starke Ermüdbarkeit
▸ Grübelneigung
▸ langsamere Gedanken
▸ Gefühl von Wertlosigkeit

bis hin zu Suizidalität

© DAZ/Hammelehle

Abb. 1: Übersicht der Symptome bei bipolarer Störung

Eine besonders schwere Form der Erkrankung stellt das Rapid Cycling, also der schnelle Phasenwechsel von manischen und depressiven Episoden dar. Hiervon sind ca. 20%, vor allem Frauen, betroffen. Der Erkrankungsbeginn liegt zwischen 11 bis 20 Jahren, aber auch ein späterer Beginn ist möglich.

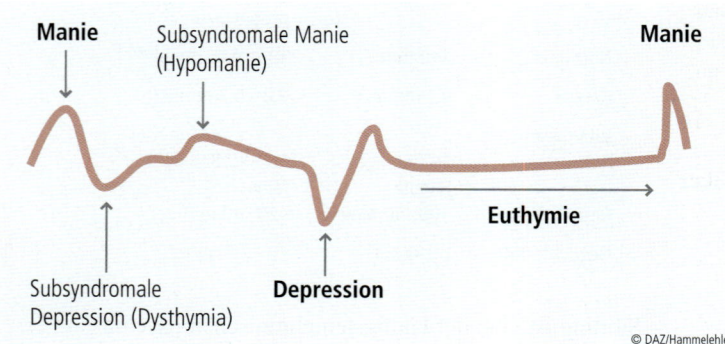

Abb. 2: Der Verlauf bipolarer Störungen

Manische Episoden sind durch unangemessene, gehobene und gereizte Stimmung gekennzeichnet. Das Erregungsniveau ist deutlich erhöht und kann schnell in Aggressivität münden. Antriebssteigerung, Rededrang, überhöhte Selbsteinschätzung, Ideenflucht, reduzierte soziale Hemmungen, vermindertes Schlafbedürfnis, riskantes Verhalten und gesteigerte Libido sind weitere mögliche Symptome.

Depressive Episoden sind gekennzeichnet durch die Hauptsymptome depressive Stimmung, Interessenlosigkeit, Antriebsminderung und werden oft begleitet von den Zusatzsymptomen Selbstwertverlust, unangemessene Schuldgefühle, Gedanken an den Tod, Suizidalität, Schlafstörungen, Appetitstörungen, psychomotorische Veränderungen und kognitive Defizite (Abb. 1, 2, und Tab. 1).

Zur Messung und Bewertung wendet der Psychiater bestimmte Skalen an. Manische Episoden werden mit dem sogenannten Young Mania Rating Scale, depressive Episoden mit der Hamilton Depression Rating Scale (HAMD) gemessen.

Therapie

Die Therapie der bipolaren Störung unterscheidet man nach der vorliegenden Symptomatik in vier Wirkschwerpunkte: gegen Manie, Depression, Suizidalität und psychotische Symptomatik (Abb. 3).

Außerdem unterscheidet man zwischen Akutbehandlung, Langzeitbehandlung und Rezidivpro-

Tab. 1: Überblick über die formalen Kriterien der vier affektiven Episodenarten nach ICD-10

	manische Episode	hypomanische Episode	depressive Episode	gemischte Episode
Dauer	≥ 1 Woche	≥ 4 Tage	≥ 2 Wochen	≥ 2 Wochen
Hauptsymptome	gehobene, expansive oder gereizte Stimmung	gehobene oder gereizte Stimmung	depressive Stimmung, Interessenverlust, Antriebsminderung	depressive und (hypo)manische Symptome oder wechselnd
Anzahl notwendiger Symptome	3 von 9 weiteren Symptomen (4, falls Hauptsymptom „gereizte" Stimmung)	3 von 7 weiteren Symptomen	4 von 10 (davon mind. 2 Hauptsymptome)	keine Angabe

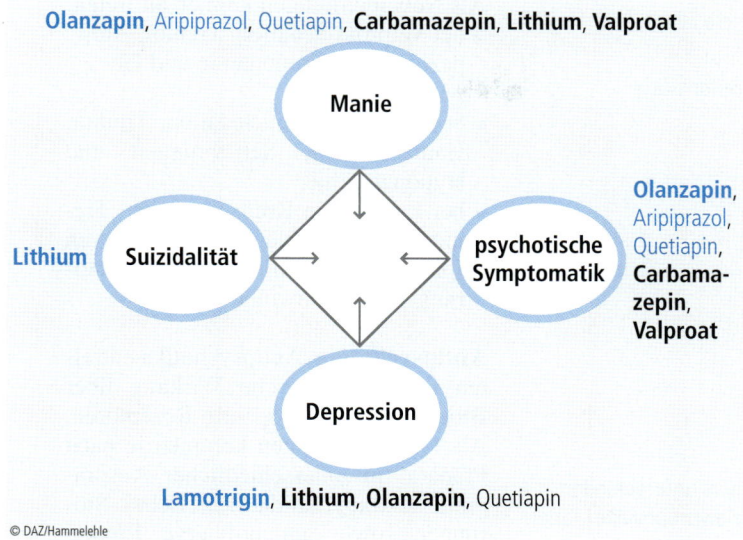

Olanzapin, Aripiprazol, Quetiapin, **Carbamazepin**, **Lithium**, **Valproat**

Manie

Lithium **Suizidalität** **psychotische Symptomatik** Olanzapin, Aripiprazol, Quetiapin, **Carbamazepin**, **Valproat**

Depression

Lamotrigin, **Lithium**, **Olanzapin**, Quetiapin

© DAZ/Hammelehle

Abb. 3: Therapie der bipolaren Störung. Bei der Behandlung kommen je nach Symptomatik die hier gezeigten Wirkstoffe in Betracht.

der Patient dann häufig nicht zugängig. Im Langzeitverlauf der Erkrankung sind manische Episoden eher kurz, depressive Episoden dauern meist sehr viel länger. In der Behandlung sind unterschiedliche Psychopharmaka zugelassen. Die zugrundeliegende Pharmakodynamik der Medikamente ist weitestgehend unbekannt.

Lithium. Die Wirkweise von Lithium ist weitestgehend unbekannt. Es scheint eine Stabilisierung der Catecholamin-Rezeptoren zu bewirken sowie die Calcium-vermittelten intrazellulären Abläufe zu modulieren. Die GABA-Aktivität ist unter Lithium erhöht. Durch eine Reduktion der Second-messenger-Systeme der Neurone wird ein reduziertes neuronales Ansprechen auf verschiedene Neurotransmitter (Muscarin, Acetylcholin, Noradrenalin) erreicht. ▷

phylaxe, der sogenannten Phasenprophylaxe (Abb. 4).

Die Medikamente heißen Stimmungsstabilisierer oder englisch Mood Stabilizer (Tab. 2).

Sie sind aus der Gruppe der Antiepileptika und Antipsychotika. Lithium stellt eine eigene Gruppe dar.

Zusätzlich werden bei depressiver Symptomatik auch Antidepressiva eingesetzt, die jedoch ein sogenanntes Switching, also einen Phasenwechsel in die Manie, induzieren können. Trizyklika haben das höchste Switchingrisiko. SSNRI haben aufgrund ihres dualen Wirkmechanismus ebenfalls ein erhöhtes Risiko. Am günstigsten scheinen SSRI (bevorzugt die selektivsten Citalopram und Escitalopram) und Mirtazapin zu sein.

Auch Arzneimittel können hypomanische oder manische Episoden auslösen und somit zur Fehldiagnose bipolare Störung führen. Dazu gehören Dextromethorphan, Cortison, L-Dopa, Amantadin, Bromocriptin, ACE-Hemmer, Tuberkulostatika, Gabapentin, Zytostatika und Antidepressiva.

Als organische Ursachen müssen einige Erkrankungen in der Differentialdiagnostik ausgeschlossen werden, da sie ebenfalls eine manische Symptomatik bedingen können: Neuro-Lues, Frontalhirntumor, Morbus Pick, Multiple Sklerose, Epilepsie, Morbus Cushing und Thyreotoxikose.

Therapieziele:

- Lithium-Toxizität begrenzen
- Nebenwirkungen minimieren
- Adäquate Schmerzstillung bei Sprunggelenksdistorsion
- Suizid verhindern
- Stimmungsstabilisierung (Verhindern von weiteren depressiven und manischen Episoden)

Vor allem in der akuten manischen Episode kommt der Pharmakotherapie eine wichtige Rolle zu. Für psychotherapeutische Maßnahmen ist

Tab. 2: Zulassungsstatus der Stimmungsstabilisierer.

Medikament	Akut-therapie	Phasen-prophylaxe
Lithium		
Depression	+	+
Manie	+	+
Olanzapin		
Depression	–	+
Manie	+	+
Valproat		
Depression	–	+
Manie	+	+
Carbamazepin		
Depression	–	+
Manie	–	+
Lamotrigin		
Depression	–	+
Manie	–	–
Risperidon		
Depression	–	–
Manie	+	–
Quetiapin		
Depression	+	–
Manie	+	–
Ziprasidon		
Depression	–	–
Manie	+	–
Aripiprazol		
Depression	–	–
Manie	+	+

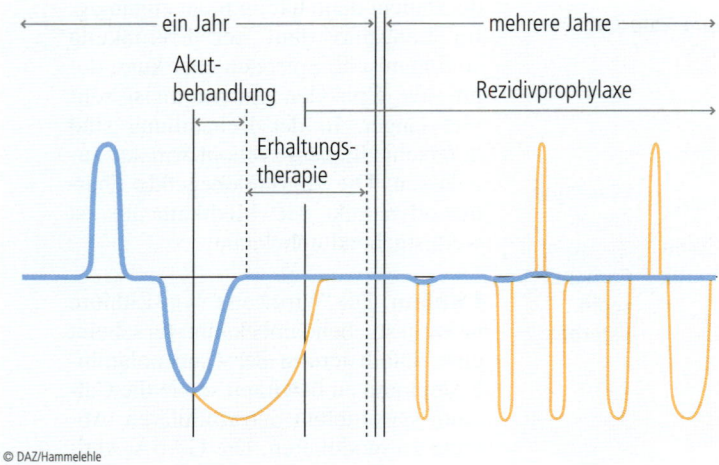

Abb. 4: Die Behandlung der bipolaren Störung muss unterschieden werden in Akutbehandlung, Erhaltungstherapie und Rezidivprophylaxe. Tabelle 2 stellt die Indikationsgebiete der Therapeutika dar.

Als Nebenwirkungen können insbesondere Tremor (feinschlägig), Gewichtszunahme, Durstgefühl, Übelkeit und vermehrter Harndrang auftreten.

Antiepileptika. Die Wirkweise der Antiepileptika ist ein Herabsetzen der neuronalen Entladungsfrequenz über Inaktivierung von Calcium- und Natriumkanälen, sowie Erhöhung der GABA-Konzentration. Insgesamt vermindern sie somit die zentrale Erregbarkeit.

Als Nebenwirkungen können auftreten:
- bei Valproat Sedation, Tremor, Alopezie, Hyperammonämie und Gewichtszunahme
- bei Carbamazepin Sedation, Tremor, Hautausschlag, Sehstörungen und Hyponatriämie,
- bei Lamotrigin Kopfschmerzen, Tremor, Hautausschläge (CAVE: Steven Johnson Syndrom möglich!), Sehstörungen und Schwindel.

Antipsychotika. Antipsychotika entfalten ihre antimanische Wirkung über Blockade von Dopamin-Rezeptoren. Als Nebenwirkungen kommen je nach Präparat in unterschiedlicher Ausprägung extrapyramidalmotorische Störungen sowie anticholinerge Effekte (Mundtrockenheit, trockene Augen, Tachykardie, Obstipation u. a.) vor, außerdem Sedation und Hypotonie.

Antidepressiva. Nach der Monoamin-Hypothese bewirken Antidepressiva eine Erhöhung der Neurotransmitterkonzentration (je nach Gruppe: Serotonin, Noradrenalin, Dopamin) im synaptischen Spalt und nach ca. 14 Tagen eine Downregulation der entsprechenden postsynaptischen Rezeptoren. Nebenwirkungen: Übelkeit, Durchfall, Appetitlosigkeit, Schlafstörungen, Sedation und vermehrtes Schwitzen.

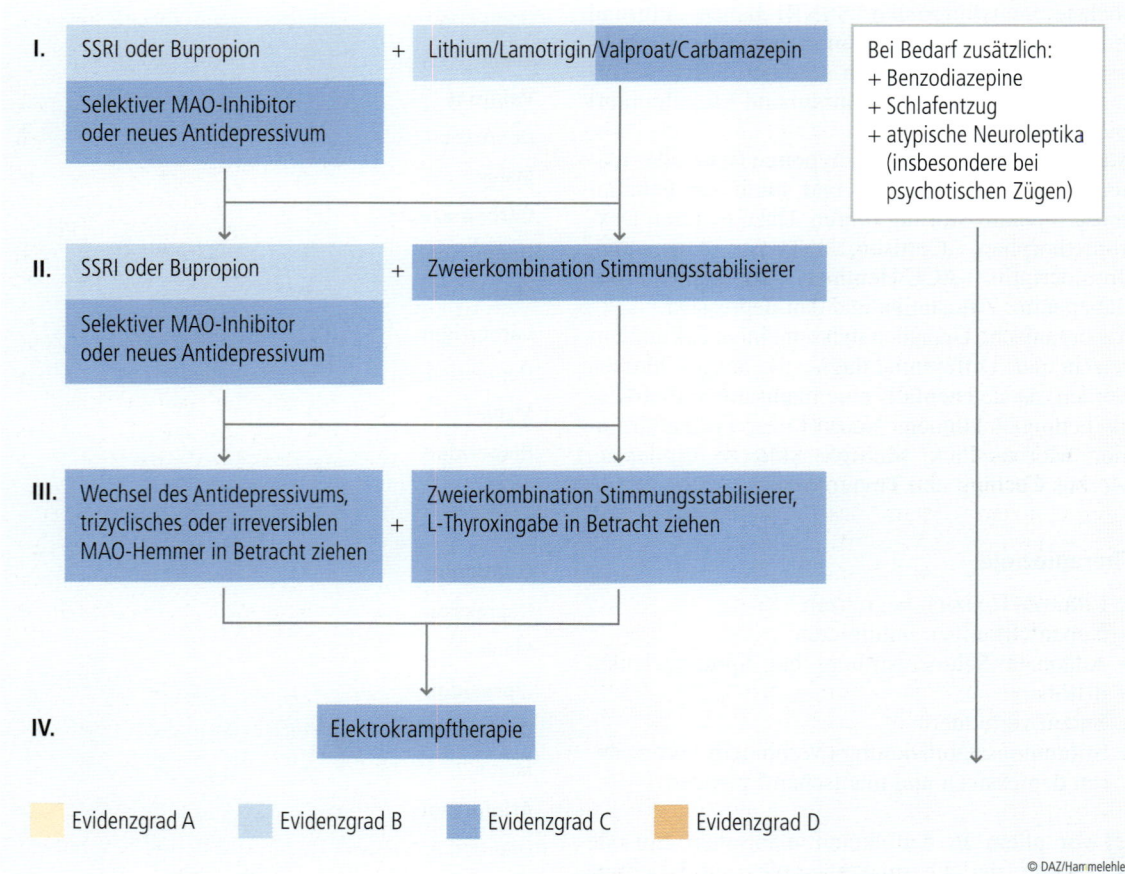

Abb. 5: Behandlungsalgorithmus nach WFSBP (www.wfsbp.org Stand vom 04.01.2012)

MTM – das Medikationsmanagement

 Kurzbeschreibung des Patienten:

38-jähriger männlicher Patient in gutem Allgemeinzustand mit chronischer bipolarer Störung, Hypothyreose und aktuell einer Sprunggelenksdistorsion, die einer Schmerzmedikation bedarf.

 Objektive Parameter und relevante Ziele:

Laborwerte und aktuelle Medikation (S. 99)

Ziel: Ziel der Behandlung ist die Phasenprophylaxe durch Lithium, sowie die Behandlung einer depressiven Episode. Weiterhin soll eine Analgesie des Sprungelenks sowie die Herstellung eines euthyreoten Zustands erreicht werden.

Die Therapieziele werden zwar erreicht, jedoch gibt es Anzeichen für eine Lithium-Intoxikation (Tremor, Benommenheit) sowie eine Betablocker-Überdosierung (Puls < 50 Schläge/Minute).

 Befund:

Leitlinienkonformität Medikamentenprüfung:
Laut Leitlinie der WFSBP (World Federation of societies of biological psychiatry) ist Bupropion gegenüber Duloxetin zu bevorzugen, da das Switching-Risiko geringer einzustufen ist. Eine Umstellung auf Bupropion ist daher sinnvoll.

Lithium birgt das Risiko der Toxizität und ist schwer im Verlauf wieder abzusetzen, ohne eine manische Episode zu induzieren. Dennoch empfehlen die Leitlinen Lithium nach wie vor (AMWF S3 Leitlinie Bipolare Störungen; Abb. 5). Bei Neueinstellungen sind diese Risiken mit dem Patienten zu erörtern und abzuwägen. Nach zehn Jahren Lithium-Therapie müsste ein Absetzen über Monate erfolgen und brächte ein hohes Risiko für eine manische Episode mit sich. Es ist nach wie vor der Goldstandard hinsichtlich Wirksamkeit bei bipolarer Störung. Die Therapie sollte zunächst fortgesetzt werden.

Propranolol wird zur Behandlung lithium-induzierten Tremors off label eingesetzt. Es ist zugelassen zur Therapie des essenziellen Tremors. Der lithiuminduzierte Tremor besteht jedoch häufig nur zu Beginn der Therapie. Es kann daher erwogen werden, Propranolol langsam auszuschleichen und zu beobachten, ob der Lithium-induzierte Tremor noch vorliegt.

Ibuprofen und andere NSAR sind sicher Mittel der Wahl bei Sprungelenksdistorsionen wegen der antiphlogistischen Wirkung. Leitlinien der Fachgesellschaften zur Pharmakotherapie gibt es jedoch nicht.

Interaktionen:
Pharmakodynamisch:
■ In der Kombination von Duloxetin mit Lithium besteht das Risiko für ein Serotonin-Syndrom, da Lithium zu einer verstärkten Serotonin-Ausschüttung führt und der Serotonin-Abbau vermindert wird. Duloxetin erhöht ebenfalls die Serotonin-Konzentration durch Wiederaufnahmehemmung.

■ Duloxetin und Ibuprofen zeigen in Kombination ein erhöhtes Blutungsrisiko des Gastrointestinaltraktes. Die Interaktion ist mittelschwer. Da das Blutungsrisiko um den Faktor 12 erhöht ist, sollte eine Kombination dieser Medikation idealerweise vermieden werden. ▷

Highlights bipolare Störung

🔋 Antiepileptika, Antipsychotika, Antidepressiva und Lithium werden zur Behandlung der bipolaren Störung eingesetzt.

🔋 Zeichen einer Lithium-Intoxikation umfassen: grobschlägiger Tremor, Bewusstseinsstörungen, Übelkeit, Schwindel, Dysarthrie, Ataxie bis hin zu Rigor, zerebralen Krampfanfällen, Schock, Koma, Herz-Kreislauf-Stillstand.

🔋 Patienten benötigen Akut- und Erhaltungstherapie.

🔋 Potenzielle Nebenwirkungen der antiepileptischen Präparate sind insbesondere: Benommenheit, Sedation, Schwindel, Hämato- und Hepatotoxizität.

🔋 Potenzielle Nebenwirkungen der antidepressiven Präparate sind insbesondere: Übelkeit, Durchfall vermehrtes Schwitzen, gestörte Sexualität

🔋 Potenzielle Nebenwirkungen der antipsychotischen Präparate sind insbesondere: EPS, sexuelle Funktionsstörungen, Hypotonie.

🔋 Lithium wirkt thyreotoxisch, nephrotoxisch und kardiotoxisch. Vor dem Ansetzen ist daher eine umfassende Diagnostik nötig. Im weiteren Verlauf ist ein regelmäßiges Monitoring von GFR, TSH, fT4 und fT3, sowie Durchführen eines EKGs nötig.

🔋 Lithium-Patienten müssen auf regelmäßige Flüssigkeitszufuhr achten: Sauna, Leistungssport und Durchfall können Flüssigkeits- und Elektrolythaushalt durcheinanderbringen und Lithium-Intoxikationen bedingen.

🔋 Lithium hat eine enge therapeutische Breite und der Lithium-Serumspiegel sollte daher regelmäßig überprüft werden!

🔋 Potenzielle Nebenwirkungen von Lithium-Präparaten: Polydipsie, Polyurie, Tremor, EKG-Veränderungen, Gewichtszunahme, Durchfall.

Lithium-Serumspiegelmessung

- Antimanische Wirkung: 0,9 – 1,1 mmol/l
- Rezidivprophylaxe: 0,6 – 0,8 mmol/l
- Lithium-Augmentation: 0,6 – 0,8 mmol/l (0,4 mmol/l bei Älteren)
- Eine Verdopplung der Dosis des Lithiums bedeutet eine Verdopplung des Lithiumspiegels
- Spiegelkontrollen sollten 12 +/- 0,5 Stunden nach der letzten Einnahme erfolgen (bei zwei täglichen Einnahmen). Gemessen wird der Talspiegel, also der Spiegel unmittelbar vor der nächsten Einnahme.
- Ein Lithiumspiegel ab >1,6 mmol/l ist toxisch. Bei langsamer Überdosierung können Symptome aber auch erst bei höheren Werten auftreten.

Pharmakokinetisch:

- Propranolol-Spiegel werden durch Duloxetin angehoben. Bradykardie und Hypotonie können auftreten. Ein Monitoring entsprechender Parameter Blutdruck und Puls sollte vorgenommen werden. Eine Dosisreduktion sollte in Erwägung gezogen werden. Alternativ konnte in einigen Studien gezeigt werden, dass auch andere Betablocker bei essenziellem Tremor wirksam sind, wenngleich die Therapie ebenfalls off label wäre. Ein alternativer Betablocker, wie z. B. Bisoprolol oder Atenolol kämen hier infrage, da sie nicht über CYP2D6 abgebaut werden.
- NSAR reduzieren die Lithium-Elimination über die Nieren. Bei einer Kombination muss nach wenigen Tagen ein Lithium-Serumspiegel ermittelt werden und die Dosis entsprechend angepasst werden. Ist dies nicht möglich, so ist die Kombination dringend zu vermeiden, da sie zu einer Lithium-Intoxikation führen kann. Eine alternative Schmerzmedikation mit z. B. Paracetamol oder Opioiden ist in diesem Falle günstiger. In einer Studie konnte auch gezeigt werden, dass ASS erst in hohen Dosen die Lithium-Elimination hemmt. Vorsichtshalber sollte aber auch bei einer ASS-Therapie der Lithium-Serumspiegel überprüft werden.

Kontraindikationen:
Es liegen keinerlei Kontraindikationen vor.

Plan:

- Sofortige Überprüfung der Lithium-Serumspiegel und Pausieren der Lithium-.Therapie.
- Kontrolle der Schmerzen des Sprunggelenks durch Paracetamol 500 mg – 500 mg – 500 mg. Alternativ Opioide (z. B. Tilidin) oder ASS.
- Absetzen des Duloxetins, wegen des Risikos eines Switchings in die manische Episode.
- Eindosieren von Bupropion 150 mg – 0 – 0 anstelle des Duloxetins, wegen des geringeren Switching-Risikos sowie keiner Gefahr des Serotonin-Syndroms in Kombination mit Lithium, da es nur auf die Noradrenalin- und Dopamin-Ausschüttung wirkt. Im Verlauf Dosissteigerung auf 300 mg – 0 – 0.

- Langsame Dosisreduktion von Propranolol, wegen Risiko eines AV-Block (Puls < 50 Schläge/Minute) auf 10 mg – 10 mg – 10 mg
- Monitoring von Puls und Blutdruck wegen der Akkumulationsgefahr von Propranolol auch durch das neu angesetzte Bupropion.
- Falls möglich sollte nach sorgfältiger Spiegeleinstellung des Lithiums Propranolol abgesetzt werden, um zu sehen, ob der Lithium-induzierte Tremor überhaupt noch vorliegt. Der Patient sollte dann gefragt werden, ob der Tremor nach Absetzen des Propranolols erneut aufgetreten ist.

Monitoring/Therapieüberwachung:
Siehe Tab. 3, 4 und 5.

Schulung:

- Der Patient sollte zu Wechselwirkungen mit Lithium geschult werden. NSAR (inklusive COX-2-Hemmer), Thiazide, Schleifendiuretika, kaliumsparende Diuretika, ACE- Hemmer und AT_2-Rezeptorantagonisten verursachen einen Anstieg des Lithium-Spiegels und es bedarf daher einer Überprüfung des Lithium-Spiegels und eine Anpassung der Lithium-Dosis bei An- oder Absetzen dieser Medikamente.
- Der Patient sollte auf ausreichende Flüssigkeits- und Elektrolytzufuhr achten. Vermehrtes Schwitzen bedingt einen Anstieg der Lithium-Spiegel.
- Der Patient sollte auch hinsichtlich Frühwarnsymptomen von manischen Episoden und depressiven Episoden geschult werden. Dazu eignen sich auch das Führen von Tagebüchern, in denen täglich die Symptome abgefragt werden. So kann eine Änderung früher erkannt und eine Pharmakotherapieänderung zeitig eingeleitet werden. Eine Episode kann so noch im Kommen verhindert werden.

Was wäre wenn:

? **... der Patient unzureichend auf Paracetamol anspricht? Es kommen in der Therapie der Schmerzen nur wenige Alternativen in Betracht. Folgende Probleme sind zu berücksichtigen:**

CYP2D6 Inhibition
Bupropion ist ein mittelstarker Inhibitor von CYP2 D6. Codein und Tramadol sind Prodrugs, die erst durch CYP2D6 in die aktiven Metabolite überführt werden. Eine Akkumulation der „Muttersubstanz" kann auftreten und im Falle von Tramadol zu Krampfanfällen, im Falle von Codein zu Atemdepression führen. Sie sind daher nicht geeignet. Das Risiko der Toxizität ist hoch, während die analgetische Wirkung nicht entfaltet wird.

Anstieg der Lithiumspiegel
Durch NSAR wird der Lithium-Spiegel angehoben. Dies gilt auch für COX-2-Hemmer. Daher sollten diese Arzneimittel nur unter engmaschigem Monitoring der Lithium-Spiegel eingesetzt werden. Für Novaminsulfon wurde auch ein Anstieg der Lithium-Spiegel gefunden. Alternativ kommen daher nur noch Tilidin oder stärkere Schmerzmittel (Oxycodon, Hydromorphon, Buprenorphin, Morphin) infrage.

Tab. 3: Therapieüberwachung Lithium

Parameter	Zeitpunkt	Zielwerte	Durch wen?	Maßnahmen
Überwachung der Wirksamkeit				
HAMD	3 Monate	< 10 Punkte	Psychologe/ Psychiater	Einleiten oder Erhöhen der antidepressiven Medikation
Young Mania Rating Scale	3 Monate	< 20 Punkte	Psychologe/ Psychiater	Einleiten oder Erhöhen der antimanischen Medikation
Suizidalität	bei jedem Kontakt	Nicht-Auftreten	Psychiater, Apotheker, Verwandte	sofortige Krankenhauseinweisung
Überwachung der Toxizität				
Grobschlägiger Tremor	andauernd	Nicht-Auftreten	Patient	Lithium-Spiegelkontrolle und Pausieren der Medikation
Übelkeit	andauernd	Nicht-Auftreten	Patient	Lithium-Spiegelkontrolle und Pausieren der Medikation
Tremor	andauernd	Nicht-Auftreten	Patient	ggf. wieder Ansetzen eines Betablockers
Gewicht	monatlich	BMI < 26	Patient	Diätmaßnahmen und Ernährungsberatung, sowie Sport
TSH	alle 6 Monate	0,3 – 2,5 mU/l	Primärarzt	Anpassen der L-Thyroxin-Dosis
FT4	alle 6 Monate	0,8 – 1,8 ng/dl	Primärarzt	Anpassen der L-Thyroxin-Dosis
FT3	alle 6 Monate	2,0 – 4,5 pg/ml	Primärarzt	Anpassen der L-Thyroxin-Dosis
GFR (Bestimmung von Serumkreatinin und Berechnung mittels MDRD Formel)	monatlich	> 60 ml/min	Primärarzt	Bei einer Änderung der GFR sollten Lithiums-Spiegel erhoben werden und die Dosis angepasst werden. Bei massiver Verschlechterung der Nierenfunktion muss ein Absetzen des Lithiums erwogen werden.

Tab. 4: Therapieüberwachung Bupropion

Parameter	Zeitpunkt	Zielwerte	Durch wen?	Maßnahmen
Überwachung der Wirksamkeit				
Hamilton Depression Scale	Alle 3 Monate	< 10 Punkte	Psychiater/ Psychologe	Augmentation mit einem anderen Antidepressivum
Überwachung der Toxizität				
EEG	vorm Ansetzen, dann erneut nach 3 Monaten	–	Neurologe/ Psychiater	Absetzen bei EEG-Veränderungen
Young Mania Rating Scale	nach 3 Monaten	< 20 Punkte	Psychiater/ Psychologe	Absetzen des Antidepressivums
Suizidalität	andauernd	ja/nein	Psychiater, Apotheker, Hausarzt, Verwandte	sofortige Klinikeinweisung
Blutdruck	14 Tage täglich, dann monatlich	120/80 mmHg	Patient	Dosisreduktion oder Wechseln des Antidepressivums
Puls	14 Tage täglich, dann monatlich	60 – 80	Patient	Dosisreduktion oder Wechseln des Antidepressivums

Tab. 5: Therapieüberwachung Paracetamol

Parameter	Zeitpunkt	Zielwerte	Durch wen?	Maßnahmen
Überwachung der Wirksamkeit				
Schmerzen	andauernd	keine	Patient	Erhöhung der Paracetamoldosis auf 1000 – 1000 – 1000 – 1000 mg möglich, allternativ Tilidin oder ASS
Überwachung der Toxizität				
Leberfunktion: GPT, GOT, GGT	nach 2 Wochen	innerhalb des normalen Bereichs	Primärarzt	sofortiges Absetzen bei Anstieg

■ Das Sprungelenk sollte geschont und bei Schwellung ausreichend gekühlt werden.

Zusammenfassung

Bipolare Störung ist eine chronische Erkrankung, die häufig eine Langzeittherapie erforderlich macht. Hier ist der Apotheker beim Monitoring der Nebenwirkungen und Intoxikationszeichen von großer Bedeutung. Die Medikamente besitzen weitergehend eine niedrige Compliance, so dass auch hier der Apotheker durch pharmazeutische Betreuung zum Erfolg der Pharmakotherapie beitragen kann. Insbesondere Lithium besitzt eine enge therapeutische Breite, Patienten sollten unbedingt zu Wechselwirkungen aufgeklärt werden. ◄

Literatur

World Federation of societies of biological psychiatry treatment guideline

Grunze et al. Part one: treatment of bipolar depression: The World Journal of Biological Psychiatry 3: 115–124 and

Grunze et al. Part two: treatment of mania: The World Journal of Biological Psychiatry 4: 5–13

Pfennig A, Bschor T, Baghai T, et al. S3-Leitlinie zur Diagnostik und Therapie Bipolarer Störungen. Nervenarzt. 2012 May;83(5):568–86.

Mort JR, Aparasu RR, Baer RK.Interaction between selective serotonin reuptake inhibitors and nonsteroidal antiinflammatory drugs: review of the literature. Pharmacotherapy. 2006 Sep;26(9):1307–13.

Phelan KM, Mosholder AD, Lu S. Lithium interaction with the cyclooxygenase 2 inhibitors rofecoxib and celecoxib and other nonsteroidal anti-inflammatory drugs. J Clin Psychiatry. 2003 Nov;64(11):1328–34.

Ragheb M. The clinical significance of lithium-nonsteroidal anti-inflammatory drug interactions. J Clin Psychopharmacol. 1990 Oct;10(5):350–4.

Davé M. Treatment of lithium induced tremor with atenolol. Can J Psychiatry. 1989 Mar;34(2):132–3.

Gelenberg AJ, Jefferson JW.Lithium tremor. J Clin Psychiatry. 1995 Jul;56(7):283–7.

Larsen TA, Teräväinen H, Calne DB. Atenolol vs. propranolol in essential tremor. A controlled, quantitative study.Acta Neurol Scand. 1982 Nov;66(5):547–54.

DiPiro JT, Talbert RL, Yee GC et al.:Pharmacotherapy: A pathophysiologic Approach. 8th edition. Chapter 68: Bipolar disorder

Drug information handbook with international trade names index. 20th edition. Lexicomp

Autoren

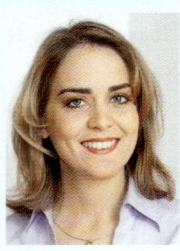

Dr. Martina Hahn, Studium der Pharmazie 1998 – 2002 an der Philipps-Universität Marburg. Doctor of Pharmacy Program der University of Florida 2004 – 2007. Promotion zum Dr. rer. physiol. an der Johannes Gutenberg-Universität Mainz 2008 – 2011, Lehrauftrag an der Goethe-Universität Frankfurt/Main für das Wahlpflichtfach Klinische Pharmazie seit 2011. Clinical Assistant Professor der University of Florida seit 2012. Beschäftigt seit 2011 in der Vitos Klinik Eichberg, Klinik für Psychiatrie und Psychotherapie als Apothekerin auf Station.

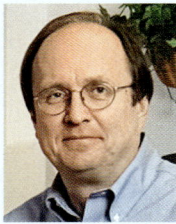

Hartmut Derendorf, Apotheker, ist Distinguished Professor und Chairman des Departments of Pharmaceutics an der University of Florida in Gainesville, wo er seit 1983 Pharmakokinetik, Pharmakodynamik und Klinische Pharmakokinetik lehrt.

Prof. Dr. Hartmut Derendorf, Distinguished Professor and Chairman, Department of Pharmaceutics, University of Florida

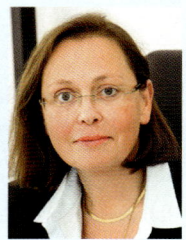

Dr. Sibylle C. Roll, Fachärztin für Psychiatrie und Psychotherapie. Studium der Humanmedizin in Würzburg, Frankfurt und Zürich; Promotion bei Prof. Dr. Stutte am Pathologischen Institut der Goethe-Universität Frankfurt/Main. Studium der Krankenhausbetriebswirtschaft. Mitherausgeberin und Co-Autorin eines Standardlehrbuches für Psychiatrische Pflege und Psychotherapie beim Thieme-Verlag. Ärztliche Direktorin des Vitos Klinikum Rheingau, Klinikdirektorin der Vitos Klinik Eichberg.

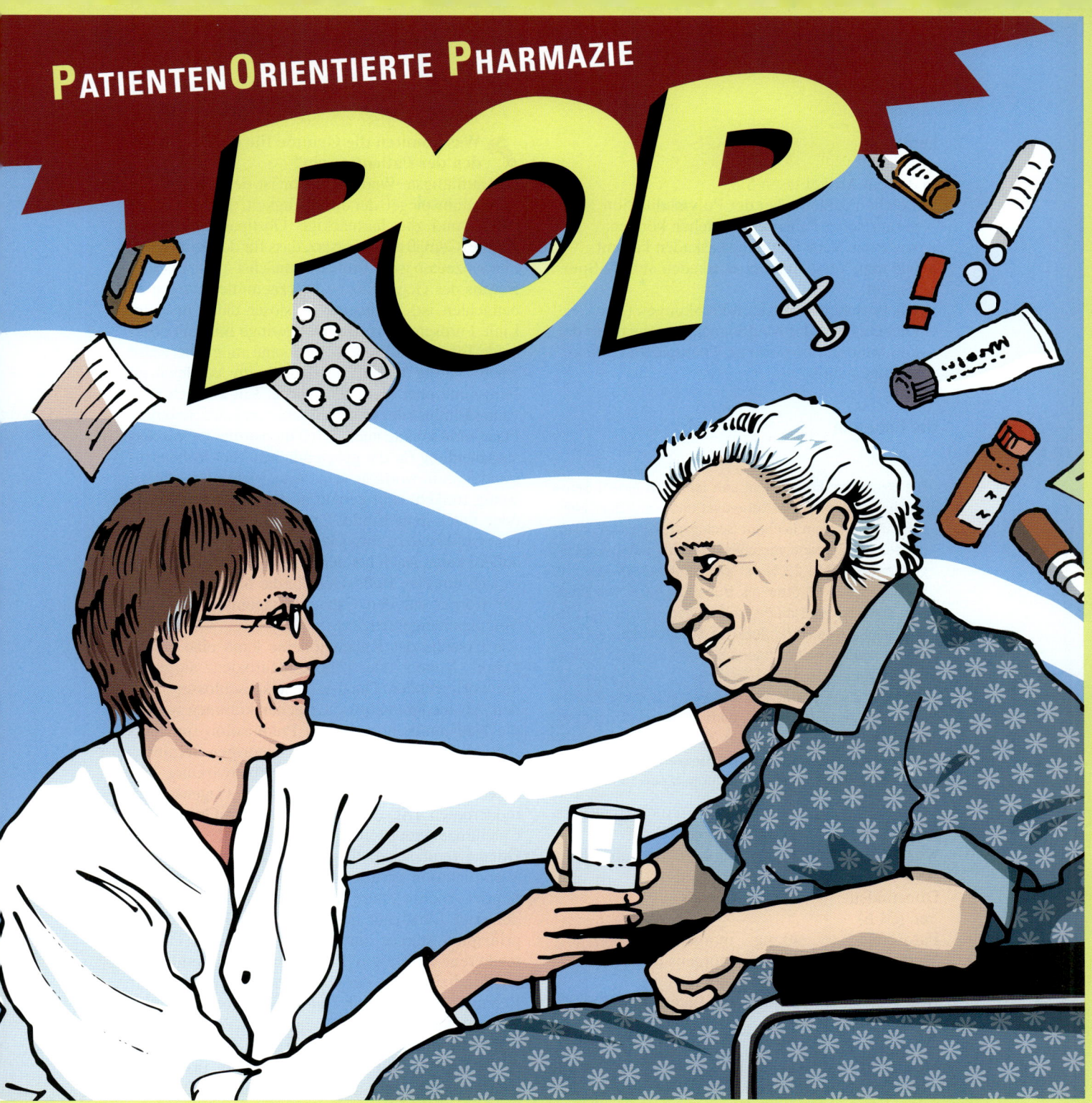

Eine Patientin mit Juckreiz und Ödemen

Wie Medikationsmanagement Verschreibungskaskaden aufdeckt

Gabriele Baumgärtner, Markus Zieglmeier, Robert Hermann und Hartmut Derendorf | **In der Klinischen Pharmazie dreht sich alles um den Patienten, um Leitlinien und um das klinische Ergebnis. Bearbeiten Sie mit uns diesen Patientenfall und erlernen Sie so zusätzliches Wissen in Klinischer Pharmazie.**

Lernziele

In diesem Artikel lesen Sie,

- welche Probleme bei der Polymedikation geriatrischer Patienten entstehen können,
- wie es zu Verschreibungskaskaden kommt,
- wie man Verschreibungskaskaden auf die Spur kommt,
- wie bestehende Begleiterkrankungen (hier Diabetes) bei der Medikamentenauswahl in der kombinierten Hypertonie-Therapie zu berücksichtigen sind.

Die Patientin

Die 89-jährige Frau K. lebt seit Jahren in einem Seniorenwohnheim. Sie ist verwitwet und war früher Lehrerin. Nach einem leichten Schlaganfall im Jahr 2010 hat sich ihr Zustand verschlechtert. Sie hat etwas abgenommen (BMI: 22,5), ist gelegentlich verwirrt und ihr Blutzucker ist öfter als früher zu hoch. Sie fühlt sich schwach und müde, seit längerer Zeit klagt sie über einen unstillbaren Juckreiz, Wadenkrämpfe, Ödeme an Knöcheln und Unterschenkeln sowie über eine hartnäckige Obstipation.

Die Apothekerin lernt Frau K. während eines Praktikums kennen, das sie in dem Wohnheim während ihrer Weiterbildung im Gebiet Geriatrische Pharmazie absolviert. Sie führt ein langes Gespräch mit ihr über ihre Beschwerden und sichtet ihren Medikationsplan:

Allopurinol	300 mg	morgens
Nifedipin retard	20 mg	morgens und abends
ASS	100 mg	morgens
Dimetinden ret. (24 h)	4 mg	abends
Furosemid	40 mg	morgens
Metformin	500 mg	morgens und abends
Prednisolon	10 mg	morgens
Bisacodyl Supp.	10 mg	bei Bedarf, fast täglich

Da die Patientenakte von Frau K. keine Laborwerte enthält, nimmt die Apothekerin Kontakt mit dem behandelnden Arzt auf. Dieser stimmt zu, dass es „mal wieder Zeit für ein Labor" sei. Wenige Tage später liegen folgende Werte vor:

PATIENTEN-ORIENTIERTE PHARMAZIE

Laborwerte (zu Beginn der Intervention):

Kalium:	2,5 mmol/l (N: 3,5 – 5,1 mmol/l)
Natrium:	135 mmol/l (N: 135 – 145 mmol/l)
Hb:	12 g/dl (N: 12 – 16 g/dl)
Glucose im Serum:	nüchtern: 100 mg/dl (N: 70 – 100 mg/dl)
	postprandial: 180 mg/dl
HbA_{1c}:	7,9 %
CrCl :	71 ml/min. (N: > 60 ml/min)
Harnsäure:	6,9 mg/dl (3,4 – 7,0 mg dl)
RR	112/72, Puls 98/min.

? Was könnten die Gründe für die Beschwerden der Patientin sein?

Der auffälligste Wert im Labor ist der niedrige Serumkaliumspiegel, der die Müdigkeit, das Schwächegefühl und die hartnäckige Obstipation erklären könnte. Gemäß dem Leitsatz, dass für den Klinischen Pharmazeuten jedes Problem zunächst – also bis zum Beweis des Gegenteils – als arzneimittelbezogen zu betrachten ist, kommt als Auslöser dafür in erster Linie Furosemid infrage. Der geringe mineralocorticoide Effekt des Prednisolons kann möglicherweise einen Beitrag leisten, der jedoch im Vergleich zu Furosemid eher klein sein dürfte. Ein klinisch relevanter Einfluss des Laxans ist eher unwahrscheinlich. Furosemid könnte auch durch die vermehrte Wasserausscheidung für die gelegentlichen Verwirrtheitszustände verantwortlich sein. Alte Menschen, die zu wenig trinken, sind gerade in den Sommermonaten oder unter dem Einfluss von Diuretika gefährdet, eine Exsikkose zu entwickeln, die sich in einem Delir äußern kann. Auch bei der hohen Pulsfrequenz kann es sich um eine Reflextachykardie handeln, mit der der Körper auf den Calciumantagonisten und den Volumenmangel reagiert.

Als Ursache der Knöchelödeme kann eine Herz-, Leber-, Nieren- oder venöse Insuffizienz aufgrund der vorliegenden Diagnosen ausgeschlossen werden. Als medikamentöse Ursachen kommen sowohl die Natriumretention durch Prednisolon (unwahrscheinlich angesichts des eher niedrigen Serumnatriumspiegels) als auch eine Nebenwirkung von Nifedipin infrage. Nifedipin kann im Gegensatz zu moderneren Dihydropyridinen in der Gruppe der Calciumantagonisten (CA) vermehrt periphere Ödeme verursachen, da es eine selektivere arterielle Vasodilatation verursacht. Frauen sind stärker gefährdet, ebenso ältere Menschen, die aufgrund reduzierter Elastizität des subkutanen Hautgewebes prinzipiell stärker zur Entwicklung eines Ödems tendieren. In diesem Falle wäre Furosemid eher nicht indiziert. Von der Gabe eines Diuretikums zur Behandlung von durch Calciumantagonisten induzierten Ödemen wird abgeraten, da es sich dabei nicht um einen Volumen-Overload im klassischen Sinne handelt und dieser Ansatz nicht ursächlich auf die Pathogenese der Nebenwirkung zielt [1].

Eine Hauterkrankung als Ursache für den hartnäckigen und trotz der Gabe eines Antihistaminikums und eines Corticosteroids fortbestehenden Juckreiz ist nicht erkennbar. Eine Analyse der Nebenwirkungen der verordneten Arzneimittel lenkt den Verdacht auf Allopurinol. Hautjucken mit oder ohne Rötungen oder andere sichtbare Symptome gehört mit etwa 4 % zu den häufigen Nebenwirkungen des Urikostatikums. Die Fachinformationen empfehlen in diesem Fall das sofortige Absetzen. Im Falle leichter Erscheinungen kann die Therapie nach dem Abklingen der Symptome wieder mit einer niedrigen Dosis (z. B. 50 mg/Tag) aufgenommen werden.

? Gibt es klinisch relevante Interaktionen?

Der Interaktionscheck mit der ABDA-Datenbank liefert die folgenden Ergebnisse:

Prednisolon – ASS: verstärkte ulzerogene Wirkung /intestinale Blutungen

Da auch niedrig dosierte Acetylsalicylsäure zur Schlaganfallprophylaxe das Risiko für Magen-Darm-Blutungen erhöht und bei geriatrischen Patienten das Schmerzempfinden bei Magen-Darm-Ulzera geringer ist, sollte abgeklärt werden, ob Zeichen von peptischen Ulzera vorhanden sind und auf okkultes Blut im Stuhl untersucht werden, außerdem muss bei der Laborkontrolle auf den Hb-Wert geachtet werden.

Metformin – Prednisolon: verminderte blutzuckersenkende Wirkung/Gefahr einer Hyperglykämie. Diese Interaktion ist mit großer Wahrscheinlichkeit für die in der letzten Zeit verschlechterte Blutzuckereinstellung verantwortlich.

Furosemid – Prednisolon: verstärkter Kaliumverlust/erhöhte Gefahr einer Hypokaliämie.

Furosemid – Bisacodyl: verstärkte Kaliumverluste bei Laxanziendauergebrauch, im vorliegenden Fall eher unwahrscheinlich

spricht dafür, dass es sich in beiden Fällen um Verschreibungskaskaden handelt.

Klinische Pharmazie

Wie bei einer geriatrischen Patientin zu erwarten, liegen mehrere Grunderkrankungen vor. Entsprechend sind mehrere Leitlinien zu beachten.

Diabetes

Auch wenn Metformin bevorzugt bei übergewichtigen Diabetikern eingesetzt wird, ist seine antihyperglykämische und vasoprotektive Wirkung doch nicht auf diese Patienten-Gruppe beschränkt. Über die Blutzuckersenkung hinaus hat Metformin eine positive Wirkung auf die Diabetes-typische Dyslipidämie und eine gesteigerte Thrombozytenaggre-

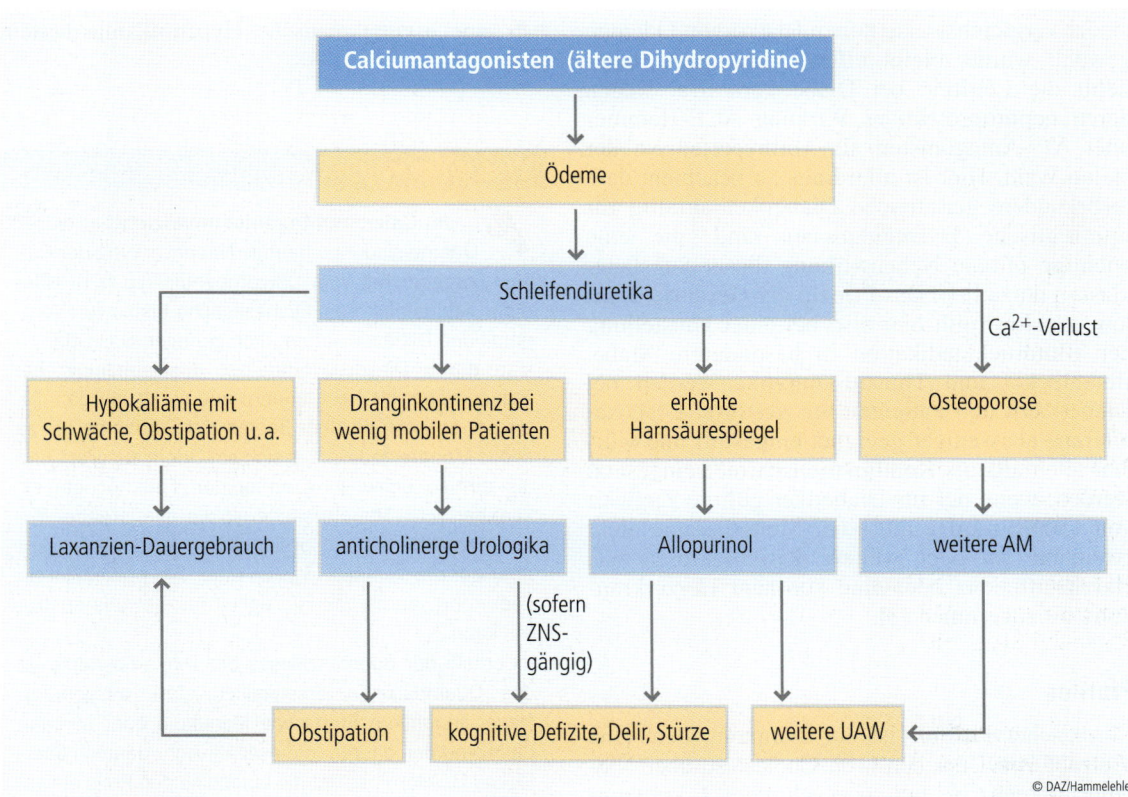

Abb.1 : Verschreibungskaskaden, die mit dem Einsatz von Schleifendiuretika assoziiert sind.

Gibt es einen zeitlichen Zusammenhang?
Im vorliegenden Fall besteht der Verdacht auf sogenannte Verschreibungskaskaden (Abb. 1), bei denen unerwünschte Arzneimittelwirkungen nicht als solche erkannt werden, weshalb versucht wird, sie durch Verschreibung neuer Arzneimittel zu therapieren. Bei einer solchen Vermutung liefert die Patientendokumentation, aus der die zeitliche Abfolge der Verordnungen hervorgeht, wertvolle Hinweise. Bei Frau K. zeigt sich, dass sie das Allopurinol seit ihrem Krankenhausaufenthalt vor zwei Jahren erhält – es wurde in der Klinik angesetzt und vom Hausarzt weiterverordnet. Dimetinden sowie Prednisolon folgten Monate später. Auch Nifedipin wurde zuerst verordnet, Furosemid kam später aufgrund der Ödeme hinzu. Dies

gation [2]. Es leistet damit einen Beitrag zur Prävention eines weiteren Schlaganfalls. Zielwert ist allgemein ein HbA_{1c}-Wert von 6,5%. Bei geriatrischen Patienten, die bei schlechter Adhärenz dem Risiko einer erhöhten Mortalität infolge von Hypoglykämien ausgesetzt sind, wird davon oft abgewichen und ein HbA_{1c}-Wert von 7,5% akzeptiert. Dies erscheint im vorliegenden Fall jedoch nicht notwendig, da eine Monotherapie mit Metformin keine Hypoglykämien verursacht und das durch eine schlechte Diabeteseinstellung erhöhte vaskuläre Risiko im Auge behalten werden sollte. Zu diskutieren ist der Einsatz eines Statins. Wenngleich für die Sekundärprävention des Schlaganfalls (ohne Vorliegen einer KHK) kein Nachweis für die Wirksamkeit einer cholesterinsenken- ▷

den Therapie durch klinische Studien vorliegt, wird auch in der DEGAM-Leitlinie Schlaganfall dennoch ein Statin empfohlen [6]. Andererseits werden Statine gerade bei Hochbetagten von Geriatern durchaus kritisch gesehen.

Bluthochdruck

Arterielle Hypertonie ist der hauptsächliche Risikofaktor für Schlaganfälle. Die Leitlinien der Hochdruckliga für die medikamentöse Therapie des Bluthochdrucks beinhalten Vergleiche zwischen verschiedenen Antihypertensiva und zitieren darin Studien, denen zufolge Calciumantagonisten Diuretika, Betablockern und ACE-Hemmern hinsichtlich der Verhinderung von Schlaganfällen überlegen sind. Dies ist wahrscheinlich der Grund dafür, dass für die Blutdruckeinstellung von Frau K. ein Calciumantagonist gewählt wurde. Warum dabei eine relativ alte Substanz mit einem vergleichsweise hohen Risiko von Ödemen gewählt wurde, bleibt offen. Andererseits empfiehlt die Leitlinie bei Diabetikern u. a. wegen deren nephroprotektiver Wirkung ACE-Hemmer oder AT_1-Antagonisten als Antihypertensiva der ersten Wahl. Hier ist allerdings zu beachten, dass insbesondere geriatrische Diabetiker anfällig für orthostatische Dysregulationen sind, die eine wichtige initiale Nebenwirkung dieser Substanzklassen darstellen. Das Prinzip der Geriatrie „start low, go slow" gilt hier also bei einer Umstellung der Blutdruckmedikation in besonderem Maße. Betablocker und Thiazid-Diuretika werden bei Diabetikern und Patienten mit gestörter Glucosetoleranz als weniger geeignet eingestuft und würden allenfalls als Kombinationspartner eingesetzt werden, wenn der für Diabetiker gültige Zielwert von 130/90 mmHg mit einer Monotherapie nicht erreichbar ist oder weitere Risikofaktoren wie Herzinsuffizienz oder eine koronare Herzerkrankung hinzukommen [3].

Pruritus

Chronischer Pruritus ist ein Symptom, dem eine Vielzahl von Ursachen (von Cholestase über Niereninsuffizienz bis hin zu psychischen Erkrankungen) zugrunde liegen kann. Nicht selten liegen mehrere Ursachen gleichzeitig vor. Trotz aller diagnostischen Bemühungen bleibt die Ursache des Pruritus bei einem Teil (je nach untersuchtem Kollektiv in 13 bis 50% der Fälle) der betroffenen Patienten ungeklärt. Ein persistierender Juckreiz, für den keine Ursache gefunden werden kann, sollte in die Hand eines Dermatologen gegeben werden, der die in der Leitlinie „Chronischer Pruritus" der Deutschen Dermatologischen Gesellschaft vorgegebene Diagnostik durchführt. Tabelle 5 dieser Leitlinie enthält eine Auflistung von Arzneimitteln, die Pruritus auslösen und unterhalten können. Neben Allopurinol sind darin auch Metformin, Nifedipin und Furosemid aufgeführt. Das Absetzen dieser Arzneistoffe wird, sofern möglich, als erste Therapieoption empfohlen. Die Leitlinie behandelt verschiedene Therapieformen, vorab mit topischer Applikation. Systemische Antihistaminika der ersten Generation mit sedierender Wirkung werden hier lediglich in der Therapie des atopischen Ekzems erwähnt, jedoch mit dem Hinweis, dass deren Wirkung nicht durch Studien belegt ist. Dies gilt auch für systemische Glucocorticoide, bei denen eine Langzeittherapie nicht empfohlen wird [4].

Hyperurikämie

In Deutschland existieren bis heute keine Leitlinien zur Behandlung der Gicht oder der Hyperurikämie, die Therapie basiert hauptsächlich auf tradierten Expertenmeinungen. Ein im Jahr 2009 publizierter Artikel im Deutschen Ärzteblatt kommt nach Auswertung der Literatur zu dem Schluss, dass eine Indikation für eine medikamentöse harnsäuresenkende Therapie in der Regel nicht vorliegt, solange lediglich eine asymptomatische Hyperurikämie besteht [5].

Was wäre wenn…

… der Calciumantagonist unverzichtbar wäre?
Ödeme sind eine häufige Nebenwirkung der Calciumantagonisten vom Dihydropyridin-Typ (z. B. Nifedipin, Amlodipin), das diesbezügliche Risiko von Verapamil und Diltiazem ist deutlich geringer. Das Ödemrisiko durch Dihydropyridine ist dosisabhängig, bei Frauen höher als bei Männern und steigt mit dem Alter an. Es kann ab dem Beginn der Einnahme bis zu sechs Monate dauern, bis sich ein Ödem ausprägt und als diffuse Schwellung an beiden Fußknöcheln erkennbar wird. Hauptursache ist die dilatierende Wirkung selektiv auf die präkapillären Arteriolen, nicht aber auf die Venolen, was zu einer Art präkapillärem Leck führt, durch das Flüssigkeit ins Gewebe austreten kann.

Innerhalb der Substanzklasse der Dihydropyridine ist das Ödemrisiko unterschiedlich stark ausgeprägt. Neue, lipophilere Stoffe wie Manidipin oder Lercanidipin sind den älteren in dieser Hinsicht deutlich überlegen [1]. Allerdings hat die Lipophilie den Preis ausgeprägter Nahrungsmittelinteraktionen. Lercanidipin soll ca. 30 Minuten vor dem Frühstück eingenommen werden und hat dann (aufgrund des hohen hepatischen First-pass-Effekts) eine Bioverfügbarkeit von nur 3 bis 4%. Zusammen mit Nahrung, abhängig von deren Fettgehalt, kann die Bioverfügbarkeit auf über 30% ansteigen. Eine stabile Blutdruckeinstellung erfordert damit ein hohes Maß an Adhärenz des Patienten. Beim Auftreten von Ödemen unter Calciumantagonisten wird auch die Kombination mit ACE-Hemmern oder AT_1-Antagonisten empfohlen. Dadurch kann einerseits oft die Calciumantagonisten-Dosis reduziert werden, andererseits führt die Hemmung des RAAS zu einer arteriellen und venösen Vasodilatation, was zum Druckausgleich im Kapillarbett beiträgt und die Ödeme reduziert. Der Einsatz von Diuretika gilt als nicht indiziert [1].

MTM – das Medikationsmanagement

 Kurzbeschreibung der Patientin

89-jährige Patientin in reduziertem Allgemeinzustand und schlankem Erscheinungsbild, kein Tabak- oder Alkoholkonsum. Diagnosen: Diabetes mellitus Typ 2, milde arterielle Hypertonie, Zustand nach Schlaganfall vor zwei Jahren ohne bleibende motorische oder kognitive Defizite. In letzter Zeit gelegentliche Verwirrtheit, persistierender Pruritus, Knöchelödeme, Obstipation, Schwächegefühl und Wadenkrämpfe.

 Objektive Parameter und relevante Ziele

Die aktuellen Laborwerte, die der Hausarzt aufgrund der Nachfrage der Apothekerin erstellt hat, zeigen eine gute Nierenfunktion (GFR: 71 ml/min) sowie einen mit 6,9 mg/dl noch im Normbereich (3,4–7,0 mg/dl) liegenden Harnsäurewert. Die Einstellung des Blutzuckers (HbA_{1c}: 7,9%) ist leicht korrekturbedürftig. Der Serumkaliumspiegel ist mit 2,5 mmol/l deutlich erniedrigt.
Die Erkrankungen der Patientin werden mit den folgenden Arzneimitteln behandelt:

Allopurinol	300 mg	morgens
Nifedipin retard	20 mg	morgens und abends
ASS	100 mg	morgens
Dimetinden ret. (24 h)	4 mg	abends
Furosemid	40 mg	morgens
Metformin	500 mg	morgens und abends
Prednisolon	10 mg	morgens
Bisacodyl Supp.	10 mg	bei Bedarf, fast täglich

Kurzfristig steht an erster Stelle die Korrektur der Hypokaliämie. Mittelfristig ist die primäre Zielsetzung das Stillen des Juckreizes, der die gravierendste Einschränkung der Lebensqualität von Frau K. darstellt. An zweiter Stelle folgen die Beseitigung der Knöchel- und Unterschenkelödeme sowie der kognitiven Defizite, der Muskelschwäche und Obstipation bei gleichzeitiger Aufrechterhaltung einer wirksamen Sekundärprävention des Schlaganfalls durch eine gute Einstellung von Blutzucker und Blutdruck.

 Befund

Medikamentenprüfung/Leitlinienkonformität
- Die Behandlung des Diabetes mellitus Typ 2 mit Metformin ist grundsätzlich leitliniengerecht. Allerdings wird der HbA_{1c}-Zielwert von unter 7,5% verfehlt und aktuelle Blutfett- und Cholesterinwerte, die als Basis für die Entscheidung für oder gegen ein Statin dienen könnten, liegen nicht vor.
- Die Therapie der Hypertonie steht zwar nicht im Widerspruch zur Leitlinie der Hochdruckliga, die nicht zwischen den verschiedenen Calciumantagonisten differenziert. Nifedipin ist jedoch auch nicht die ideale Substanz, u. a. wegen des hohen Ödemrisikos. Ein ACE-Hemmer bzw. AT_1-Antagonist würde wegen der nephroprotektiven Effekte eher der Leitlinie für die Therapie des Diabetes entsprechen. Die meisten Diabetologen vertreten heute die Ansicht, dass die Hypertonietherapie bei Diabetikern zur Bewahrung einer guten Nierenfunktion einen ACE-Hemmer oder AT_1-Antagonisten enthalten sollte. Diese Alternativen haben allerdings keinen Einfluss auf das Schlaganfallrisiko.
- Durch das Fehlen von Leitlinien für die Behandlung der Hyperurikämie ist es nicht möglich, die zwei Jahre andauernde Verordnung von Allopurinol nach einem allgemein akzeptierten Maßstab zu beurteilen. Stattdessen kann jedoch die Fachinformation herangezogen werden, die Hautreaktionen wie Pruritus als eine mit einer Inzidenz von 4% häufige Nebenwirkung ausweist und in diesem Fall das Absetzen von Allopurinol fordert. Wäre dies befolgt worden, hätte keine Notwendigkeit bestanden, auf die Leitlinie zum chronischen Pruritus einzugehen. Diese ist die zweite verbindliche Textstelle, die eine Suche nach auslösenden Arzneistoffen und, sofern möglich, deren Absetzen als kausale Maßnahme empfiehlt.

Interaktionscheck mithilfe der ABDA-Datenbank
- Prednisolon – ASS: verstärkte ulzerogene Wirkung/intestinale Blutungen: Empfohlene Maßnahme: Blutbild (Hämoglobin), Haemoccult-Test
- Metformin – Prednisolon: verminderte blutzuckersenkende Wirkung/Gefahr einer Hyperglykämie. Empfohlene Maßnahme: Ausschleichen von Prednisolon, das sich als wirkungslos gegen den chronischen Pruritus erwiesen hat und in der Langzeittherapie nicht leitliniengerecht ist.
- Furosemid – Prednisolon: verstärkter Kaliumverlust/erhöhte Gefahr einer Hypokaliämie. Empfohlene Maßnahme: Ausschleichen von Prednisolon (s. o.), zusätzlich Absetzen von Furosemid.
- Furosemid – Bisacodyl: verstärkte Kaliumverluste bei Laxanziendauergebrauch. Empfohlene Maßnahme: Absetzen von Furosemid (s. o.), allerdings geringe klinische Relevanz der Interaktion.

Gegenanzeigencheck
- Dimetinden ist wegen seiner anticholinergen Nebenwirkungen in der Priscus-Liste aufgeführt. Diese können zu kognitiven Einschränkungen führen und das Delir- bzw. Sturzrisiko erhöhen. Es ist wahrscheinlich, dass Dimetinden neben der durch die geringe Trinkmenge ▷

und das Diuretikum verursachten Exsikkose die zweite Ursache für die kognitiven Defizite und die häufigere Verwirrtheit von Frau K. ist.

- Auch Nifedipin findet sich in der Priscus-Liste, allerdings nur in unretardierter Form, in der es zu Hypotonien und orthostatischen Kreislaufregulationsstörungen führen kann. Trotz der Retardierung könnte auch dies bei Frau K. der Fall sein, da z. T. niedrige Blutdruckwerte gemessen wurden. Bei der gleichzeitig gemessenen hohen Pulsfrequenz dürfte es sich um eine Reflextachykardie handeln.

 Plan

- Substitution von Kalium bis zum Erreichen normaler Werte.
- Absetzen von Allopurinol, da die Indikation bei noch normalen Harnsäurewerten und Fehlen von Symptomen als nicht mehr gegeben erscheint. Bei Besserung der Pruritus-Symptomatik Absetzen von Dimetinden und Ausschleichen von Prednisolon.
- Nach Ausschluss einer Herz- oder Niereninsuffizienz als Ursache der Ödeme Absetzen von Nifedipin, Ersatz durch einen (zunächst) niedrig dosierten ACE-Hemmer (Ramipril 1,25 mg) und Kontrolle der Blutdruckwerte sowie des Serumkaliumspiegels. Gegebenenfalls vorsichtige Substitution von Kalium.
- Beobachtung der Ödeme nach dem Absetzen von Nifedipin, bei Besserung Absetzen von Furosemid.
- Beibehaltung der Metformin-Dosierung, Blutzuckerbestimmungen (Besserung nach Absetzen von Prednisolon?)
- Bestimmung der Blutfette zur Entscheidung über die Verordnung eines CSE-Hemmers.

 Monitoring / Therapieüberwachung

Der Arzt stimmt den empfohlenen Maßnahmen zu. Nifedipin wird durch Ramipril 1,25 mg ersetzt. Die Ödeme sind wenige Tage nach dem Absetzen von Nifedipin ausgeschwemmt, Furosemid wird abgesetzt. Initial wird Kalium substituiert, diese Maßnahme wird drei Wochen später nach dem nächsten Labor (nach dem Absetzen von Furosemid) beendet.

Nach Absetzen von Allopurinol bessert sich der Juckreiz deutlich, Dimetinden kann abgesetzt und Prednisolon ausgeschlichen werden. Daraufhin verbessert sich auch die Blutzuckereinstellung. Die Patientin hat nun folgende Medikation:

Metformin	500 mg	morgens und abends
ASS	100 mg	mittags
Ramipril	1,25 mg	morgens
Bisacodyl Supp.	10 mg	bei Bedarf, seltener

Frau K. fühlt sich wohler und kräftiger. Sie nimmt wieder an den sozialen Angeboten im Wohnheim teil. Das nächste Labor erfolgt erst drei Wochen nach der Intervention. Dabei werden folgende Werte gemessen:

- Kalium: 4,2 mmol/l
- RR: 134/79 mm Hg
- Puls 82 Schläge/min
- HbA$_{1c}$: 7,6% (erneute Kontrolle nach 3 Mon. empfohlen)
- Harnsäure: 5,9 mg/dl

Eine Bestimmung der Blutfett- und Cholesterinwerte fehlt erneut, die Therapie mit einem Statin wird vom Hausarzt wegen des hohen Alters der Patientin abgelehnt.

Mit dem Arzt und dem Pflegepersonal werden folgende Maßnahmen zur Therapieüberwachung vereinbart (Tab. 1, Tab. 2):

Tab. 1: Therapieüberwachung Ramipril

	Parameter	Zielwert	Häufigkeit	Wer	Maßnahmen
Überwachung auf Wirksamkeit	RR	130 – 139 mm Hg /80 – 85 mm Hg	täglich	Pflegepersonal/ Arzt	Dosis evtl. schrittweise erhöhen (nach frühestens 3 Wochen) bis max. 2,5 mg
Überwachung auf UAW	Reizhusten	ja/nein	fortlaufend	Patient/ Pflegepersonal	ggf. Antihypertonikum wechseln (AT$_1$-Rezeptorenblocker)
Überwachung auf UAW	Kalium	mind. 3,5 mmol/l max. 5,1 mmol/l	nach 5 d, dann wöchentlich bis Zielwert erreicht, später viertel- bis halbjährlich	Arzt	Zielwert nicht erreicht: Kalium vorsichtig substituieren

Tab. 2: Therapieüberwachung Metformin

	Parameter	Zielwert	Häufigkeit	Wer	Maßnahmen
Überwachung auf Wirksamkeit	HbA$_{1c}$	7,0 – 7,5%	vierteljährlich	Arzt	evtl. Dosis anpassen
Überwachung auf Kontraindikation	Nierenfunktion	CrCl > 60 ml/min	bei Beginn, dann vierteljährlich	Arzt	Wechsel der Therapie

6 Wichtige Aspekte bei der Schulung von Patientin und Pflegepersonal

Wie nahezu jede hochbetagte Patientin ist Frau K. anfällig für eine Exsikkose, die sich in Verwirrtheit, Delir und erhöhtem Sturzrisiko äußert. Auch wenn diese Gefahr durch das Absetzen von Furosemid gesunken ist, muss die Patientin in Zusammenarbeit mit dem Pflegepersonal eine Strategie entwickeln, die eine ausreichende tägliche Trinkmenge gewährleistet. Dies ist auch wichtig zur Aufrechterhaltung einer ausreichenden Nierenleistung, die ja ihrerseits die Voraussetzung der Therapiefortführung mit Metformin ist.

Eine ausreichende Flüssigkeitsaufnahme wird am besten dadurch gewährleistet, dass die tägliche Trinkmenge, z. B. eine Flasche Wasser und eine Flasche Saft, an einem bestimmten Platz bereitgestellt wird. Dadurch lässt sich am Ende des Tages kontrollieren, wie viel davon verbraucht und wie viel übrig ist. Ohne die aktive Mitarbeit des Pflegepersonals ist dies allerdings selten durchführbar. In der Kombination mit ballaststoffreicher Ernährung wie Obst, Gemüse und Vollkornprodukten, die auch der Optimierung der Blutzuckerspiegel dienen, kann so langfristig auch die Obstipation beseitigt und die Laxanziengabe überflüssig werden.

Die Ernährung ist ein wichtiger Aspekt bei Frau K., einerseits in Bezug auf ihre Blutzuckereinstellung, andererseits hinsichtlich der Harnsäurespiegel. Ein Verzicht auf Fleisch ist in diesem Fall nicht anzuraten, wohl aber ein Verzicht auf Innereien wie Leber.

Zusammenfassung und Kommentar

Verschreibungskaskaden sind bei multimorbiden geriatrischen Patienten nicht selten. Allerdings ist dieser Fall von den ca. 150 Patientenfällen, die bisher von den Teilnehmern der Weiterbildungen in Geriatrischer Pharmazie der Bayerischen Landesapothekerkammer bearbeitet wurden, mit Abstand der spektakulärste. Es handelt sich zunächst, wie in Abbildung 2 dargestellt, um zwei parallele Kaskaden. Zusätzlich jedoch beeinflussen sich beide Kaskaden gegenseitig im Sinne einer Verstärkung, im Fall der Erhöhung der Harnsäurespiegel durch Furosemid und die dadurch bedingte Exsikkose sogar im Sinne eines kausalen Zusammenhangs. Es entsteht eine pharmakologische Spielart des gordischen Knotens, der sich nur noch durch das Äquivalent eines Schwerthiebs lösen lässt – durch Absetzen von mehr als der Hälfte der beteiligten Arzneimittel.

Zeitmangel des behandelnden Arztes ist der wichtigste Grund für die Entstehung solcher Verschreibungskaskaden. Er führt dazu, dass unerwünschte Arzneimittelwirkungen als Symptome einer neuen Erkrankung fehlinterpretiert und mit neuen Arzneimitteln behandelt werden. Die Denkmuster der Klinischen Pharmazie, bei denen ein auftretendes Problem grundsätzlich zunächst als arzneimittelbezogen betrachtet wird, sind ein probates, wenngleich arbeitsintensives Mittel dagegen.

Dabei besteht die Methodik darin, die verordneten Arzneimittel mit ihren Neben- und Wechselwirkungen aufzulisten (Tab. 3) und dabei die tatsächlich aufgetretenen Effekte zu markieren. Dadurch lässt sich leicht erkennen, ob eine Nebenwirkung eines ▷

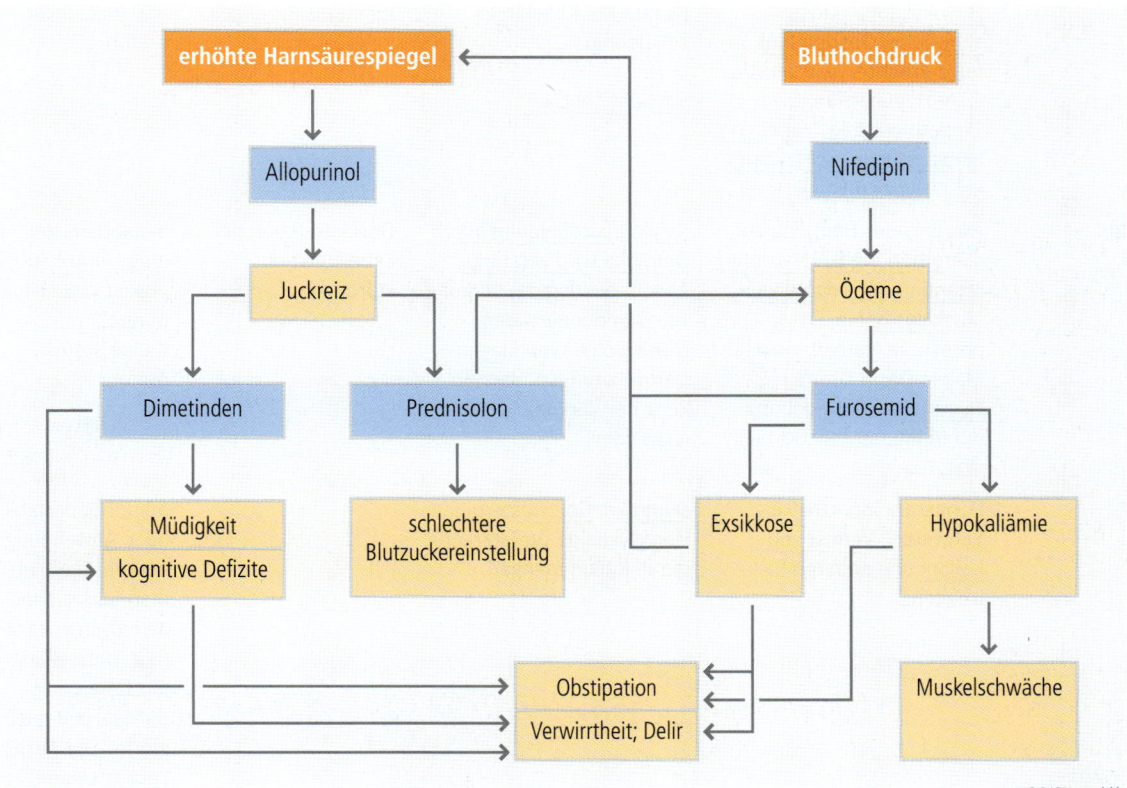

© DAZ/Hammelehle

Abb. 2: Verschreibungskaskaden. Zusammenwirken unerwünschter Arzneimittelwirkungen innerhalb zweier paralleler Kaskaden.

Tab. 3: Detektion arzneimittelbezogener Probleme – Patientenfall 1
Exemplarische Zusammenfassung schwerer Neben- und Wechselwirkungen

Arzneimittel	UAW (Auszug) (potenziell/ tatsächlich)	Interaktionen (potenziell/tatsächlich)	Organfunktion	Vorschlag zur Problemlösung	Priscus
Allopurinol 300 mg/d	Hautreaktionen, Hautjucken, Übelkeit, Brechreiz, Durchfall, Blutbildveränderungen	Salicylate in hohen Dosen, Captopril, Antikoagulanzien vom Cumarin-Typ, Chlorpropamid u. a. **Warnhinweise und Vorsichtsmaßnahmen** Bei Hautausschlag sofort absetzen, Vorsicht bei Patienten, die mit ACE-Hemmern behandelt werden, da meist Nierenfunktionsstörungen vorliegen können	Vorsicht bei Nieren-/ Leberinsuffizienz	Indikation prüfen Dauerverordnung seit 2009	N
Nifedipin retard 20 mg 1-0-1	Schwindel, Schläfrigkeit, Flush, Benommenheit, periphere Ödeme, Obstipation	Trizyklische Antidepressiva, β-Blocker, Antihypertonika, Diuretika, CYP 3A4-Inhibitoren	Vorsicht bei Leberinsuffizienz	Leitlinienkonformität prüfen Ödeme ↔ Furosemid	N
ASS 100 mg/d	Magen-Darm-Blutungen, Übelkeit, Erbrechen	Glucocorticoide	Vorsicht bei Nierenfunktionsstörungen	Einnahmezeitpunkt auf 0-1-0 ändern	N
Dimetinden 24 mg/d	Müdigkeit, Obstipation, Mundtrockenheit, Übelkeit	zentrale wirksame Beruhigungs- und Schlafmittel	Vorsicht bei Nierenfunktionsstörungen	Indikationsstellung? In Abhängigkeit von Allopurinol?	J
Metformin 1000 mg/d	Übelkeit, Erbrechen, Durchfall	Glucocorticoide, Diuretika, ACE-Hemmer	KI bei Kreatinin-Clearance <60 ml/ min		N
Furosemid 40 mg/d	Juckreiz, Erhöhung BZ, Hypokaliämie (Muskelschwäche, Obstipation), infolge erhöhter Natriumverluste Hyponatriämie (Appetitlosigkeit, Verwirrtheitszustände, Schlaflosigkeit), Hyperurikämie	Glucocorticoide, Laxanzien (verstärkte Kaliumausscheidung) Vorsicht bei Gicht	Vorsicht bei Nierenfunktionsstörungen	Serumelektrolyte und Blutzucker prüfen	N
Prednisolon 10 mg/d	Atrophie der Haut, Blutzuckererhöhung BZ, Natriumretention mit Ödembildung, Muskelatrophie, Osteoporose, Schlafstörungen, Magen-Darm-Ulzera, Hypertonie, Schwächung der Immunabwehr, Katarakt, Glaukom	Kaliumausscheidung durch Diuretika wird verstärkt, Abschwächung der Wirkung von Cumarinderivaten, NSAR Gefahr von Magen-Darm-Blutungen, Verstärkung der Wirkung von Herzglykosiden	Dosisreduktion bei Leberfunktionsstörungen	Indikationsstellung? In Abhängigkeit von Allopurinol? Kaliumstatus prüfen	N
Bisacodyl	Dehydratation, Übelkeit, Schwindel, Verlust von Kalium und anderen Elektrolyten,	Diuretika, Corticosteroide, Herzglykoside (Verstärkung durch Kaliummangel)		nur im Bedarfsfall nach Anwendung anderer Maßnahmen (ausreichende Flüssigkeitszufuhr, Umstellung der Ernährung Ballast- und quellstoffreiche Kost, Lactulose oder Macrogol)	N

verordneten Arzneimittels als Indikation einer zweiten Verschreibung interpretierbar ist. Falls die Daten zugänglich sind, wird dann geprüft, ob die zeitliche Abfolge die Hypothese der Verschreibungskaskade stützt. Im vorliegenden Fall wäre das die Frage, ob die Verordnung von Dimetinden und Prednisolon nach der Gabe von Allopurinol bzw. die Verordnung von Furosemid nach der Gabe von Nifedipin erfolgt ist. ◄

Literatur

[1] Schindler C, Schellong SM: Drug induced oedema. Phlebologie 1/2009, download von www.phlebologieonline.de am 22.04.2012
[2] Leitlinie Medikamentöse „Antihyperglykämische Therapie des Diabetes mellitus Typ 2" der DDG. www.awmf.org
[3] Leitlinien zur Behandlung der arteriellen Hypertonie der Hochdruckliga. www.awmf.org
[4] Leitlinie „Chronischer Pruritus" der Deutschen Dermatologischen Gesellschaft. www.awmf.org
[5] Tausche, AK et al.: Gicht – aktuelle Aspekte in Diagnostik und Therapie. Dtsch Arztebl Int 2009; 106(34–35): 549–55
[6] DEGAM-Leitlinie Schlaganfall

Autoren

Gabriele Baumgärtner, Fachapothekerin für Offizinpharmazie, ist Inhaberin der Sonnen-Apotheke in Amberg und dort Mitgründerin des Qualitätszirkels Pharmazeutische Betreuung. 2012 erwarb sie die Zusatzbezeichnung „Geriatrische Pharmazie". Der POP-Fall in dieser 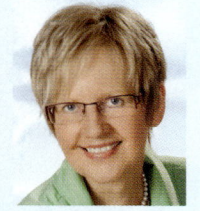 Ausgabe ist einer der beiden Patientenfälle aus ihrer Projektarbeit in dieser Weiterbildung.

Gabriele Baumgärtner
Sonnen-Apotheke, Bahnhofstraße 8, 92224 Amberg
sonnen-apotheke-amberg@t-online.de

Dr. Markus Zieglmeier, Apotheker, studierte Pharmazie an der LMU in München und ist seit 1989 in der Apotheke des Klinikums München-Bogenhausen tätig. Promotion zum Dr. rer. biol. hum., Fachapotheker für Klinische Pharmazie, Zusatzbezeichnungen Er- 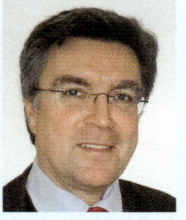nährungsberatung und Geriatrische Pharmazie. Seit 2002 ist er verstärkt als Referent und Autor tätig.

Dr. Markus Zieglmeier
Städt. Klinikum München, Apotheke Klinikum Bogenhausen
Englschalkinger Str. 77, 81925 München
mzieglmeier@googlemail.com

Dr. med. Robert Hermann studierte Humanmedizin an der Goethe-Universität Frankfurt und ist Facharzt für Anästhesie & Intensivmedizin sowie Facharzt für Klinische Pharmakologie. Er arbeitet als selbstständiger Berater für die klinische Entwicklung innovativer Arzneimittel.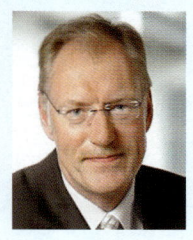

Dr. med. Robert Hermann, Managing Director
Clinical Research Appliance, Rossittenstraße 15, 78315 Radolfzell
robert.hermann@cr-appliance.com

Hartmut Derendorf, Apotheker, ist Distinguished Professor und Chairman des Departments of Pharmaceutics an der University of Florida in Gainesville, wo er seit 1983 Pharmakokinetik, Pharmakodynamik und Klinische Pharmakokinetik lehrt.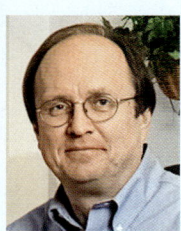

Prof. Dr. Hartmut Derendorf, Distinguished Professor and Chairman, Department of Pharmaceutics, University of Florida

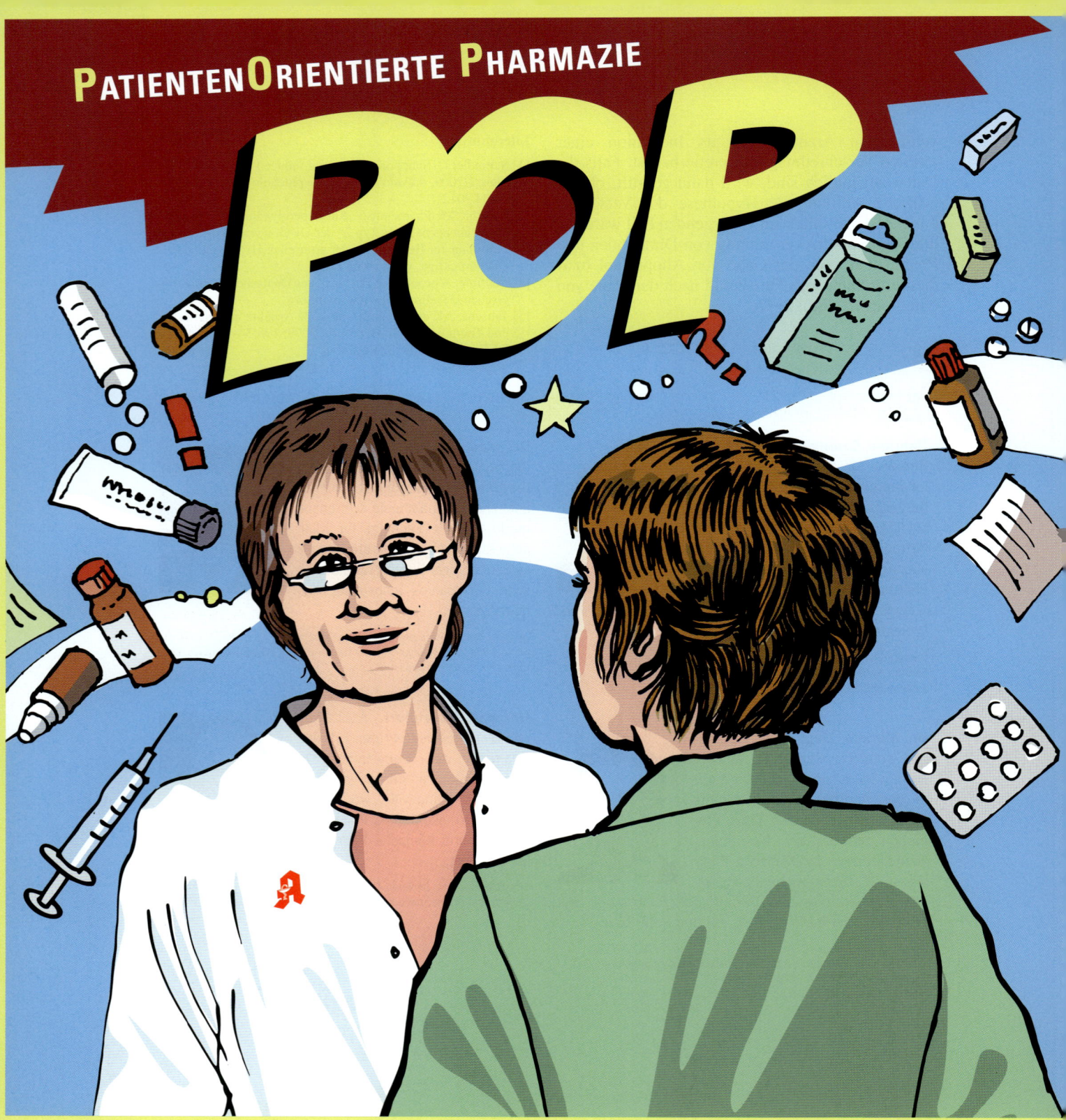

Eine Patientin mit Verhütungswunsch

Wahl der passenden Methode bei Thromboserisiko

Von Ina Richling, Robert Hermann und Hartmut Derendorf | In der Klinischen Pharmazie dreht sich alles um den Patienten, um Leitlinien und um das klinische Ergebnis. Bearbeiten Sie mit uns diesen Patientenfall und erwerben Sie so zusätzliches Wissen in Klinischer Pharmazie.

Lernziele

In diesem Artikel lesen Sie:

- welche Verhütungsmethode am besten zu Ihrer Patientin passt,
- welche Kontrazeptiva ein hohes Thromboserisiko besitzen,
- worauf Ihre Patientin bei der Verhütung mit oralen Kontrazeptiva achten muss,
- was Sie bei einer Patientin mit Thromboserisiko in der Apotheke beachten müssen, wie Sie die Patientin unterstützen können und wie Sie zu den einzelnen Verhütungsmethoden beraten können.

Die Patientin

Frau Sarah Müller (37 Jahre) kommt in Ihre Apotheke und legt Ihnen eine Privatverordnung über Yara Hexal 30® (Ethinylestradiol 0,03 mg, Drospirenon 3 mg) vor. Sie kommt gerade von ihrem Gynäkologen und berichtet, dass sie eine neue Pille verordnet bekommen hat. Im Gespräch stellt sich heraus, dass die Patientin Mutter von drei Kindern im Alter von 11, 5 und 2 Jahren ist und sie keine weiteren Kinder mehr bekommen möchte, aber weder ihr Mann noch sie selbst möchten eine Sterilisation durchführen lassen. Seit der Geburt ihres jüngsten Kindes hat Frau Müller bisher keine für sie geeignete Empfängnisverhütungsmethode gefunden. Sie bevorzugt die Pille als Verhütungsmethode und legt Wert darauf, dass sie unter der Einnahme nicht an Gewicht zunimmt. Frau Müller arbeitet an vier Tagen der Woche jeweils für 8 Stunden, ist beruflich stark eingespannt und übt überwiegend eine sitzende Tätigkeit aus. Sie raucht unregelmäßig und versichert, dass es nie mehr als fünf bis zehn Zigaretten pro Tag sind. Die Frage, ob sie ihrem Gynäkologen von ihren Rauchgewohnheiten erzählt hat, verneint sie. Bevor sie ihre Kinder bekommen hat, hat sie die Pille 13 Jahre lang eingenommen und keine Probleme damit gehabt. Ihre Menstruation ist regelmäßig, aber in der letzten Zeit auch etwas stärker geworden. Sie ist leicht übergewichtig, macht unregelmäßig Sport und nimmt keine anderen Medikamente regelmäßig ein.

Die Patientin leidet unter saisonaler, allergischer Rhinitis. Die Therapie erfolgt bedarfsweise:
Loratadin 10 mg: 0-0-1 Tab

Weitere Erkrankungen sind nicht bekannt, und auch aktuelle Laborwerte liegen nicht vor.
Die Blutdruckmessung ergibt einen Wert von 120/75 mm Hg und einen Puls von 64 Schlägen/Minute. Die Patientin wiegt 73 kg. Bei einer Größe von 1,65 m hat sie somit einen Body Mass Index (BMI) von 26,8.

Die vorangegangene Untersuchung beim Gynäkologen ergab folgende Befunde:
- momentan keine Beschwerden
- Menstruationszyklus ist regelmäßig, die Periode dauert ungefähr fünf Tage, ist aber in letzter Zeit stärker geworden
- zurzeit genutzte Verhütungsmethode: Kondom
- keine Krebserkrankungen in der Familie
- zytologische Untersuchung: PAP-Test ergab Grad II: Mäßig entzündliche Veränderungen; nächster Abstrich in einem Jahr

Die Einstellung beider Partner zu den verschiedenen Verhütungsmethoden wie auch die Compliance der Patientin spielen bei der Wahl einer geeigneten Verhütungsmethode eine nicht zu vernachlässigende Rolle. Patienten-spezifische Faktoren (zum Beispiel Alter, Rauchen, verschiedene Begleiterkrankungen, Einnahme anderer Arzneimittel) müssen bei der Wahl der geeigneten Methode in Betracht gezogen werden.
Eine besondere Herausforderung stellt die Auswahl einer geeigneten Methode für Frauen über 35 Jahren und mit weiteren Risikofaktoren dar, da das Risiko der gewählten Methode, wie die Gefahr einer Thrombose, gegen das Risiko einer unbeabsichtigten Schwangerschaft abgewogen werden muss. Zusätzliche therapeutische und präventive Wirkungen der kombinierten oralen Kontrazeptiva sind ebenso wie Nebenwirkungen abhängig von der Art und Dosis der Estrogen- und Gestagenkomponente sowie der Applikationsweise.
Grundsätzlich sind vor der Verordnung von hormonalen Kontrazeptiva eine Eigen- und Familienanamnese zu erheben und Risikofaktoren, wie Alter, Raucherstatus, Gewicht und verschiedene chronische Erkrankungen, zu bewerten.
Unerwünschte Arzneimittelwirkungen oder Anwendungsschwierigkeiten sollten beobachtet und zeitnah geklärt werden.

? Wie lautet das Therapieziel für die Patientin?
Das Therapieziel ist, für Frau Müller eine passende Empfängnisverhütung zu finden, die eine Schwangerschaft sicher verhüten kann und unter Berücksichtigung ihrer Risikofaktoren nur ein geringes bis gar kein Thromboserisiko aufweist.

Klinische Pharmazie

Die Pille und Thrombose

Venöse thromboembolische Ereignisse sind eine bekannte, seltene Nebenwirkung bei Anwendung kombinierter oraler Kontrazeptiva. Das Risiko, eine venöse Thromboembolie zu erleiden, ist von der Estrogen-Konzentration, sowie von der Art der Progesteron-Komponente abhängig. Bei Kontrazeption mit kombinierten oralen Kontrazeptiva ist für das Thromboserisiko das synthetische Ethinylestradiol hauptverantwortlich. Es besteht eine eindeutige Dosis-Wirkungskorrelation: je höher die Dosis des Estrogens, umso höher ist das Thromboserisiko. Ethinylestradiol wird präsystemisch umfassend in der Leber metabolisiert und verändert aufgrund seiner ausgeprägten hepatischen Wirkung die Produktion verschiedener Gerinnungs- und Fibrinolyse-Faktoren. Estrogene erhöhen die Produktion von Vitamin-K-abhängigen Gerinnungsfaktoren (Faktor VII, X) und Fibrinogen in der Leber und senken die AT-III-Spiegel. Das Thromboembolierisiko wird bei kombinierten oralen Kon- ▷

trazeptiva durch das verwendete Gestagen nicht unerheblich verändert [19]. Gestagene bewirken durch verschiedene Partialeffekte (zum Beispiel androgen, antiandrogen) die indirekte Modifizierung der Wirkung von Estrogenen auf das Hämostasesystem.

Obwohl bekannt ist, dass das Gesamtrisiko niedrig ist, ist das Risiko von kombinierten oralen Kontrazeptiva mit einigen Gestagenen höher. Zahlreiche Untersuchungen haben gezeigt, dass bei gleicher Ethinylestradiol-Konzentration Präparate mit Levonorgestrel einen geringeren Anstieg der Gerinnungsfaktoren VIIIa, Va und Prothrombin sowie eine geringere Reduktion des Protein S verursachen als kombinierte orale Kontrazeptiva mit Desogestrel, Gestoden oder Drospirenon [1, 2, 3]. Ebenso ist die Senkung des Tissue-Factor-Pathway-Inhibitor-Spiegels unter Levonorgestrel-haltigen Präparaten weitaus geringer als unter Präparaten mit Gestoden, Desogestrel, Drospirenon oder Cyproteronacetat [19].

Das Risiko für venöse thromboembolische Ereignisse (VTE) ist vor allem im ersten Jahr der Anwendung erhöht, sowohl bei der Erstanwendung als auch bei einem erneuten Beginn des gleichen oder eines anderen Präparates nach einer vierwöchigen Pillenpause. Minipillen, die nur ein Gestagen, aber keine Estrogenkomponente enthalten, erhöhen das Risiko für Thromboembolien nicht.

VTE-Häufigkeit

■ Anwenderinnen, bei denen keine Risikofaktoren für venöse thromboembolische Ereignisse bekannt sind und die kombinierte orale Kontrazeptiva mit niedrigem Estrogen-Gehalt (<50 µg Ethinylestradiol, meistens 20–35 µg) anwenden: 20 Fälle pro 100.000 Frauenjahre für Levonorgestrel-haltige kombinierte orale Kontrazeptiva
■ für Desogestrel- oder Gestoden-haltige kombinierte orale Kontrazeptiva: bis zu 40 Fälle pro 100.000 Frauenjahre
■ bei Nichtanwenderinnen kombinierter oraler Kontrazeptiva fünf bis zehn Fälle pro 100.000 Frauenjahre
■ ca. 60 Fälle pro 100.000 Schwangerschaften [20]

Risikofaktoren. Familiäre Vorbelastung, Rauchen, starkes Übergewicht (BMI>30), Alter (Frauen>35 Jahre), Bluthochdruck, Diabetes mellitus, Dyslipidämie, erhöhte Thromboseneigung durch Protein C- und S-Defizite, Antithrombin-III-Defizit, Faktor-V-Leiden-Mutation, längerfristige Immobilisierung, Operationen oder bestimmte maligne Erkrankungen [19]. Dabei hat die Anzahl gleichzeitig vorliegender Risikofaktoren erheblichen Einfluss auf das individuelle VTE-Risiko (Abb.).

Thromboserisiko alternativer Verhütungsmethoden. Thromboembolien treten auch unter Hormonpflastern (Evra®: Ethinylestradiol und Norelgestromin) und Vaginalringen auf: Das Risiko venöser Thromboembolien unter Hormonpflastern und Ringen ist etwa doppelt so hoch wie unter kombinierten oralen Kontrazeptiva mit Levonorgestrel. Es entspricht somit dem Risiko unter Drittgenerationspillen oder Pillen der 4. Generation mit Drospirenon.

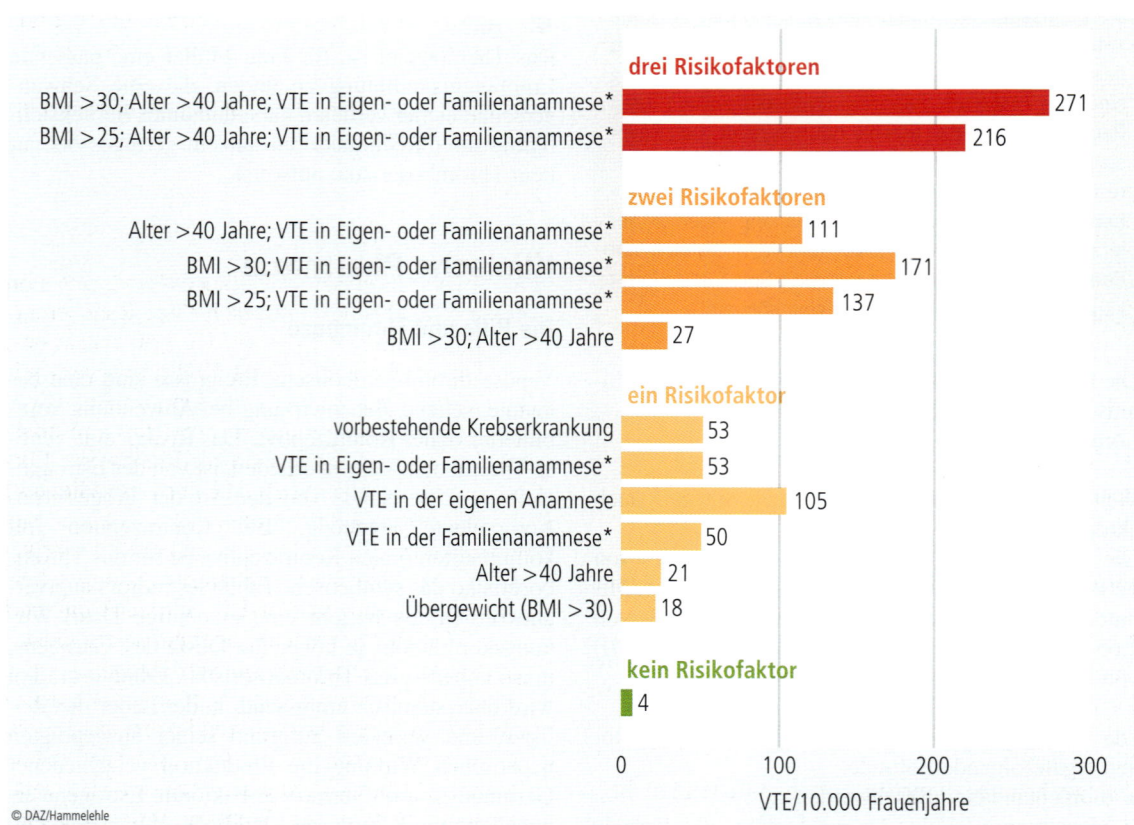

Abb.: Einfluss von Risikofaktoren auf venöse thromboembolische Ereignisse (VTE) unter oralen Kontrazeptiva [nach Dinger J, et al.: European Active Surveillance Study (EURAS). Congress European Society of Contraception and Reproductive Health 2006].

Highlights Kontrazeptiva

Estradiol und synthetische Gestagene verändern die Produktion verschiedener Gerinnungsfaktoren in der Leber und können in seltenen Fällen die Entstehung von venösen thromboembolischen Ereignissen fördern.

Bei den heute gängigen kombinierten oralen Kontrazeptiva mit niedrigem Estrogengehalt (unter 50 µg pro Tablette) wird das Thromboembolierisiko von der Gestagenkomponente beeinflusst.

Im Vergleich zu Gestagenen der zweiten Generation wie Levonorgestrel verdoppelt sich das durch kombinierte orale Kontrazeptiva bedingte Risiko venöser thromboembolischer Ereignisse unter Gestagenen der dritten Generation (z. B. Desogestrel, Gestoden).

Ergebnisse einer dänischen Kohortenstudie und zwei aktuellen Fallkontrollstudien [1, 2, 3] haben gezeigt, dass das Thromboserisiko unter Drospirenon vermutlich dem der kombinierten oralen Kontrazeptiva der dritten Generation entspricht.

Weitere Faktoren, die das Risiko für ein venöses thromboembolisches Ereignis erhöhen, wie Alter, Gewicht, Familienanamnese und Raucherstatus, sowie bestimmte Erkrankungen, wie Diabetes, Hypertonie und Dyslipidämie, müssen bei der Auswahl eines geeigneten hormonalen Kontrazeptivums berücksichtigt werden.

MTM – das Medikationsmanagement

 1 Kurzbeschreibung der Patientin:

Sarah Müller ist eine 37-jährige, leicht übergewichtige, mäßig rauchende Patientin mit leichtem Thromboserisiko und Wunsch nach einem geeigneten Kontrazeptivum.

 2 Objektive Parameter und relevante Ziele:

Diagnosen: keine

Vitalparameter:
Blutdruck: 120/75 mm Hg,
Puls: 64 Schläge/Minute
Nüchternblutglucose: 78 mg/dl
Körpergewicht: 73 kg
Größe: 165 cm
Body Mass Index (BMI): 26,8

Gynäkologische Parameter:
Letzte Menses: vor 13 Tagen
Zytologie: PAP II: leichte entzündliche und/oder degenerative Veränderungen/Normalbefund

Allergien:
saisonale, allergische Rhinitis

Medikamente:
Yara Hexal® Tabletten 1-0-0 Tab
Loratadin Tabletten 10 mg: 0-0-1 Tab

Sonstiges:
Gelegenheitsraucherin bis zehn Zigaretten am Tag

Ziel ist die Einnahme eines geeigneten kombinierten oralen Kontrazeptivums ohne erhöhte Thrombosegefahr.

 3 Befund:

Es besteht leichtes Thromboserisiko aufgrund von Alter und Raucherstatus.

Kontraindikationen. Aufgrund von Alter, leichtem Übergewicht und Raucherstatus besteht eine relative Kontraindikation für kombinierte orale Kontrazeptiva.

Interaktionsprüfung. Es bestehen keine relevanten Interaktionsrisiken.

 4 Plan:

- Nach sorgfältiger Nutzen-Risiko-Abwägung und einem eingehenden Gespräch über Raucherentwöhnung sollte statt des verordneten Präparates, auf ein kombiniertes orales Kontrazeptivum mit niedriger Estrogen-Konzentration und einer Gestagen-Komponente mit geringem Thromboserisiko wie beispielsweise eine niedrigdosierte Einphasen-Mikropille mit 20 µg Ethinylestradiol und 0,1 mg Levonorgestrel gewechselt werden. Als Alternativen zu kombinierten oralen Kontrazeptiva stehen, sollte die Raucherentwöhnung scheitern, Intrauterinpessare (IUP, Spiralen) mit und ohne Hormonkomponente oder ein reines Gestagen-Präparat (Minipille) zur Verfügung.
- Da Frau Müller im letzten Monat keine hormonalen Kontrazeptiva angewendet hat, sollte sie mit der Einnahme am ersten Tag ihres natürlichen Zyklus, also am ersten Tag der Menstruationsblutung beginnen. Wenn sie ihre letzte Blutung innerhalb der letzten fünf Tage bekommen hat, kann sie auch sofort mit dem neuen Präparat anfangen. Wenn die letzte Periode länger als fünf ▷

Tage her ist, kann sie auch sofort mit der Einnahme beginnen, sollte aber eine zusätzliche Verhütungsmethode (Barrieremethode) in den nächsten sieben Tagen anwenden [14].

- Bei einem Wechsel von einem kombinierten hormonalen Kontrazeptivum zu dem neuen Präparat sollte mit der Einnahme vorzugsweise am Tag nach der Einnahme der letzten wirkstoffhaltigen

Was wäre wenn...

...die Patientin Dauerpillen-Einnahme wünscht?

Es gibt die Möglichkeit, bestimmte Pillenpräparate (niedrig dosierte Einphasenpräparate) kontinuierlich über 3 Monate einzunehmen und dann erst eine Woche einer hormonfreien Pause einzulegen. Somit haben die Frauen nur noch 4 Regelblutungen im Jahr. Eine weitere Möglichkeit ist die Einnahme über ein Jahr ohne Pause. Diese beiden Möglichkeiten werden gerne von Frauen genutzt, die an Endometriose, Dysmenorrhoen, polyzystischem Ovarialsyndrom, starkem Eisenmangel, ausgeprägtem prämenstruellem Syndrom leiden oder während der Menstruation starke Kopf-, Bauch- oder Rückenschmerzen haben. Angezeigt ist die kontinuierliche Einnahme auch bei gleichzeitiger Einnahme von Medikamenten mit Interaktions- oder teratogenem Potenzial, da die ohnehin hohe Sicherheit weiter erhöht wird. Bei der durchgehenden Pilleneinnahme kann es aber auch zu leichteren Schmier- oder stärkeren Durchbruchblutungen kommen. Die Langzeitanwendung ist noch wenig erforscht, und es ist nicht sicher, ob bestimmte Nebenwirkungen sich von der herkömmlichen Pillenanwendung unterscheiden: erhöhtes Risiko für Brustkrebs, Gebärmutterhalskrebs und Schlaganfall.

...die Patientin eine tiefe Beinvenenthrombose erleidet?

Die tiefe Beinvenenthrombose (TVT) muss sofort nach Diagnose behandelt werden (Tab. 1). Therapieziele sind die Beseitigung der Thrombose und die Verhinderung einer Lungenembolie. Therapiert wird mit sofortiger intravenöser oder subkutaner Antikoagulation mit Heparin, übergehend auf eine meist zeitlich befristete orale Antikoagulation mit Vitamin-K-Antagonisten wie Phenprocoumon (Marcumar®) oder zugelassenen neueren oralen Antikoagulanzien (z.B. Dabigatran oder Rivaroxaban). Als Basistherapie empfiehlt man sieben bis zehn Tage Bettruhe und Kompressionstherapie.
Für die initiale Behandlung der TVT mit Antikoagulanzien eignen sich unfraktionierte (UF-) Heparine, niedermolekulare (NM-) Heparine oder Fondaparinux (Arixtra®).
Die Behandlung mit Vitamin-K-Antagonisten sollte am 1. oder 2. Tag begonnen werden, und die initiale Antikoagulation sollte mindestens 5 Tage durchgeführt werden, oder so lange, bis eine International Normalized Ratio (INR) > 2,0 über mindestens 24 Stunden erreicht ist (Bridging-Therapie). Der Zielbereich der INR liegt dann zwischen 2,0 – 3,0. Alternativ kann zur Therapie der TVT auch eines der neuen oralen Antikoagulanzien eingesetzt werden. Zum Beispiel Rivaroxaban (Xarelto®) Tag 1 – 21: 15 mg 2 mal täglich, ab Tag 22: 20 mg einmal täglich für mindestens 3 Monate.
Somit sollte die Patientin nach subkutaner Antikoagulation für mindestens 3 Monate einen Vitamin-K-Antagonisten wie Marcumar® einnehmen. Eine weitere Einnahme oraler Kontrazeptiva ist kontraindiziert.

Tab. 1: Empfohlene Dauer der Antikoagulation nach Venenthrombose nach The 8th ACCP Conference on Antithrombotic & Thrombolytic Therapy

Indikation	Dauer
erstes Ereignis, bei transientem Risikofaktor (Operation)	3 Monate
bei idiopathischer Genese, distal	3 Monate
bei idiopathischer Genese, proximal	> 3 Monate, zeitlich unbegrenzt
bei aktiver Krebserkrankung	3 – 6 Monate
Rezidiv bei idiopathischer Genese	zeitlich unbegrenzt
Risiko-Nutzen-Analyse bei zeitlich unbegrenzter Antikoagulation	regelmäßig

distal = Unterschenkelvenen
proximal = V. poplitea, Oberschenkel- und Beckenvenen sowie V. cava inferior

...die Patientin Trimethoprim wegen einer akuten unkomplizierten Cystitis verschrieben bekommt?

Die kontrazeptive Wirkung kann durch das Antibiotikum herabgesetzt werden. Es kommt zur Störung durch Unterbrechung des enterohepatischen Kreislaufs und somit zur Minderung der Wirkung des oralen Kontrazeptivums. Die Darmbakterien, welche durch Deglucuronidierung die intestinale Resorption des Wirkstoffs fördern, können durch Einnahme des Antibiotikums deutlich reduziert werden. Für die Dauer der Einnahme des Antibiotikums sowie für mindestens weitere sieben Tage während der Pilleneinnahme sind zusätzliche nicht-hormonale kontrazeptive Maßnahmen anzuraten. Sollte die Hormonentzugsblutung in diese Zeit fallen, muss solange zusätzlich verhütet werden, bis die Einnahme der Pille ohne Antibiotikum mindestens sieben Tage andauert.

...die Patientin einen geplanten Operationstermin hat?

Vor geplanten Operationen mit erhöhtem Thromboembolierisiko sollten die kombinierten oralen Kontrazeptiva rechtzeitig (vier bis sechs Wochen vorher) abgesetzt werden.

...die Patientin gerade erst ihr drittes Kind bekommen hat und ... voll stillt?

Kombinierte orale Kontrazeptiva hemmen die Milchproduktion, daher kann die Patientin entweder die Minipille nach drei bis sechs Wochen postpartum einnehmen oder die Spirale sechs Wochen nach der Geburt eingesetzt bekommen.

...nicht stillt?

Drei Wochen nach der Geburt kann mit einer kombinierten oralen Kontrazeption angefangen werden.

Tablette des zuvor eingenommenen Kontrazeptivums begonnen werden, spätestens aber am Tag nach dem üblichen einnahmefreien Intervall.

- Frau Müller sollte eingehend über die Risikofaktoren und Warnsymptome einer Thrombose aufgeklärt werden. Das Risiko einer Thrombose steigt sowohl mit Zunahme des Body Mass Index als auch mit dem Alter an.
- Sie sollte auf die regelmäßige Einnahme hingewiesen werden und keine „Pillenpause" einlegen, da nach 4-wöchiger Pause das Thromboserisiko wieder steigt. Bei stärkeren Beschwerden während des 7-tägigen Hormonentzuges kann auf die Möglichkeit der Langzeitzyklus-Anwendung hingewiesen werden.
- Sollte Frau Müller Übelkeit bei der täglichen Einnahme verspüren, kann die Pille auch abends mit Nahrung eingenommen werden.

⑤ Monitoring/Therapieüberwachung:

Vor Beginn der Einnahme muss eine mögliche Schwangerschaft ausgeschlossen werden (siehe Tab. 2).

Tab. 2: Therapieüberwachung Estrogen-/Gestagen-Präparat: Ethinylestradiol/Levonorgestrel

	Parameter	Zielwert	Häufigkeit	Wer?
Überwachung auf Wirksamkeit	Schwangerschaft	ja/nein	monatlich	Patientin
	Durchbruchblutung	ja/nein	monatlich	Patientin
Überwachung auf Nebenwirkungen/ Toxizität	Einschränkung des Sehvermögens/ Proptosis/Doppelsehen	ja/nein	fortlaufend	Patientin
	Migräne	ja/nein	fortlaufend	Patientin
	Blutdruck	< 130/ 80 mmHg	monatlich	Hausarzt/ Gynäkologe
	Anzeichen für thrombo-embolisches Ereignis	ja/nein	fortlaufend	Patientin
	Depression	ja/nein	fortlaufend	Patientin
	zytologisches Screening (PAP-Test)	PAP II	jährlich	Gynäkologe
	Brustkrebsvorsorge	ja/nein	jährlich	Gynäkologe
	Amenorrhoe	ja/nein	monatlich	Patientin
	Gewichtszunahme	ja/nein	monatlich	Patientin

⑥ Schulung:

Auf Warnsignale achten.
ACHES (bei Einnahme von kombinierten oralen Kontrazeptiva)
A-Abdominal pain, severe (Bauchschmerzen; kann z. B. Zyste oder Eileiterschwangerschaft bedeuten)
C-Chest pain, severe (Brustschmerz, Husten; kann Herzinfarkt oder Embolie bedeuten)
H-Headaches (starke, plötzlich auftretende Kopfschmerzen, Schwindel, Übelkeit, Hörstörungen oder Erbrechen; kann Schlaganfall bedeuten)

E-Eye problems (Sehverlust, verschwommenes Sehen, Sprachprobleme; kann möglichen Verschluss in den Augengefäßen bedeuten)
S-severe leg pain (plötzlicher Schmerz, Schwellung oder Rötung in der Wade oder im Oberschenkel; kann venöse Thromboembolie bedeuten)

Raucherentwöhnung. Da das Rauchen das Risiko für arterielle und auch venöse Erkrankungen signifikant erhöht und das Risiko mit zunehmendem Alter potenziert wird, muss die Patientin eingehend zur Raucherentwöhnung beraten werden.

Nicht-pharmakologische Maßnahmen.
- Gewichtsreduktion
- Rückstromfördernde Gymnastik (Aktivierung der Muskel-Venen-Pumpe)
- Funktionelle Kompressionsstrümpfe

Zusammenfassung

Frauen, die kombinierte orale Kontrazeptiva einnehmen, haben ein erhöhtes Thromboserisiko verglichen mit Frauen, die keine Pille einnehmen. Die negativen Auswirkungen auf das Hämostasesystem ist abhängig von der Ethinylestradiol-Dosis und der enthaltenen Gestagen-Komponente. Dagegen führen Nur-Gestagen-Kontrazeptiva, wie die Minipille oder die Hormonspirale, zu keinem erhöhten Thromboserisiko. Transdermale und intravaginale Kontrazeptiva mit einer Estrogen-Gestagen-Kombination (Pflaster und Vaginalring) haben ein ähnliches Risiko für venöse thromboembolische Ereignisse wie kombinierte orale Kontrazeptiva mit einem Drittgenerationsgestagen.

Für das thromboembolische Risiko spielen aber noch zahlreiche andere Faktoren wie Alter, Gewicht, Raucherstatus und das Vorhandensein bestimmter Erkrankungen eine Rolle. Besondere Bedeutung für dieses Risiko haben genetische Faktoren, wie Faktor-V-Leiden, Protein-C- und Protein-S-Defizit-Erkrankungen. ◄ ▷

Literatur

[1] Lindgaard Ø, Løkkegard E, Svendsen AL, Agger C, 2009. Hormonal contraception and risk of venous thromboembolism: national follow-up study. BMJ 339:b2890.

[2] Jick SS, Hernandez RK: Risk of non-fatal venous thromboembolism in women using oral contraceptives containing drospirenone compared with women using oral contraceptives containing levonorgestrel: case-control study using United States claims data. BMJ 2011; 342: d2151.

[3] Parkin L, Sharples K, Hernandez RK, Jick SS: Risk of venous thromboembolism in users of oral contraceptives containing drospirenone or levonorgestrel: nested case-control study based on UK General Practice Research Database. BMJ 2011; 342: d2139.

[4] Hylckma Vlieg A, Helmenhorst FM, Vandenbroucke JP, et al. 2009. The venous thrombotic risk of oral contraceptives, effects of oestrogen dose and progestogen type: results of the MEGA case-control study. BMJ 339: b2921

[5] Dunn N. 2009. Oral contraceptives and venous thromboembolism. BMJ 339: b3164.

[6] EMA: Pharmacovigilance Working Party (PhVWP): Ethinylestradiol + drospirenone-containing oral contraceptives (YASMIN, YASMINELLE and other products) – Risk of venous thromboembolism. Plenary Meeting, Mai 2011. Zuletzt geprüft: 20. Juli 2011.

[7] Kombinierte hormonale Kontrazeptiva: Europäisches Risikobewertungsverfahren gestartet. Homepage des BfArM, available at http://www.bfarm.de/DE/Pharmakovigilanz/risikoinfo/2013/RI-kok.html, accessed 10.04.2013

[8] American College of Obstetricians and Gynecologists (ACOG). Use of hormonal contraception in women with coexisting medical conditions. Washington (DC): American College of Obstetricians and Gynecologists (ACOG); 2006 Jun. 20 p. (ACOG practice bulletin; no. 73).

[9] Start of review of combined hormonal contraceptives containing chlormadinone, desogestrel, dienogest, drospirenone, etonogestrel, gestodene, nomegestrol, norelgestromin or norgestimate EMA/75551/2013 available at: http://www.ema.europa.eu/docs/en_GB/document_library/Referrals_document/Combined_hormonal_contraceptives/Procedure_started/WC500138611.pdf first published 7 February 2013

[10] AWMF online - S2-Leitlinie Angiologie: Venenthrombose und Lungenembolie Leitlinie „Diagnostik und Therapie der Venenthrombose und der Lungenembolie" Deutsche Gesellschaft für Angiologie - Gesellschaft für Gefäßmedizin e.V. (DGA), available at http://www.awmf.org/uploads/tx_szleitlinien/065-002_S2_Diagnostik_und_Therapie_der_Venenthrombose_und_der_Lungenembolie_06-2010_2_.pdf, accessed 09.04.2013

[11] Kearon C, Kahn SR, Agnelli G, Goldhaber S, Raskob GE, Comerota AJ: Antithrombotic therapy for venous thromboembolic disease: American College of Chest Physicians Evidence-Based Clinical Practice Guidelines (8th Edition). Chest 2008;133:454S-545S

[12] Hirsh J, Dalen J, Anderson DR, Poller L, Bussey H, Ansell J, Deykin D: Oral anticoagulants: mechanism of action, clinical effectiveness, and optimal therapeutic range. Chest 2001;119:8S-21S

[13] Parke S et al. Bleeding patterns and cycle contro with a novel four phasic combines oral contraceptive containing estradiol valerate and dienogest. Eur J Contracept reprod Health Care 2008; 13, 94–95.

[14] WHO Medical Eligibility Criteria for Contraceptive Use available at: http://www.who.int/reproductivehealth/publications/family_planning/9789241563888/en/index.html, accessed 02.04.2013

[15] Klipping C, Duijkers I, Trummer D, Marr J: Suppression of ovarian activity with a drospirenone-containing oral contraceptive in a 24/4 regimen. Contraception 2008; 78(1): 16–25

[16] Tobacco Use and Dependence Guideline Panel. Treating Tobacco Use and Dependence: 2008 Update. Rockville (MD): US Department of Health and Human Services; 2008 May. Available from: http://www.ncbi.nlm.nih.gov/books/NBK63952/, accessed 31.03.2013

[17] Pomp ER, Rosendaal FR, Doggen CJ: Smoking increases the risk of venous thrombosis and acts synergistically with oral contraceptive use. Am J Hematol 2008; 83: 97–102.

[18] Lopez LM, Newmann SJ, Grimes DA, et al. Immediate start of hormonal contraceptives for contraception. Cochrane Database Syst Rev. 2008 Apr 16;(2):CD006260.

[19] Dickerson LM, Shrader SP, Diaz, VA. Contraception. In Dipiro J, Talbert B, Yee GC, Matzke GR, Wells BG, Posey LM (eds.). Pharmacotherapy: A Pathophysiologic Approach, 7th edition, New York, McGraw-Hill, 2008: 1313–1325.

[20] Arzneimittelkommission der deutschen Ärzteschaft. Wissenschaftlicher Fachausschuss der Bundesärztekammer. Risiko von venösen Thromboembolien bei Einnahme von Drospirenon-haltigen kombinierten oralen Kontrazeptiva (Yasmin®/Yasminelle®, Aida®, Yaz®, Petibelle®) Deutsches Ärzteblatt, Jg. 108, Heft 45, 11.11.201.

[21] AWMF - Leitlinie Empfängnisverhütung. Leitlinien der Deutschen Gesellschaft für Gynäkologie und Geburtshilfe (DGGG).2008 available at http://www.awmf.org/uploads/tx_szleitlinien/015-015.pdf accessed 11.04.2013.

Autoren

Ina Richling, Studium der Pharmazie von 1995 – 2000 an der Rheinischen-Friedrich-Wilhelms-Universität in Bonn. Studium an der University of Florida, Gainesville, USA von 2007 – 2010 mit dem Abschluss PharmD. Referentin für die AKWL im Bereich Fort- und Weiterbildung, Tutorin des Pilotprojekts ATHINA (Arzneimitteltherapiesicherheit in Apotheken) der Apothekerkammer Nordrhein, Wissenschaftliche Mitarbeiterin der WestGem-Studie (MTM und sektorübergreifende Versorgungsforschung bei multimorbiden Patienten) in Zusammenarbeit mit der Bergischen Universität Wuppertal und der KatHO-NRW. Filialleitung der Kant-Apotheke in Iserlohn.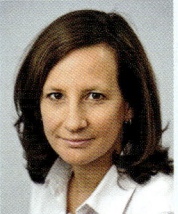

Apothekerin Ina Richling, PharmD, Kant Apotheke, Hagener Str. 117 a, 58642 Iserlohn

Robert Hermann studierte Humanmedizin an der Goethe-Universität Frankfurt und ist Facharzt für Anästhesie & Intensivmedizin sowie Facharzt für Klinische Pharmakologie. Er arbeitet als selbstständiger Berater für die klinische Entwicklung innovativer Arzneimittel.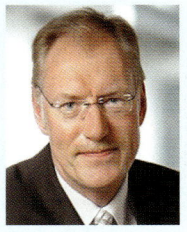

Dr. med. Robert Hermann, Managing Director Clinical Research Appliance, Rossittenstraße 15, 78315 Radolfzell robert.hermann@cr-appliance.com

Hartmut Derendorf, Apotheker, ist Distinguished Professor und Chairman des Departments of Pharmaceutics an der University of Florida in Gainesville, wo er seit 1983 Pharmakokinetik, Pharmakodynamik und Klinische Pharmakokinetik lehrt.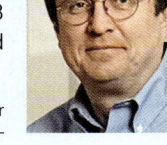

Prof. Dr. Hartmut Derendorf, Distinguished Professor and Chairman, Department of Pharmaceutics, University of Florida

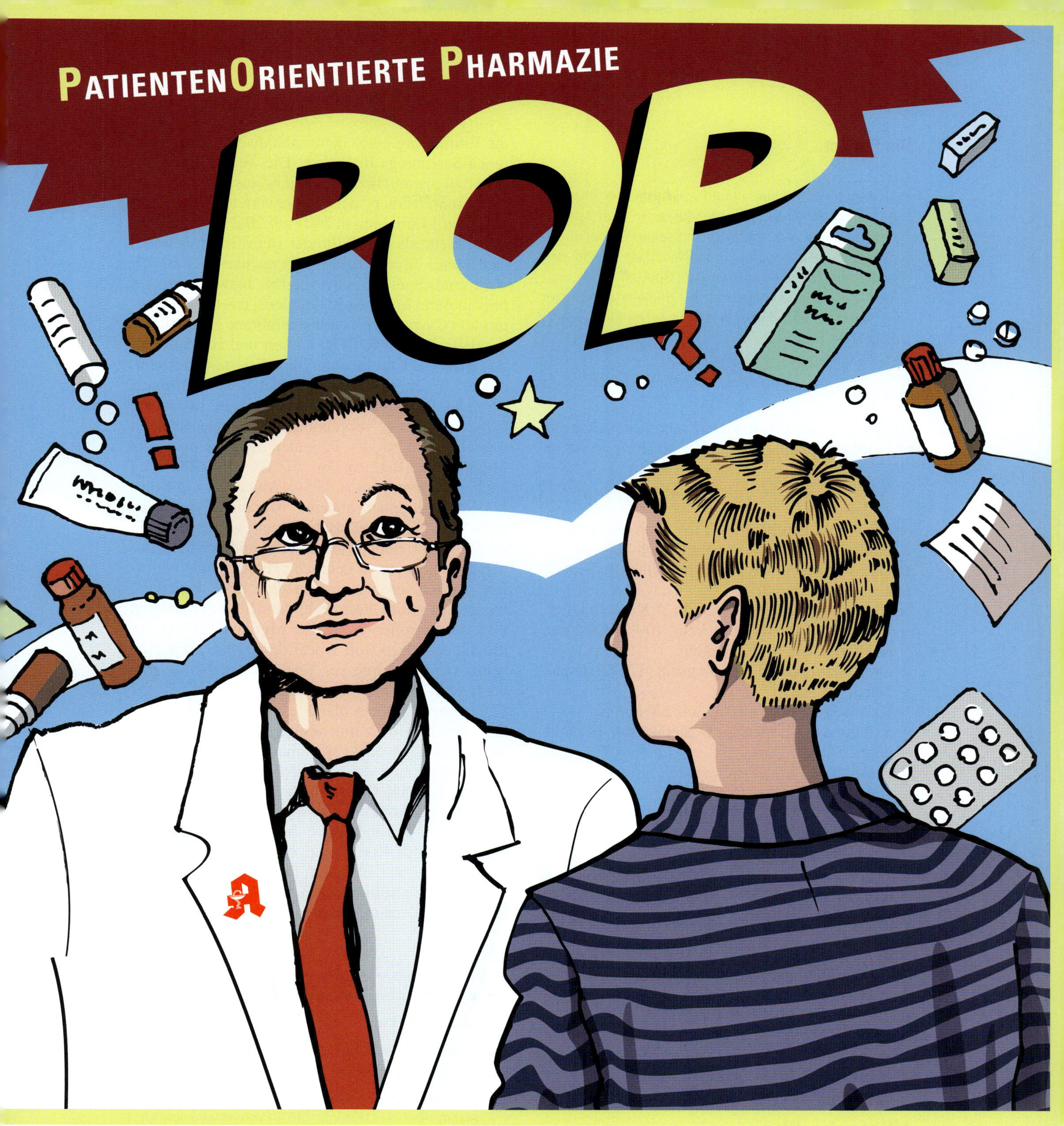

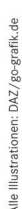

PATIENTENORIENTIERTE PHARMAZIE

POP

Ein junger CF-Patient

Pseudomonas aeruginosa erfolgreich bekämpfen

Von Olaf Rose, Heymut Omran, Angelika Dübbers und Hartmut Derendorf | **In der Klinischen Pharmazie dreht sich alles um den Patienten, um Leitlinien und um das klinische Ergebnis. Bearbeiten Sie mit uns diesen Patientenfall und erlernen Sie so zusätzliches Wissen in Klinischer Pharmazie.**

Alle Illustrationen: DAZ / go-grafik.de

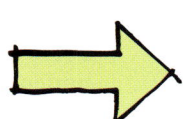

Der Patient

Jan Berger ist 16 Jahre alt und von Cystischer Fibrose (CF) betroffen. Er ist seit vielen Jahren in Ihrer Apotheke bekannt. Nun kommt er mit seiner Mutter zu Ihnen und beide berichten betroffen, dass bei ihm der Keim *Pseudomonas aeruginosa* im Sputum festgestellt wurde. Er benötige nun eine dringende Therapie und reicht Ihnen ein Rezept aus einer Uni-Klinik über:
- Colistin CF, 56 Fla
- Ciprohexal 500 mg 28 Filmtabl.

Jan Berger erhält seit vielen Jahren bei Ihnen diverse Medikamente. Die Kundenhistorie weist aus:

- Kreon 40.000, 200 Kapseln, Dosierung nach Bedarf
- Novorapid Penfill, 10 × 3 ml, nach Schema
- Lantus 100 I.E./ml, 5 × 3 ml, nach Schema
- GlucaGen Hypokit, bei Hypoglykämie (Blutzucker < 40 mg/dl)
- Vitamin-A-Saar, 100 Kapseln, 1 Kapsel täglich
- Ibu-Ratiopharm 400 mg Akut, 10 Filmtabletten, bei Bedarf bis zu 2 Tabletten
- Omeprazol AL 40, 100 Kapseln, 1 Tablette zur Nacht
- Ka Vit Tropfen, 5 ml, täglich 2 Tropfen
- Salbutamol ratiopharm, Dosieraerosol, bei Bedarf 2 Hübe
- Budes N 0,2 mg Dosieraerosol, morgens und abends 2 Hübe
- Calcium D Osteo Kautabletten, 120 Stück, morgens und abends 1 Kautablette
- Kochsalz 0,9%, 50 x 2 ml
- Prednisolon 5 mg, 100 Kapseln, morgens 1 Tablette
- Citalopram 10 mg

? Was sollte der Apotheker über die Erkrankung wissen, wie kann er den Patienten bestmöglich beraten? Ist ein Medikationsmanagement auch bei einer solch intensiven Erkrankung, die üblicherweise in einem spezialisierten Zentrum behandelt wird, denkbar?

Klinische Pharmazie

Die Cystische Fibrose (CF) oder Mukoviszidose ist eine der häufigsten erblichen Stoffwechselerkrankungen in Deutschland. Mit einer Prävalenz von einem Betroffenen pro 2000 bis 3000 Neugeborenen gehört CF dennoch zu den seltenen Krankheiten. Der individuelle Krankheitsverlauf und die Prognose hängen stark vom Genotyp ab. Dank des Projekts Qualitätssicherung Mukoviszidose gibt es für Deutschland eine gute Erfassung der Daten [1]. Demnach wurden 2011 in 80 Zentren 8661 Patienten behandelt, jedes Jahr werden ca. 100 Neudiagnosen (88 in 2011) und ca. 50 Todesfälle (55 in 2011) registriert, so dass die Gesamtzahl der Betroffenen also weiter steigt. Gegenwärtig wird auch die Einführung eines deutschlandweiten Neugeborenen-Screenings diskutiert. Die Verteilung weiblicher zu männlicher Patienten ist ausgewogen. Das Durchschnittsalter der ausgewerteten Patienten stieg von 14,6 Jahren in 2001 auf 20,2 Jahre im Jahr 2011, mehr als die Hälfte der Betroffenen befindet sich somit inzwischen im Erwachsenenalter. CF wird autosomal rezessiv vererbt. Inzwischen sind über tausend Mutationen des Gens, das für das Genprodukt Cystic fibrosis transmembrane conductance regulator Protein (CFTR) kodiert und auf dem langen Arm von Chromosom 7 lokalisiert ist, bekannt, die zu CF führen können. In aller Regel wird nach positiver Diagnose mittels Schweißtest dann eine Genotypisierung vorgenommen. In Deutschland weisen ca. 67% der Patienten eine homozygote Mutation im Bereich von ΔF508 auf. Zählt man auch die heterozygoten ΔF508-Mutationen in Kombination mit einer anderen Mutation, so tragen mehr als 90% der Betroffenen zumindest ein ΔF508-Allel. Bei den zahlreichen anderen Mutationen gibt es keine so deutliche Häufung, sie betreffen jährlich jeweils nur einzelne neue Patienten, machen in ihrer Gesamtzahl dann aber die anderen 33% der Betroffenen aus. Die Mutation G551D, für die mit dem Wirkstoff Ivacaftor inzwischen ja eine spezifische Therapie zur Verfügung steht, ist z.B. noch eine der häufigeren und wird bei 1,5% der Patienten in Deutschland gefunden. Bestimmte Genotypen werden mit besonderen Phänotypen in Verbindung gebracht [3]. Abhängig von der genauen Mutation und davon, welche Aminosäure oder welcher Teil im Genprodukt, dem CFTR-Protein, betroffen ist, kommt es zu verschiedenartigen Veränderungen und Faltungen des CFTR-Proteins [4, 5]. Eine solche Korrelation zwischen Genotyp und Phänotyp besteht vor allem für die Pankreasfunktion. Je nach resultierendem Defekt unterteilt man sechs verschiedene Mutationsklassen (s. Kasten).

Die Mutationsklassen des CFTR-Proteins

Schwere Defekte:

- **Klasse 1:** verkürztes CFTR-Protein, fast vollständiger Funktionsverlust, (z. B. G542X).
- **Klasse 2:** Fehlen einer Aminosäure, z. B. Phenylalanin, Reifungsstörung, CFTR-Protein wird am ER markiert und verbleibt dort, erreicht die Zellmembran nicht oder kaum (z. B. ΔF508-Mutation).
- **Klasse 3:** z. B. Aminosäure Asparaginsäure statt Glycin eingebaut, CFTR-Protein kann nicht richtig reguliert und aktiviert werden (z. B. G551D-Mutation).

Leichtere Defekte:

- **Klasse 4:** verminderte Chloridleitfähigkeit (Mutation R117H).
- **Klasse 5:** verringerte Anzahl an funktionsfähigen CFTR-Proteinen.
- **Klasse 6:** kürzere Halbwertszeit der CFTR-Proteine und defekte Regulation anderer Ionenkanäle.

Das CFTR-Protein ist ein Transmembranprotein mit einer regulatorischen Domäne auf der cytoplasmatischen Seite, die durch ATP aktiviert werden kann. Es funktioniert hier hauptsächlich als Chloridkanal. Da bei fehlender oder eingeschränkter Funktion des CFTR-Proteins weniger Chlorid aus der Zelle in den Extrazellularraum abgegeben wird, enthält das dort befindliche Sekret weniger Chloridionen. Ihm wird dann osmotisch durch Rückresorption das Wasser entzogen. Mit steigender Sekret-Viskosität vermindert sich der ziliäre Abtransport, Schleim und Bakterien verbleiben dann in der Lunge, Pankreassekret und Galle fließen verändert ins Duodenum. Auf der Haut hat das CFTR-Protein jedoch auch die Funktion eines Rücktransporters, Chlorid wird hier durch die Schweißdrüsen abgesondert. Da der Rücktransport bei defektem Chloridkanal dann beeinträchtigt ist, ist der Schweiß von CF-Patienten salziger, was diagnostisch schon immer genutzt wurde. Dies erklärt auch, warum CF-Patienten an warmen Sommertagen ein höheres Risiko einer hypotonen Dehydratation (Salzverlust) aufweisen.

Klinische Präsentation

Mukoviszidose ist eine Multiorgankrankheit. Massiv betroffen sind meist die oberen und unteren Atemwege. In der Lunge führt der abnormal zähe Schleim zu einer Sekretretention und bakteriellen Infektionen sowie einer andauernden Entzündung. *Staphylococcus aureus* und *Haemophilus influenzae* werden mit zunehmendem Alter der Betroffenen oft von *Pseudomonas aeruginosa* oder – seltener – von *Burkholderia cepacia* übersiedelt oder abgelöst (s. Abb. 1).

Patienten über 26 Jahren sind in Deutschland zu 62% chronisch besiedelt mit Pseudomonas aeruginosa [1]. Die Betroffenen haben dann häufig Lungen- und Nebenhöhlenentzündungen und vermehrte Schleimproduktion bei andauerndem Husten. *Aspergillus fumigatus* tritt als Besiedlung häufig

auf und kann zu dauerhaften allergischen Reaktionen und zusätzlichen obstruktiven Atemstörungen führen, die Therapie besteht hauptsächlich in oraler Cortison-Gabe. Im Verlauf kommt es zu einer zunehmenden Zerstörung der Lungenarchitektur und es zeigen sich Bronchiektasen (irreversibel geschädigte und erweiterte Atemwege), Lungenemphysem (Überblähungen), Atelektasen (kollabierte Lungenabschnitte), selten kommt es zum Pneumothorax (Austritt von alveolärer Luft in den Pleuraspalt). In Folge des chronischen Atemversagens, einhergehend mit einer Hypoxie, werden auch erhöhter pulmonalarterieller Druck und Rechtsherzinsuffizienz mit Entwicklung eines Cor pulmonale beobachtet. Klinisch ist die Sauerstoffunterversorgung an der Ausbildung von sogenannten Trommelschlägelfingern und/oder an nach oben gewölbten Uhrglasnägeln zu erkennen (s. Abb. 2).

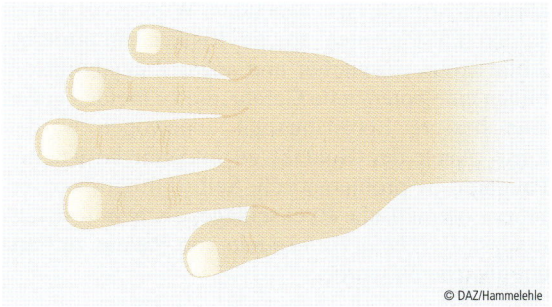

© DAZ/Hammelehle

Abb. 2: Trommelschlägelfinger mit nach oben gewölbten Uhrglasnägeln.

In der Bauchspeicheldrüse fließt das zähflüssige Pankreassekret nicht mehr ab, es kommt dann zu mangelnder Verdauung, zu fettigen Durchfällen, Mangelernährung und zu einer Wachstumsstörung, die auch prognostisch ungünstig ist. Der Eiweißmangel kann auch zu Ödemen führen. Zudem bildet sich das Pankreasgewebe fibrotisch um. Sobald die Inselzellen betroffen sind, kommt es zum sekundären Diabetes. Dies ist bei ca. 30% der erwachsenen CF-Patienten der Fall.

In der Neugeborenenperiode können ein Mekoniumileus (Darmverschluss aufgrund Verstopfung mit zähem, klebrigem Stuhl) wie auch ein Rektumprolaps als frühe Erkrankungsmanifestationen vorkommen. Dies sind dann lebensbedrohliche Situationen.

Auch in der Leber verstopft das viskose Sekret den Gallengang und führt zu einer Stauung mit nachfolgender Leberzirrhose. Dies hat dann Auswirkungen auf den Blutfluss in der Pfortader, der Druck steigt auch hier und setzt sich in den venösen Gefäßen um die Speiseröhre fort, es kommt zu den gefährlichen Ösophagus-Varizen. Männliche Betroffene sind üblicherweise ▷

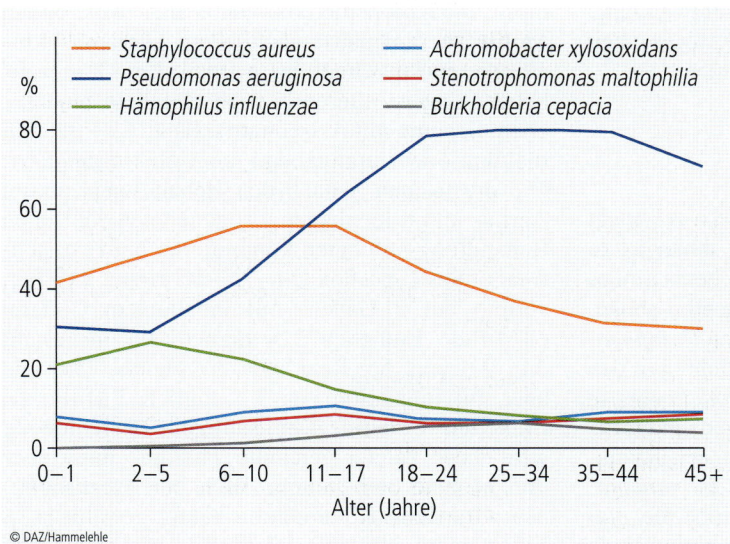

© DAZ/Hammelehle

Abb. 1: Altersabhängiges Erregerspektrum bei Cystischer Fibrose, aus [6].

infertil, weibliche Patienten haben eine verminderte Fruchtbarkeit. Eine Minimalvariante der Mukoviszidose kann das angeborene Fehlen der Samenleiter (congenital absence of the vas deferens, CAVD) darstellen. Dieses Krankheitsbild wird häufig durch milde CFTR-Mutationen verursacht.

In den meisten Fällen werden die Symptome zunächst die Lunge und die Verdauung betreffen. In der ersten Lebensdekade ist in den Atemwegen hauptsächlich mit Staphylococcus-aureus-Infektionen zu rechnen, danach wird besonders versucht eine dauerhafte Kolonisation mit Problemkeimen zu verhindern. Mit der Ausbreitung von Pseudomonas aeruginosa und dessen Ausbildung von Biofilmen wird eine Eradikation immer unwahrscheinlicher und es kommt dann zur prognostisch ungünstigen dauerhaften Besiedlung. Pseudomonaden kommen vor allem in stehendem Wasser vor. Daher sollten CF-Patienten solche Risiken minimieren. Abflussrohre, Aquarien und sogar Zahnarztpraxen bilden eine potenzielle Gefahr, die zu meiden gegen eine bessere Lebensqualität abgewogen werden muss. Auch der Kontakt zu anderen besiedelten Patienten ist problematisch. Selbsthilfegruppen erfuhren dramatische Rückschläge, als man feststellte, dass Burkholderia cepacia von Patient zu Patient übertragen wurde.

Großes Augenmerk muss auch auf die **Pankreasfunktion** gelegt werden. Magensaftresistente Pankreasenzyme sind in den meisten Fällen obligat, die Dosierung muss individuell und an die Essgewohnheiten angepasst werden. Eine gute Verdauung ist wichtig für das Gedeihen der Patienten, eine schlechte Verdauung kann zu Gewichtsreduktion, mangelnder Gewichtszunahme und fettigen Durchfällen führen. In solchen Fällen ist die zusätzliche Gabe von hochkalorischer Trinknahrung indiziert.

Das Ziel in der Behandlung der meisten CF-Patienten ist einerseits eine möglichst gute und normnahe, jedoch hochkalorische Ernährung, einhergehend mit einer normalen Gewichtsentwicklung, und andererseits eine möglichst lange Abwesenheit von Bakterien in Lunge und Nebenhöhlen.

Die Pharmakotherapie

Antibiotische Strategien sind nach wie vor nicht einheitlich und auch vom Einzelfall abhängig zu machen. Ein generelles Behandlungsschema gibt es nicht, wohl aber vorherrschende Strategien abhängig vom Erreger. Wie beschrieben treten H. influenzae und S. aureus vermehrt in jungen Jahren in den Vordergrund, P. aeruginosa und B. cepacia eher in fortgeschrittenen Stadien, beide letztgenannten Erreger sind entsprechend ungünstig für den Krankheitsverlauf. Antibiosen werden bei CF vornehmlich i.v. durchgeführt. Sofern die Wirkstoffe oral verfügbar sind, kommt prinzipiell auch eine orale Therapie in Betracht [19]. Die Therapiedauer von akuten Infektionen wird oft auch nach der Klinik beurteilt. Kommt es zu einer deutlichen Besserung, wird man nach zwei Wochen die Antibiose beenden, andernfalls stets um eine weitere Woche verlängern. Intravenöse Antibiosen können sowohl stationär als auch zuhause in Zusammenarbeit mit spezialisierten Apotheken durchgeführt werden. Hierzu werden die Antibiotika dann unter Reinraumbedingungen in spezielle Einmalpumpen wie z. B. Baxter-Intermate® oder Braun-Easypump® gefüllt. Besonders für junge Patienten kann eine stationäre Therapie belastend sein und so minimiert werden. Ist sie mehrfach im Jahr erforderlich, reißt sie zudem die Betroffenen aus ihrem sozialen Umfeld. Unterschiede in der Effektivität zwischen stationärer Therapie und Heimtherapie bestehen grundsätzlich nicht [25, 26, 27, 28, 29]. Es sollte daher mit den Patienten und ggf. deren Erziehungsberechtigten die passende Therapieart offen besprochen werden.

Das Auftreten von Pseudomonas aeruginosa ist mit einer schlechteren Prognose verbunden [22]. Während in den USA oft nur bei Exazerbationen behandelt wird, hat sich in Europa – basierend auf den guten Ergebnissen der dänischen Zentren – die Haltung durchgesetzt, dass Pseudomonas aeruginosa möglichst früh hartnäckig bekämpft werden sollte, was angesichts des lungenschädigenden Potenzials des Bakteriums auch weiterhin plausibel scheint und wissenschaftlich belegt ist. Angewendet werden hierzu Inhalationen von Colistin (2 × 1 Millionen Einheiten pro Tag) oder Tobramycin (2 × 80 mg/Tag) über drei bis zwölf Monate, bei mukoidem Pseudomonas oder einem Alter < 5 Jahren bei der Erstbesiedlung auch direkt eine i.v.-Kombinationsbehandlung mit Tobramycin (10–12 mg/kg KG/Tag als Einmalgabe über 30 Minuten) und Ceftazidim (bei Kindern bis 14 Jahren alle 8 Stunden bis zu 50 mg/kg KG pro Gabe, sonst 3 × 2 g täglich) über zwei bis drei Wochen. Alternativ kann auch Tobramycin 2 × täglich 300 mg inhaliert werden. Seit der Elite-Studie ist bekannt, dass eine solche hochdosierte Inhalationstherapie nur über 28 Tage durchgeführt werden muss [17]. Für eine Langzeitbehandlung kann diese Inhalationstherapie dann mit stets einem Monat Therapiepause nach jedem Therapiezyklus alternierend durchgeführt werden. Eine Langzeitbehandlung ist alternativ nach gleichem monatlichem Schema mit Aztreonam inhalativ 3 × täglich möglich oder durchgehend mit Colistin inhalativ. Die drastischen – nach den Behandlungszentren Aarhus und Kopenhagen – sogenannten dänischen Behandlungsstrategien kombinieren bei Erstnachweis orales Ciprofloxacin (25–50 mg/kg KG/Tag, verteilt auf 2 Gaben) mit inhalativem Colistin (1 Million Einheiten 2 × täglich) für insgesamt drei Wochen, bei Rezidiven die gleiche Therapie aber mit Inhalation von 3 × täglich 2 Millionen Einheiten Colistin. Bei häufigen Besiedlungen wird diese zuletzt genannte Therapie dann über drei Monate beibehalten. Auch bei Exazerbationen wird diese Kombination häufig gewählt [17]. Eine andere Strategie ist es, der Alginatbildung der Pseudomonaden und der Entzündungsreaktion in der Lunge mit Azithromycin 250 mg 3 × wöchentlich (< 40 kg) oder 500 mg 3 × wöchentlich (> 40 kg) oral zu Leibe zu rücken. Hier wird oftmals eine Dauerbehandlung von sechs Monaten (teilweise auch bis zu einem Jahr und länger) durchgeführt [17, 20, 21]. Kontrovers diskutiert wird auch, ob eine regelmäßige i.v.-Antibiose alle drei Monate über zwei Wochen unabhängig von Exazerbationen bei Dauerbesiedlung mit *P. aeruginosa* sinnvoll ist oder nicht [23]. Bei akuten Exazerbationen ist häufig die Kombination von Tobramycin i.v. mit Ceftazidim oder Piperazillin/ Tazobactam i.v. oder Meropenem i.v. wirksam. Zusätzlich muss vom Patienten stets eine mukolytische Dauertherapie durchgeführt werden. Zum Einsatz kommen hier Mannitol, Dornase-alfa und hypertone Kochsalzlösung [37], jeweils als Inhalation.

Typische Nebenwirkungen. Da Antibiotika bei CF in hohen Dosierungen und über längere Zeiträume eingesetzt werden, kommt es hier oft zu Übelkeit und Durchfällen. Auch eine pseudomembranöse Kolitis durch *Clostridium difficile* kann als ernsthafte Nebenwirkung vorkommen.

Bei der Behandlung mit Pankreasenzymen ist die genaue Steuerung oft schwierig, da die Dosierung an den Fettgehalt der Mahlzeit angepasst werden muss.

Leitliniengerechte Empfehlungen. Eine Leitlinie zur CF-Behandlung ist die des britischen Cystic-Fibrosis-Trusts [17]. Bei einer Erstinfektion mit Pseudomonas aeruginosa wird dort eine bis zu dreimonatige Therapie mit oralem Ciprofloxacin und einem inhalierbaren Antibiotikum empfohlen.

MTM – das Medikationsmanagement

Zurück zum Fall

Der Apotheker beginnt mit der Erstellung eines Medikations-Therapie-Managements (MTM).

 Wie lautet das Ziel in der Therapie des Patienten J.B.?
Das Ziel in der akuten Therapie von J. B. ist die Eradikation des Erregers *Pseudomonas aeruginosa*. In der langfristigen Behandlung ist ein weiteres Ziel, dass der Patient möglichst gut ernährt ist und eine normale Verdauung hat.

MTM

Das MTM wird – wie in dieser Serie üblich – im modifizierten SOAP Format geschrieben (vergleiche auch DAZ 2012, Nr. 16, S. 72).

 Kurzbeschreibung des Patienten

J. B. ist ein 16-jähriger normalgewichtiger junger Mann mit CF vom Typ ΔF508. Er leidet aktuell unter einer Exazerbation mit vermehrtem Sputum und starkem Hustenreiz. Im Sputum wurde bei J. B. nun erstmals *P. aeruginosa* nachgewiesen.

 Objektive Parameter

Diagnosen: CF vom Typ ΔF508, chronische bronchopulmonale Aspergillose (ABPA), Pankreasinsuffizienz, CFRD-Typ-3c-Diabetes.

Medikation s. S. 124

Relevante Laborwerte
Lungenfunktionstest: FEV_1/FVC: 48%
Arterielle Sauerstoffsättigung: SaO_2 94% (Ruhe), bei milder Belastung 89%
Leukozyten: $18 × 10^9/l$

Allergien: Aspergillus

Vitalparameter: Blutdruck: BP 136/82 mmHg, Puls 69, Gewicht: 68 kg, Körperlänge 178 cm, BMI: 21 Nichtraucher, seltener Alkoholkonsum, kein Drogengebrauch

 Befund

Das Therapieziel ist eine Eradikation des Keims *Pseudomonas aeruginosa*.

Medikamentenprüfung:

Interaktionsprüfung:

- Wechselwirkung zwischen Calcium und Ciprofloxacin, die durch verschiedene Einnahmezeitpunkte gelöst werden kann. Die Wechselwirkung von Ciprofloxacin und dem Genuss größerer Mengen an Milchprodukten sollte beachtet werden.

- Schwerwiegende Wechselwirkung zwischen Omeprazol und Citalopram über CYP2C19, die zu erhöhten Plasmaspiegeln von Citalopram führen kann. Ein Wechsel von Omeprazol auf Pantoprazol wird angeraten. Die Wirkstärken beider Protonenpumpen hemmer sind äquivalent [38].

- Moderate Wechselwirkung zwischen Citalopram und Insulin: Citalopram kann die Wirkung des Insulins verstärken und zu vermehrten Hypoglykämien führen.

- Erhöhte gastrointestinale Blutungsneigung unter Prednisolon und Ibuprofen.   ▷

Kontraindikationen:
Citalopram ist bei Kindern unter 18 Jahren kontraindiziert und könnte hier zu erhöhtem suizidalen Verhalten führen. Sollte die Anwendung dennoch gewünscht sein, ist auf Anzeichen für Suizidgefährdung seitens der Erziehungsberechtigten zu achten. Ciprofloxacin kann ebenfalls nicht selten Nebenwirkungen auf das Nervensystem und die Psyche bedingen (u. a. periphere Empfindungsstörungen, Sehstörungen, Verwirrtheitszustände, Angstzustände und Depression, selten psychotische Reaktionen mit Selbstgefährdung), so dass nach Ende der Antibiose die Notwendigkeit der Gabe von Citalopram überprüft werden sollte.

Leitlinienkonformität:
Die antibiotische Behandlung mit Ciprofloxacin und Colistin ist leitliniengerecht.

<u>Vitamine:</u> Bei den Vitaminen fällt auf, dass von den fettlöslichen Vitaminen A, D, E und K das Vitamin E nicht eingenommen wird.

Einnahmezeitpunkte:
Die Gabe des Protonenpumpenhemmers 30 Minuten vor dem Essen wird angeraten.

 Plan (nur Änderungen)

– Vitamin E AL forte, 100 Kapseln, 1 Kapsel täglich, sofern der Blutspiegel von Vitamin E nicht im Normbereich ist.

– Einnahmezeitpunkte von Calcium und Ciprofloxacin festlegen:
Ciprofloxacin 8:00 h und 20:00 h,
Calcium 11:00 h und 23:00 h

– Omeprazol 40 mg absetzen

– Pantoprazol 40 mg, 1 Kapsel 30 Minuten vor dem Abendessen p.o.

 Monitoring/Therapieüberwachung

Therapieüberwachung Ciprofloxacin (s. Tabelle)

Erneute Sputum-Kontrolle und ggf. Therapieänderung nach zwei Wochen.

 Patientenschulung

Im Gespräch mit dem Patienten ist besonders auf die unterschiedlichen Einnahmezeitpunkte von Calcium und Ciprofloxacin und den neuen Einnahmezeitpunkt von Pantoprazol hinzuweisen. Während der Antibiose mit Ciprofloxacin kann es häufig zu Durchfällen und Übelkeit kommen, übermäßige Sonnenexposition muss vermieden werden. Der Patient sollte dahingehend geschult werden, dass er sich bei Auftreten von Durchfall meldet. Gemeinsam muss dann diskutiert werden, ob die Therapie fortgeführt werden kann – was anzustreben ist – oder ob es sich um einen schweren Verlauf mit Verdacht auf pseudomembranöse Kolitis handelt. Die Erziehungsberechtigten des Patienten sollten für Anzeichen von suizidalem Verhalten unter Citalopram sensibilisiert werden. Bei ersten Anzeichen ist sofort Kontakt zum betreuenden Arzt aufzunehmen. Die Vitamine A, D, E und K sind unbedingt zusammen mit den Mahlzeiten und mit den Pankreasenzymen einzunehmen, um eine ausreichende Resorption sicherzustellen.

Bei der Inhalation mit Colistin ist auf einen auftretenden Bronchospasmus zu achten. Es empfiehlt sich vor der Inhalation mit Colistin ein Betasympathomimetikum zu inhalieren (in diesem Fall: Salbutamol Dosieraerosol). Bei Auftreten einer Pharyngitis ist Kontakt mit dem Arzt aufzunehmen.

Bei dem hier vorgestellten Fall Jan Berger führte das MTM zusätzlich dazu, dass die behandelnde Ärztin nachfragte, warum die mukolytische Therapie mit hypertoner Kochsalzlösung nicht aufgeführt

Tab.: Therapieüberwachung Ciprofloxacin

Überwachung auf Wirksamkeit				
Parameter	**Zeitpunkt**	**Zielwerte**	**Durch wen?**	**Maßnahmen**
Verringerung von Auswurf und Husten	fortlaufend	bessernd	Patient	ggf. Therapieverlängerung
Überwachung von Toxizität				
Parameter	**Zeitpunkt**	**Zielwerte**	**Durch wen?**	**Maßnahmen**
starke Diarrhö	fortlaufend	ja/nein	Patient	Verständigung des Arztes, Verdacht auf pseudomembranöse Enterokolitis, Diagnostik im Stuhl auf Clostridien und Clostridien-Toxin
leichte Diarrhö	fortlaufend	ja/nein	Patient	Flüssigkeits- und Elektrolytersatz, ggf. Therapiewechsel
Hautausschlag	fortlaufend	ja/nein	Patient	Therapiewechsel
Übelkeit	fortlaufend	ja/nein	Patient	Therapiewechsel

Was wäre wenn ...

... es eine chronische Besiedlung mit Pseudomonas aeruginosa wäre?

Bei chronischer Pseudomonas-Besiedlung ist die Dosierung der Colistin-Inhalation möglicherweise anders. Statt 1 Million Einheiten 2 × täglich werden bis zu 3 × täglich 2 Millionen Einheiten gegeben. Im Patientengespräch kann nachgefragt werden, ob die Dosierung richtig verstanden wurde.

... eine intravenöse Therapie zur Durchführung zu Hause verordnet worden wäre?

Intravenöse Therapien, die zu Hause durchgeführt werden, werden üblicherweise in Einmalpumpen verordnet. Die Apotheke muss je nach Substanz und Haltbarkeit die Pumpen unter Reinraumbedingungen herstellen und mit Patient und Arzt durch das Volumen an Trägerlösung die richtige Infusionsdauer herausfinden. Vor und nach jeder Gabe muss der Zugang mit Kochsalzlösung gespült werden, die Ventile am Zugang sollten alle 2 bis 3 Tage gewechselt werden. Der Patient muss zum hygienischen Umgang mit den Pumpen angeleitet werden.

sei. Im MTM hätte auf die fehlende mukolytische Therapie hingewiesen werden sollen. Es stellte sich dann heraus, dass der Patient es mit seinen Inhalationen nicht allzu genau nimmt. Hier ergab sich dann ein weiterer Schulungsansatz. Wenngleich die tägliche Inhalation auch mit speziellen Inhalationsgeräten wie dem Pari eFlow® rapid sehr lästig und zeitintensiv ist, so ist sie doch eine der Säulen der Therapie. CF-Patienten inhalieren lebenslang täglich sowohl die Mukolytika als auch immer wieder zusätzlich die Antibiotika. Falsches Inhalieren kann den Krankheitsverlauf entsprechend deutlich beeinflussen.

Weitere Hilfsmittel, zu denen die Apotheke ebenfalls schulen kann:
Wichtig für CF-Patienten ist auch eine hochspezialisierte Krankengymnastik mit Anleitung zur autogenen Drainage [10]. Aktive Atemübungen unter Verwendung von Hilfsmitteln wie einem „Flutter" oder einer „RC-Cornet" sind Teil der physiotherapeutischen Bemühungen, die sich in den letzten 15 Jahren stark gewandelt haben. Die Atemmuskeln werden nun gezielt gestärkt und der Brustkorb wird aktiv gedehnt. Die Lungenfunktion wird vom Patienten mit einem Peak-Flow-Meter kontrolliert um Exazerbationen frühzeitig zu erkennen.

Zusammenfassung

CF-Patienten werden zwar meist in spezialisierten Zentren behandelt und geschult, dennoch fordert die Therapie von den Patienten ein großes Maß an Therapieverständnis. Hier kann sich der informierte Apotheker dauerhaft zum Wohle des Pati-

enten mit einbringen. Therapiefehler sind beim Wechsel zwischen Ambulanz und Haus-/Kinderarzt möglich. Die nicht spezialisierte Praxis ist mit den Medikamenten nicht selten überfordert und verlässt sich bei Rezeptanforderungen oft auf die Patientenangaben. Die gesamte Therapie ist aber schon wegen der Vielzahl der eingesetzten Medikamente anfällig für Fehler, es können sich auf Dauer falsche Dosierungen und falsche Einnahmezeitpunkte einstellen. Auch vergessen einige Patienten Packungen nachzubestellen, wenn die Präparate aufgebraucht sind oder Arzneimittel weiter einzunehmen, so dass eine Überprüfung der Reichweiten sinnvoll ist. ◄

Literatur

[1] Sens B, Stern M, Berichtsband: Qualitätssicherung Mukoviszidose 2011, Bad Honnef: Hippocampus Verlag (2012)
[2] Bobadilla JL, Macek MJ, Fine JP, Farrell PM. Cystic fibrosis: a worldwide analysis of CFTR mutations-correlation with incidence data and application to screening. Hum Mutat. 2002 Jun, 19 (6): 575–606
[3] Braun AT, Farrell PM, Ferec C, et al, Cystic fibrosis mutations and genotype-pulmonary phenotype analysis. J Cyst Fibros. 2006 Jan, 5 (1): 33–41. Epub 2005 Nov 4
[4] Cheung JC, Deber CM. Misfolding of the cystic fibrosis transmembrane conductance regulator and disease. Biochemistry. 2008 Feb 12, 47 (6): 1465–73. Epub 2008 Jan 15
[5] Serohijos AW, Hegedus T, Riordan JR, Dokholyan NV. Diminished self-chaperoning activity of the DeltaF508 mutant of CFTR results in protein misfolding. PLoS Comput Biol. 2008 Feb 29, 4 (2): e1000008
[6] Gibson RL, Burns JL, Ramsey BW. Pathophysiology and management of pulmonary infections in cystic fibrosis. Am J Respir Crit Care Med. 2003 Oct 15, 168 (8): 918–51
[7] Sarles J, Berthézène P, Le Louarn C, et al. Combining immunoreactive trypsinogen and pancreatitis-associated protein assays, a method of newborn screening for cystic fibrosis that avoids DNA analysis. J Pediatr. 2005 Sep, 147 (3): 302–5
[8] Stevens DA, Moss RB, Kurup VP, et al. Allergic bronchopulmonary aspergillosis in cystic fibrosis – state of the art: Cystic Fibrosis Foundation Consensus Conference. Clin Infect Dis 2003 Oct 1, 37 Suppl 3: S225–64
[9] Nir M, Lanng S, Johansen HK, Koch C. Long-term survival and nutritional data in patients with cystic fibrosis treated in a Danish centre. Thorax. 1996 Oct, 51 (10): 1023–7
[10] McIlwaine M. Chest physical therapy, breathing techniques and exercise in children with CF. Paediatr Respir Rev. 2007 Mar, 8 (1): 8–16
[11] Fogarty AW, Britton J, Clayton A, Smyth AR. Are measures of body habitus associated with mortality in cystic fibrosis? Chest. 2012 Sep, 142 (3): 712–7
[12] Contopoulos-Ioannidis DG, Giotis ND, Baliatsa DV, Ioannidis JP. Extended-interval aminoglycoside administration for children: a meta-analysis. Pediatrics. 2004 Jul, 114 (1): e111–8
[13] Vandenbussche HL, Homnick DN. Evaluation of serum concentrations achieved with an empiric once-daily tobramycin dosage regimen in children and adults with cystic fibrosis. J Pediatr Pharmacol Ther. 2012 Jan, 17 (1): 67–77
[14] Prescott WA Jr. National survey of extended-interval aminoglycoside dosing in pediatric cystic fibrosis pulmonary exacerbations. J Pediatr Pharmacol Ther. 2011 Oct, 16 (4): 262–9
[15] Smyth AR, Bhatt J. Once-daily versus multiple-daily dosing with intravenous aminoglycosides for cystic fibrosis. Cochrane Database Syst Rev. 2012 Feb 15, 2: CD002009
[16] Leitlinie Lungenerkrankung bei Mukoviszidose awmf geplante Fertigstellung 30. April
[17] Report of the UK Cystic Fibrosis Trust Antibiotic Working Group. antibiotic treatment for cystic fibrosis-3er edition, available at https://www.cysticfibrosis.org.uk/media/82010/CD_Antibiotic_treatment_for_CF_May_09.pdf, accessed on 2013.04.16

▷

[18] Ratjen F, Munck A, Kho P, Angyalosi G; ELITE Study Group. Treatment of early Pseudomonas aeruginosa infection in patients with cystic fibrosis: the ELITE trial. Thorax. 2010 Apr, 65 (4): 286–91

[19] Remmington T, Jahnke N, Harkensee C. Oral anti-pseudomonal antibiotics for cystic fibrosis. Cochrane Database Syst Rev. 2007 Jul 18, (3): CD005405

[20] Equi A, Balfour-Lynn IM, Bush A, Rosenthal M. Long term azithromycin in children with cystic fibrosis. Lancet 2002, 360: 978–84

[21] Jaffe A, Francis J, Rosenthal M, Bush A. Long-term azithromycin may improve lung function in children with cystic fibrosis. Lancet 1998, 351: 420

[22] Emerson J, Rosenfeld M, McNamara S, Ramsey B, Gibson RL. Pseudomonas aeruginosa and other predictors of mortality and morbidity in young children with cystic fibrosis. Pediatr Pulmonol. 2002 Aug, 34 (2): 91–100

[23] Frederiksen B, Lanng S, Koch C, Hoiby N. Improved survival in the Danish center-treated cystic fibrosis patients: results of aggressive treatment. Pediatr Pulmonol 1996, 21: 153–8

[24] Smyth A, Tan KH, Hyman-Taylor P, et al. Once versus three-times daily regimens of tobramycin treatment for pulmonary exacerbations of cystic fibrosis – the TOPIC study: a randomised controlled trial. Lancet. 2005 Feb 12–18, 365 (9459): 573–8

[25] Marco T, Asensio O, Bosque M, de Gracia J, Serra C. Home intravenous antibiotics for cystic fibrosis, Cochrane Database Syst Rev. 2000, (4): CD001917

[26] Nazer D, Abdulhamid I, Thomas R, Pendleton S. Home versus hospital intravenous antibiotic therapy for acute pulmonary exacerbations in children with cystic fibrosis. Pediatr Pulmonol. 2006 Aug, 41 (8): 744–9

[27] Esmond G, Butler M, McCormack AM. Comparison of hospital and home intravenous antibiotic therapy in adults with cystic fibrosis. J Clin Nurs. 2006 Jan, 15 (1): 52–60

[28] Riethmueller J, Busch A, Damm V, Ziebach R, Stern M. Home and hospital antibiotic treatment prove similarly effective in cystic fibrosis. Infection. 2002 Dec, 30 (6): 387–91

[29] Thornton J, Elliott R, Tully MP, Dodd M, Webb AK. Long term clinical outcome of home and hospital intravenous antibiotic treatment in adults with cystic fibrosis. Thorax. 2004 Mar, 59 (3): 242–6

[30] Elliott RA, Thornton J, Webb AK. Comparing costs of home- versus hospital-based treatment of infections in adults in a specialist cystic fibrosis center. Int J Technol Assess Health Care. 2005 Fall, 21 (4): 506–10

[31] Quan JM, Tiddens HA, Sy JP, et al. A two-year randomized, placebo-controlled trial of dornase alfa in young patients with cystic fibrosis with mild lung function abnormalities. J Pediatr. 2001 Dec, 139 (6): 813–20

[32] Konstan MW, Wagener JS, Pasta DJ, et al. Clinical use of dornase alpha is associated with a slower rate of FEV1 decline in cystic fibrosis. Pediatr Pulmonol. 2011 Jun 46 (6): 545–53

[33] Ledson MJ, Wahbi Z, Convery RP, Cowperthwaite C, Heaf DP, Walshaw MJ. Targeting of dornase alpha therapy in adult cystic fibrosis. J R Soc Med. 1998 Jul, 91 (7): 360–4

[34] Ramsey BW, Davies J, McElvaney NG, et al. A CFTR potentiator in patients with cystic fibrosis and the G551D mutation. N Engl J Med 2011, 365: 1663–1672

[35] Sinaasappel M, Stern M, Littlewood J, et al. Nutrition in patients with cystic fibrosis: a European Consensus. J Cyst Fibros. 2002 Jun, 1 (2): 51–75

[36] Arbeitsgemeinschaft der Wissenschaftlichen Medizinischen Fachgesellschaften (AWMF) – Ständige Kommission Leitlinien. Mukoviszidose (Cystische Fibrose): Ernährung und exocrine Pankreasinsuffizienz, Stand 05/2011. available at: http://www.awmf.org/uploads/tx_szleitlinien/068-020l_S1_Mukoviszidose_Ernährung_exokrine_Pankreasinsuffizienz_2011-05.pdf, accessed at 20.03.2013

[37] Donaldson SH, Bennett WD, Zeman KL, Knowles MR, Tarran R, Boucher RC. Mucus clearance and lung function in cystic fibrosis with hypertonic saline. N Engl J Med. 2006 Jan 19;354(3):241–50.

[38] Körner T, Schütze K, van Leendert RJ, et al. Comparable efficacy of pantoprazole and omeprazole in patients with moderate to severe reflux esophagitis. Results of a multinational study. Digestion. 2003;67(1–2):6–13.

Die Autoren

Olaf Rose, Studium der Pharmazie von 1989 bis 1993 an der WWU in Münster, 1993 bis 1994 Forschungsaufenthalt bei Bayer Yakuhin, Japan, Studium zum Doctor of Pharmacy an der University of Florida, USA 2006 bis 2009. Doktorand an der Universität Bonn bei Prof. Ulrich Jaehde. Wissenschaftliches

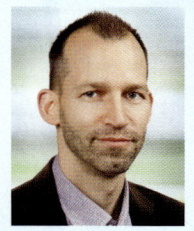

Mitglied und Mitinitiator der WestGem-Studie (MTM und sektorübergreifende Versorgungsforschung bei multimorbiden Patienten) in Zusammenarbeit mit der Bergischen Universität Wuppertal und der KatHO-NRW. Forschungsschwerpunkt: klinisches MTM. Inhaber dreier Apotheken in Münster und Steinfurt.

Apotheker Olaf Rose, Pharm.D., Klinische Pharmazie, Uni Bonn, rose@elefantenapo.de

Heymut Omran studierte Humanmedizin an der Universität Freiburg, University of Massachusetts (USA) und University of Manchester (UK) und erlangte 1994 die Approbation. In den Jahren von 1994 bis 2009 war er an der Universitäts-Kinderklinik Freiburg tätig. Während dieser Zeit erhielt er neben der Gebietsbezeichnung Kinderheilkunde

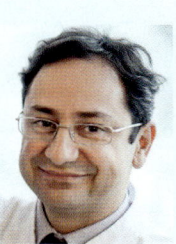

auch die Zusatzqualifikationen für Neuropädiatrie, Kinderpneumologie und Kinderdiabetologie und -endokrinologie. Im Jahr 2002 habilitierte er sich und seit 2007 ist er zusätzlich als Adjunct-Professor an der University of North Carolina at Chapell Hill (USA) tätig. Seit 2010 ist er Lehrstuhlinhaber für Kinder- und Jugendmedizin (W3) an der Westfälischen Wilhelms-Universität und Direktor der Klinik und Poliklinik für Kinder- und Jugendmedizin der Universitätsklinik Münster. Er erhielt eine Vielzahl von Forschungspreisen. 2012 wurde er in die Nationale Akademie der Wissenschaften „Leopoldina" berufen.

Prof. Dr. med. Heymut Omran, Universitätsklinikum Münster, Klinik Allgemeine Pädiatrie, Heymut. Omran@ukmuenster.de

Angelika Dübbers studierte Humanmedizin an der Universität Münster und erlangte 1995 die Approbation. In den Jahren von 1995 bis heute ist sie an der Universitäts-Kinderklinik Münster tätig. Während dieser Zeit erhielt sie neben der Gebietsbezeichnung Kinderheilkunde auch die

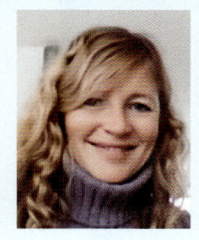

Zusatzqualifikationen für Kinderendokrinologie und – diabetologie. Seit 1998 betreut sie Patienten in der Mukoviszidose-Spezialambulanz und leitet diese seit 2005.

Dr. med. Angelika Dübbers, Universitätsklinikum Münster, Klinik Allgemeine Pädiatrie, Angelika.Duebbers@ukmuenster.de

Hartmut Derendorf ist Distinguished Professor und Chairman des Departments of Pharmaceutics an der University of Florida in Gainesville, wo er seit 1983 Pharmakokinetik, Pharmakodynamik und klinische Pharmakokinetik lehrt. Seine Forschungsschwerpunkte sind Pharmakokinetik und Pharmakodynamik von Corticosteroiden und

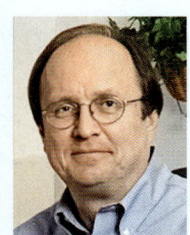

Antibiotika. Er war Präsident des American College of Clinical Pharmacology und der International Society for Anti-infective Pharmacology. Prof. Derendorf wurde für herausragende Forschungsleistungen auf dem Gebiet der Klinischen Pharmakologie mit dem Distinguished Investigator Award des American College of Clinical Pharmacology (ACCP) 2010 ausgezeichnet. Im gleichen Jahr wurde ihm auch der Volwiler Award verliehen, die höchste Forschungsauszeichnung der amerikanischen Hochschulpharmazie.

Prof. Dr. Hartmut Derendorf, University of Florida, 100494 College of Pharmacy, 1600 SW Archer Rd., P3-27, Gainesville, FL 32610

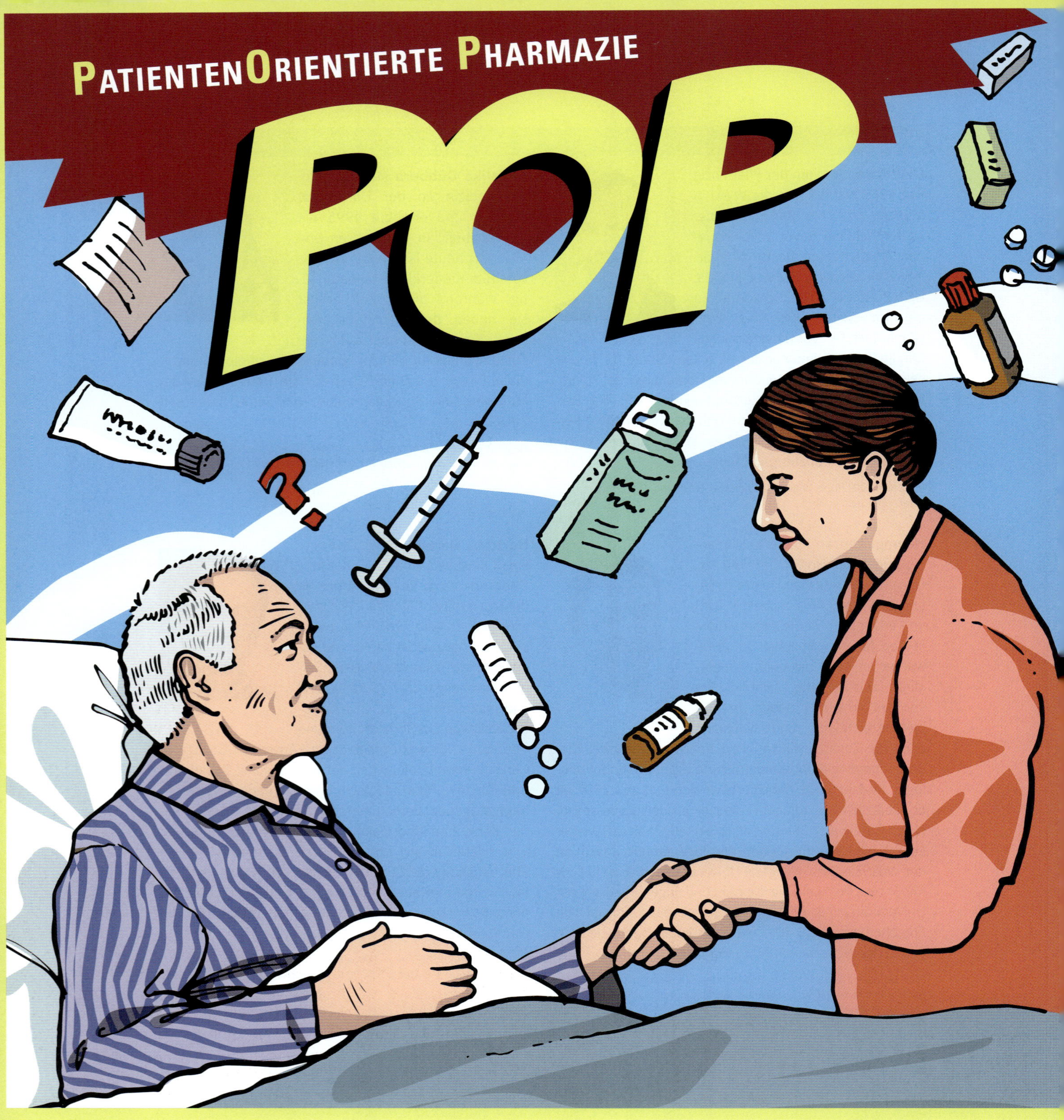
PatientenOrientierte Pharmazie
POP

Ein Alzheimer-Patient

Medikationsmanagement bei Gewichtsverlust und Diarrhö

Alle Illustrationen: DAZ/go-grafik.de

Isabell Waltering, Tilman Fey, Robert Hermann und Hartmut Derendorf | **In der Klinischen Pharmazie dreht sich alles um den Patienten, um Leitlinien und um das klinische Ergebnis. Bearbeiten Sie mit uns diesen Patientenfall und erlernen Sie so zusätzliches Wissen in Klinischer Pharmazie.**

Lernziele

- Sie erfahren, welche Arzneimittel zur Therapie der Alzheimer-Demenz eingesetzt werden,
- Besondere Einnahmehinweise der Antidementiva werden besprochen,
- Sie lernen, welche Interaktionen wichtig sind,
- Sie wissen, auf welche Laborwerte geachtet werden sollte,
- Sie kennen Hinweise, die den Angehörigen mitgegeben werden können.

Der Patient

Frau B. kommt zu Ihnen in die Apotheke und schildert folgendes Problem: Ihr Vater Aloys Braumann ist vor drei Tagen aus dem Krankenhaus entlassen worden. Seit gestern leidet der 82-Jährige unter Durchfällen und Übelkeit. Nachts ist er sehr unruhig und schläft sehr schlecht. Dadurch ist er müde und schnell erschöpft. Die Tochter möchte jetzt ein Loperamid-Präparat gegen den Durchfall. Da ihr Vater im Krankenhaus nur wenig gegessen hatte und schon etwas an Gewicht verloren hat, möchte sie zusätzlich noch Flüssignahrung für ihren Vater mitnehmen. Im Laufe des Gesprächs äußert sie zudem die Befürchtung, dass sich die Demenz ihres Vaters deutlich verschlechtert haben könnte.

Da Herr Braumann schon länger Patient in der Apotheke ist, sind seine Medikamente im Computer gespeichert. An der Medikation hat sich auch nach der Entlassung aus dem Krankenhaus nichts geändert, so dass sich nach einem kurzen Gespräch folgende Medikationsliste ergibt.

Aricept® 10 mg	1 – 0 – 0
Citalopram 40 mg	0 – 0 – 1
ASS 100 mg	0 – 1 – 0
Omeprazol 20 mg	1 – 0 – 0
Amlodipin 5 mg	1 – 0 – 1
Benazepril 5 mg	1 – 0 – 0
Oxybutinin 5 mg	1 – 1 – 1
Tebonin® intens	1 – 0 – 0
Ibuprofen 400 mg	bei Bedarf 1 Tablette

Da Frau B. zufällig den Krankenhausbericht bei sich hat, sind die Diagnosen und Laborwerte verfügbar (s. Kasten).

Im Gespräch mit Frau B. ergibt sich, dass Aricept während des Krankenhausaufenthaltes abgesetzt wurde und vor drei Tagen, seit Herr Braumann wieder zu Hause ist, weitergegeben wurde.
Ibuprofen wird verwendet, wenn der Patient sehr unruhig und unzufrieden ist, da die Äußerung von Schmerzen nicht sehr eindeutig ausfällt. Da Frau B. aber besorgt ist wegen der Nebenwirkungen von Ibuprofen, wird es höchstens einmal täglich und weniger als dreimal pro Woche gegeben. Sie vermutet, dass die Schmerzen auch ein Grund für die nächtliche Unruhe ihres Vaters sein könnten.
Außerdem möchte sie noch wissen, ob es eine

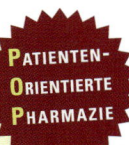

Diagnosen und Laborwerte

Diagnosen:

- Demenz vom Alzheimertyp (seit 2 Jahren).
- Essentielle Hypertonie (seit 15 Jahren)
- Depression, unipolar (seit 6 Monaten)
- Arthrose (lange)

Laborwerte:
Natrium: 41 mmol/l
Kalium: 4,1 mmol/l
SCr: 1,1 mg/dl
GFR: 53 ml/min
GOT: 22 U/l
GPT: 32 U/l
TSH: 2,5 mU/l
Mini Mental State Examination (MMSE): 18

Vitalparameter:
Größe: 1,75 m
Gewicht: 72 kg
Blutdruck: 110/60 mmHg
Puls: 58 Schläge/min

Möglichkeit gibt die Tabletteneinnahme ihres Vaters zu optimieren. Wenn nämlich Frau Braumann mal das Haus verlässt und ihrem Vater die Medikamente in der Dosette zur Einnahme hinstellt, nimmt er sämtliche Tabletten eines Tages auf einmal ein.

Klinische Pharmazie

Pathophysiologie und Diagnostik

„Demenz ist ein schwerwiegender Verlust der geistigen Leistungsfähigkeit aufgrund ausgeprägter und lang anhaltender Funktionsstörungen des Gehirns", so die Definition in einem Standardlehrbuch [1]. Demenzen werden anhand der ICD-Kriterien umschrieben und umfassen einen schleichenden Beginn mit langsamer Verschlechterung von Gedächtnisleistungen und anderen kognitiven Defiziten, einer Störung der Affektkontrolle (emotionale Labilität, Reizbarkeit, Apathie oder Vergröberung des Verhaltens). Diese Merkmale müssen länger als sechs Monate bestehen und andere Ursachen, wie eine Depression oder Schizophrenie müssen ausgeschlossen sein [2]. Die Alzheimer-Demenz gilt mit 60% als die häufigste Form der Demenz (Abb. 1) [3].
Eine klare Unterscheidung der einzelnen Demenzformen ist in den meisten Fällen nicht ganz einfach, da es häufig Überlappungen mit vaskulären Formen gibt. Vielfach handelt es sich bei den Demenzen somit um Mischdemenzen.
Die Diagnosestellung der Alzheimer-Demenz ist in den meisten Fällen eine Ausschlussdiagnose, da eine gesicherte Diagnose streng genommen nur mit einer Gewebeprobe aus dem Gehirn vorgenommen werden kann. Letztendlich bedeutet es, dass sämtliche andere Ursachen anamnestisch ausgeschlos- ▷

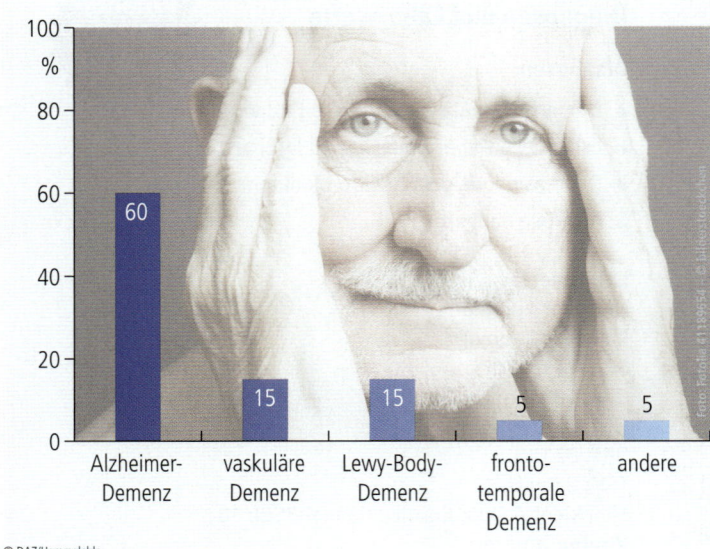

Abb. 1: Unterschiedliche Demenzformen. Die Alzheimer-Demenz ist mit Abstand die am häufigsten auftretende Demenzerkrankung.

der Folge, dass Lernsignale nicht mehr richtig verarbeitet werden und Gedächtnisstörungen auftreten [5].

Um den Schweregrad einer Demenz zu bestimmen, gibt es eine ganze Reihe von diagnostischen Tools. Der mit am häufigsten verwendete Test ist der „Mini-Mental-Status-Test" (MMST; synonym Mini Mental State Examination, MMSE) im Zusammenhang mit dem Uhrentest. Er setzt sich aus 30 Fragen zusammen und hat 30 Punkte als höchste Punktzahl. Ab 26 Punkten spricht man von einer leichten Demenz (Abb. 2).

Zu beachten ist in diesem Zusammenhang, dass eine Depression auch zu einem verminderten MMSE-Score führen kann und somit unbedingt eine Abgrenzung zur Depression vorgenommen werden muss. Auch hierfür gibt es bestimmte Tests. Bei der Unterscheidung ist zu beachten, dass es sich bei der demenziellen Symptomatik der Depression um sogenannte „Pseudodemenzen" handelt, die nach Behebung der Ursachen vollständig reversibel sind. Die kognitiven Einschränkungen unter einer Depression sind „Abrufstörungen", wobei Erinnerungen nicht „abrufbar"

sen werden müssen und somit ein komplettes Screening durchgeführt werden muss, was auch die eingenommenen Arzneimittel einschließt, da auch Arzneistoffe mit anti-cholinergen Eigenschaften eine demenzielle Symptomatik begünstigen.

Die pathologischen Veränderungen sind geprägt von einem Verlust von Nervenzellen und Synapsen, bevorzugt im Hippocampus und im Nucleus basalis Meynert und in der Großhirnrinde. Typischerweise treten dort intrazellulär hohe Konzentrationen von pathologischen Neurofibrillen (neurofibrillary tangles) und extrazellulär hohe Konzentrationen von Amyloidplaques auf. Durch diese Veränderungen kommt es zum Untergang von Neuronen und zu einer Verarmung an Acetylcholin und Serotonin. Gleichzeitig steigen die Glutamat-Spiegel an und führen zu einem erhöhten Calcium-Einstrom mit

Tab. 1: Symptome der Demenz

kognitive Symptome	nicht-kognitive Symptome
Gedächtnisstörungen	Aggressivität
Denkstörungen	Depression
Orientierungsstörungen (Zeit und Raum)	Misstrauen
Aufmerksamkeitsstörungen	Agitiertheit
Sprachstörungen	Störungen des Schlaf-Wach-Rhythmus
	Angst
	Wahn und Halluzinationen

sind, wohingegen die Erinnerungen bei der Alzheimer-Demenz nicht „gespeichert" werden können und somit unwiederbringbar verloren sind.

Therapie – Behandlung der kognitiven Symptome

Bei der Behandlung der Demenz wird unterschieden, ob kognitive oder nicht-kognitive Störungen behandelt werden (Tab. 1).
Die pharmakologische Therapie der Alzheimer-Demenz greift auf der Ebene der Neurotransmitter ein und zielt auf die Kompensation eines cholinergen Defizites und die Modulation der glutamatergen Neurotransmission.

Cholinesterasehemmer

Im Zuge der Erkrankung kommt es zu einer Abnahme der Acetylcholin-Produktion, bei gleichbleibender Aktivität der Acetylcholinesterasen im synaptischen Spalt.

© DAZ/Hammelehle

Abb. 2: Stadium der Demenz. Die Punkteanzahl im Minimental-Status-Test erlaubt Rückschlüsse auf die Schwere der Demenz.

Durch Hemmung dieser Esterasen wird die Menge an Acetylcholin erhöht. Zurzeit gibt es drei Acetylcholinesterase-Hemmer: Galantamin, Rivastigmin und Donepezil. Diese haben eine Zulassung für leichte bis mittelschwere Demenz.

Donepezil. Bei Donepezil handelt es sich um ein Piperidin-Derivat, das reversibel das aktive Zentrum der Acetylcholinesterase hemmt. Es besitzt eine besonders starke Bindungsaktivität zu Isoformen der Esterase, die im ZNS vorkommt [6]. Donepezil hat eine Halbwertzeit von ca. 70 Stunden und kann somit einmal täglich eingenommen werden. Der bevorzugte Einnahmezeitpunkt ist abends. Hier ist zu beachten, dass Donepezil bei einigen Patienten psychomotorisch anregend wirken kann. In diesen Fällen ist eine morgendliche Einnahme sinnvoller. Wie alle Arzneistoffe, die bei Alzheimer-Demenz eingenommen werden, muss eine Aufdosierungsphase eingehalten werden. Bei Donepezil beginnt man mit 5 mg abends und dosiert nach vier bis sechs Wochen auf 10 mg auf. Die Wirkung aller Acetylcholin(ACh)-Esterase-Hemmstoffe ist dosisabhängig, daher wird die höchste verträgliche Dosis angestrebt [7]. Donepezil sollte, wie auch die anderen ACh-Esterase-Hemmer, mit der Mahlzeit eingenommen werden, denn die häufigsten Nebenwirkungen sind Magen-Darm-Beschwerden, die sich bei gleichzeitiger Nahrungsaufnahme reduzieren lassen. Besonders häufig treten Sodbrennen durch eine Acetylcholin-vermittelte, gesteigerte Magensäuresekretion auf sowie Durchfälle und Gewichtsverlust. Eine weitere Nebenwirkung ist eine Absenkung der Herzfrequenz, was ein ausreichendes Monitoring der Pulsfrequenz notwendig macht, insbesondere wenn gleichzeitig Calciumkanal-Modulatoren vom Verapamil-/Diltiazem-Typ sowie Herzglykoside und Betablocker eingenommen werden. Darüber hinaus ist eine Verschlechterung von Asthma/COPD durch eine Zunahme an viskosem Bronchialsekret möglich.

Verstoffwechselt wird Donepezil über CYP 2D6 und 3A4 zu vier aktiven Metaboliten, woraus sich eine ganze Reihe an möglichen Wechselwirkungen ergibt. ▷

Therapiegrundsätze bei der Behandlung kognitiver Symptome

- Bei leichten bis mittleren Schweregraden sollten Cholinesterase-Hemmer eingesetzt werden: Donepezil oder Galantamin oder Rivastigmin. Auftitrieren bis zur Erhaltungsdosis (höchste verträgliche Dosis).
- Bei mittleren bis schweren Ausprägungen sollte eine antiglutamaterge Therapie begonnen werden. Auftitrieren bis zur Erhaltungsdosis (höchste verträgliche Dosis).
- Bei Therapieunterbrechung von länger als 72 h mit der niedrigen Dosis beginnen und neu aufdosieren.
- Keine gleichzeitige Verwendung von Arzneimitteln mit anticholinergen Eigenschaften.
- Nicht-kognitive Symptome können einen zusätzlichen pharmakologischen Ansatz notwendig machen.

Tab. 2: Medikamentöse Therapie kognitiver Symptome (nach [1]).

	Donepezil	Galantamin	Rivastigmin	Memantin
Prinzip	Acetylcholinesterasehemmer			NMDA-Antagonist
Anfangsdosis (mg/d)	5	8 (2 x 4 /8 ret.)	3(2 x 1,5)/4,6 Pflaster	5
Zieldosis mg/d	10	24 (2 x 12)/ 16 ret.	12	20
Darreichungsform	Tbl.	Tbl./Ret-Tbl./Lsg.	Kps./Lsg./Pflaster	Tab./Lsg.
Zulassung	AD: leicht/mittel		AD: leicht/mittel Parkinson-Demenz	AD: mittel/schwer
Kontraindikationen	Bradykardie, AV-Block, Sick-Sinus-Syndrom, Asthma, COPD, Magenulkus, Prostatahyperplasie, zerebrale Anfälle, Allergie			schwere Niereninsuffizienz, Harnwegsinfekte, tubuläre Azidose, zerebrale Anfälle
Metabolisierung, hepatisch	CYP 2D6, CYP 3A4, Glucuronidierung		kaum	kaum
Elimination, renal	60%	20%	97%	99%
Halbwertszeit	70 h	7 h	2 h/ 12 h	60 – 100 h
Interaktionen	Cholinergika, Anticholinergika, Kardiaka (kardiale Reizleitung) NSAR (Ulcus), Carbamazepin, Erythromycin, Ketoconazol, Kortison, Paroxetin, Phenobarbital, Phenytoin, Chinidin, Rifampicin (Catochromoxidasen), Neuroleptika (vermehrt EPS)			Amantadin, DMP, Triamteren, Nicotin, Ranitidin, Cimetidin, Methionin, NaHCO$_3$
Nebenwirkungen	Appetitlosigkeit, Erbrechen, Diarrhö, Obstipation, Dehydrierung, Schwindel, Muskelkrämpfe, Herzrhythmusstörungen, Hypotonie, Nykturie			Hypertonus, Ödeme, Schwindel, Kopfschmerzen

Galantamin. Galantamin ist ein tertiäres Phenanthrenalkaloid aus dem Kleinen Schneeglöckchen (Galanthus nivalis), das neben der Acetylcholinesterase-Hemmung zu einer Wirkverstärkung des Acetylcholins durch allosterische Nicotin-Rezeptorstimulation führt. Die Initialdosis ist 8 mg, aufgeteilt auf zwei Einzelgaben mit je 4 mg oder eine Einmalgabe als Retardtablette. Die Einnahme erfolgt möglichst morgens mit einer Mahlzeit. Hier wird die Dosis jeweils vierzehntägig verdoppelt bis maximal 16 mg retard oder 2 x 12 mg unretardiert. Nebenwirkungen und Wechselwirkungen sind identisch mit Donepezil.

Bei Schluckbeschwerden stehen auch Tropfen mit 4 mg/ml zur Verfügung, die im Anbruch jedoch nur drei Monate haltbar sind. Sie müssen direkt nach dem Überführen in ein Wasserglas getrunken werden und können somit nicht im Voraus gestellt werden.

Rivastigmin. Der dritte Wirkstoff aus der Gruppe der Cholinesterasehemmer hemmt die Acetylcholinesterase zum einen durch den Wirkstoff direkt für zwei Stunden und durch seinen Metaboliten, der mit der Carbamat-Gruppe den Rezeptor für weitere zehn Stunden besetzt. Da die Metabolisierung durch Hydrolyse erfolgt, gibt es bei Rivastigmin im Unterschied zu Donepezil und Galantamin kaum CYP-Effekte. Allerdings sollte man bei Rivastigmin auf das Körpergewicht der Patienten achten, bei Patienten mit weniger als 50 kg ist mit höheren Blutspiegeln und somit deutlich vermehrten Nebenwirkungen zu rechnen, bei Patienten mit mehr als 100 kg sind eher niedrigere Blutspiegel zu erwarten [8]. Die Therapie beginnt mit zweimal 1,5 mg Rivastigmin oral oder 4,6 mg/24 h als Pflaster. Die Aufdosierung der Kapseln/Lösung erfolgt alle zwei Wochen, die Konzentration des Pflasters kann nach vier Wochen auf 9,5 mg/24 h gesteigert werden. Nimmt die Wirkung unter der Behandlung mit 9,5 mg-Pflastern ab (z. B. Verringerung des MMSE und/oder funktioneller Rückgang, basierend auf der Beurteilung des Arztes), so kann die Dosis auch auf 13,3 mg/24 h erhöht werden. Beim Pflaster ist zu beachten, dass nach dem Aufbringen die Hände gut gewaschen werden, da der Wirkstoff zu massiven Augenreizungen führen kann. Der große Vorteil der Pflaster ist ihre einfache Anwendung und vor allem die deutlich geringer ausgeprägten gastrointestinalen Nebenwirkungen im Vergleich zu den oralen Formen.

Rivastigmin ist der einzige Cholinesterase-Hemmer, der auch zur Behandlung der Demenz bei Morbus Parkinson zugelassen ist. Die Zulassung bezieht sich auf Rivastigmin-Kapseln.

Bei allen Wirkstoffen dieser Gruppe ist zu beachten, dass nach einer Unterbrechung von einigen Tagen (meist 72 h) mit der niedrigen Dosis gestartet und neu aufdosiert werden muss, da es sonst zu starken gastrointestinalen Nebenwirkungen kommt.

Memantin. Memantin ist ein Derivat des Amantadin und wird zur Behandlung der moderaten bis schwergradigen Alzheimer-Demenz eingesetzt. Es ist der einzige Vertreter der Klasse der N-methyl-D-Aspartat (NMDA)-Rezeptor-Antagonisten.

Memantin reduziert durch die Blockade des Rezeptors die schädliche Glutamat-Wirkung, die durch eine gehemmte Glutamat-Aufnahme in Gliazellen, ausgelöst durch das beta-Amyloid, entsteht.

Erreicht ein „normales" Lernsignal den Rezeptor, so gibt Memantin den mit dem Rezeptor verbundenen Ionenkanal wieder frei. Memantin hat eine hohe Bioverfügbarkeit, eine Halbwertszeit von 60 bis 100 h und wird zu inaktiven Metaboliten metabolisiert.

Auch Memantin wird, beginnend mit 5 mg, in wöchentlichen Schritten bis 20 mg/Tag aufdosiert. Aufgrund seiner anregenden Wirkung sollte die letzte Einnahme auf jeden Fall vor 16:00 Uhr erfolgen.

Interaktionen sind mit anderen NMDA-Antagonisten wie Dextromethorphan zu erwarten, ebenso mit Substanzen, die den pH-Wert des Harns verändern oder die um den Kationentransporter konkurrieren. Durch verstärkte therapeutische Effekte von L-Dopamin und Dopaminagonisten kann eine Dosisanpassung dieser Substanzen notwendig werden. Bei schwerer Alzheimer-Demenz (MMSE: 5–9) kann einen Kombination von Memantin mit Donepezil erwogen werden. Es handelt sich allerdings bei Donepezil dann um eine Off-label-Behandlung.

Tabelle 2 gibt eine Übersicht über die verschiedenen Substanzen. Bei allen Antidementiva sollte auf eine Kombination mit Substanzen mit anticholinergen Eigenschaften (Trizyklika, Anticholinergika) verzichtet werden, da diese das cholinerge Defizit der Grunderkrankung verschlimmern können und die Wirksamkeit der Antidementiva somit auch beeinträchtigen [7].

Eine Behandlung mit Vitamin E ist aufgrund des Nebenwirkungsprofils nicht zu empfehlen. Soll doch mit Vitamin E behandelt werden, so sollten Tagesgaben von 400 IE nicht überschritten werden [10, 11]. Auch der Einsatz von nicht-steroidalen Antiphlogistika und einer Hormonersatztherapie bei Frauen hat eine negative Risiko-Nutzen-Bewertung [12, 13].

Für die Wirksamkeit von Piracetam, Nicergolin, Hydergin, Lecithin, Nimodipin und Selegilin gibt es keine Evidenz bei Alzheimer-Demenz, daher ist von der Anwendung dieser Substanzen ebenso abzuraten [14–19].

Für Ginkgo-biloba-haltige Präparate ist die Datenlage sehr heterogen [7]. Die Leitlinie rät eher von einer Anwendung ab, weist aber darauf hin, dass bei Anwendung unbedingt eine eingehende Gerinnungsanamnese zu erheben ist. Das IQWiG kommt in einem Gutachten vom 29. August 2009 zu dem Schluss, dass es Hinweise auf einen Nutzen für die Kognition gibt, eine Tendenz für eine positive Beeinflussung der Depressionssymptomatik und einen Nutzen für die Aktivitäten des täglichen Lebens. Dies allerdings nur bei einer Tagesdosis von 240 mg und ebenfalls unter Beachtung des Gerinnungsstatus.

Behandlung der nicht-kognitiven Symptome

Medikamentöse Maßnahmen. Häufig sind es aber nicht die Demenzsymptome an sich, sondern die Symptome des nicht-kognitiven Bereichs, die mit einer Persönlichkeitsveränderung einhergehen, die ein Zusammenleben mit einem Alzheimer-Patienten sehr schwierig gestalten. Diese auch Behavioral and Psychological Symptoms of Dementia (BPSD) genannten Symptome sind: Aggressivität, Depression, Misstrauen, Agitiertheit, Angst, Störungen des Schlaf-Wach-Rhythmus, Halluzinationen und Wahnvorstellungen. Diese Verhaltensauffälligkeiten können aber auch durch bestimmte Umstände ausgelöst werden wie körperliches Unwohlsein, Medikamentennebenwirkungen, chronische Schmerzen, Entzündungskrankheiten, Ernährungsmangel, Flüssigkeitsmangel und ein vermindertes Hör- und Sehvermögen [20]. Zur Behandlung stehen hier Antidepressiva, Neuroleptika und auch sogenannte „Mood-Stabilizer" wie Carbamazepin zur Verfügung. Die Dosierungen, die hier eingesetzt werden, sind allerdings deutlich niedriger als beispielsweise zur Behandlung von Depressionen. Häufig handelt es sich in diesem Zusammenhang ebenfalls um sogenannte Off-label-Behandlungen [7]. Abbildung 3 ▷

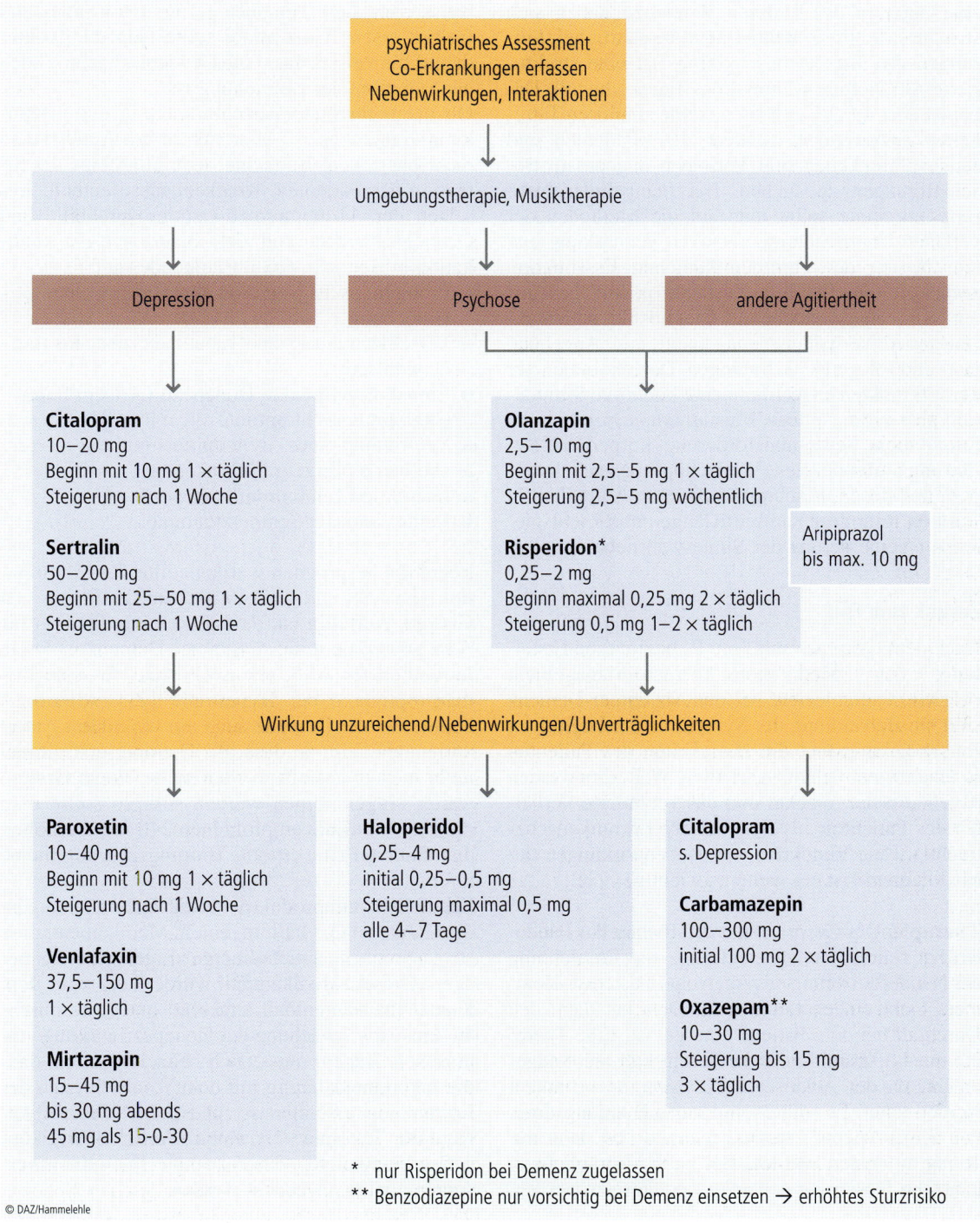

Abb. 3: Therapie der nicht-kognitiven Symptome.

gibt einen Überblick über die unterschiedlichen Behandlungsoptionen.

Grundsätzlich ist zu beachten, dass die medikamentöse Behandlung nur so kurz wie möglich erfolgen sollte und die Notwendigkeit grundsätzlich immer wieder überprüft werden muss.

Nicht-medikamentöse Maßnahmen. Vielfach sind diese Behandlungsmöglichkeiten nicht erfolgreich. Wichtig ist in diesem Zusammenhang auch an nicht-medikamentöse Maßnahmen zu denken (Abb. 3 oben).

So kann Agitation/Aggression auch unterstützend mit Aromatherapie und rezeptiver Musik („preferred music") behandelt werden. Bei Depression, aber auch in den anderen Bereichen haben sich strukturierte Freizeitaktivitäten bewährt, bei Störungen des Tag-Nacht-Rhythmus ist eine strukturierte Aktivierung während des Tages sinnvoll. Dabei ist aber darauf zu achten, keine sinnlosen Tätigkeiten anzuwenden, sondern dem Patienten und seinen Fähigkeiten und Vorlieben angepasste Beschäftigungen zu suchen. Bei mangelnder Nahrungsaufnahme sollte man auf die Methoden der verbalen Unterstützung, positiven Verstärkung und Ausnutzung der Familien-ähnlichen Esssituation zurückgreifen. Für alle Zustände positiv bewährt hat sich: eine verstehende Diagnostik, patientenzentriertes Verhaltensmanagement und Angehörigen- und Pflegendenschulungen. Dazu kommen auf den Erkrankten abgestimmt eine kognitive Stimulation, Erinnerungspflege, Musiktherapie, sensorische Stimulation, Bewegungsförderung, körperliche Berührung und snoezelen (Wortschöpfung aus schnuppern und dösen, beschreibt liegenden Aufenthalt in warmen Raum mit sanften Klängen und Lichtspielen zur Verbesserung der Sinneswahrnehmung).

Zurück zum Fall

Nach dem Gespräch mit Frau B. beginnt die Erstellung des Medikations-Therapie-Management (MTM). Therapieziele bei der Alzheimer-Demenz sind die Behandlung der Symptome der kognitiven Einschränkung und die Fähigkeiten des Patienten so lange wie möglich zu erhalten. Weiterhin werden psychiatrische Aspekte und das veränderte Verhalten des Patienten, als Resultat der Erkrankung betrachtet. Eine Reduktion von Nebenwirkungen der Medikamente ist ein weiteres wichtiges Ziel.

Therapie. Das Gespräch mit der Tochter des Patienten hat sehr schnell gezeigt, dass die Empfehlung der Neuaufdosierung des Acetycholinesterase-Hemmers nicht eingehalten wurde. Dies hat dann den Durchfall bei dem Patienten ausgelöst. Eine Therapie mit Loperamid wäre in diesem Fall nicht angebracht, da der Auslöser der Symptome behandelt werden kann. Es sollte somit auf die Anfangsdosis von 5 mg Aricept® zurückgegangen und dann auf 10 mg aufdosiert werden. Bei guter Verträglichkeit kann die Dosierung schneller hochgesetzt werden.

Zusätzlich sollte die Tochter auf die Einnahme mit einer Mahlzeit hingewiesen werden, um auch hier gastro-intestinale Nebenwirkungen zu minimieren. Ebenfalls zu beachten ist die Interaktion mit Citalopram. Aufgrund der Verstoffwechslung über dasselbe CYP-System können die Blutspiegel von Donepezil erhöht werden. Von Bedeutung ist in diesem Zusammenhang auch die zu hohe Dosis von Citalopram. Der Rote-Hand-Brief vom 31. Oktober 2011 beschränkt die Maximaldosis auf 20 mg täglich, so dass auch hier eine Anpassung erfolgen sollte.

Als Nahrungsergänzung besteht die Möglichkeit, eine Flüssignahrung nach Geschmack des Patienten auszusuchen. Eine gute Empfehlung kommt hier von der Alzheimer-Gesellschaft, die darauf hinweist, dass diese Personen gerne etwas Süßes und Gelbes essen. Trotz allem sollte man die Tochter darauf hinweisen, dass eine Gewichtsabnahme auch ein Symptom der Erkrankung ist.

Ob die befürchtete Verschlimmerung der Erkrankung eingetreten ist, lässt sich in der Apotheke so nicht beurteilen. Betrachtet man allerdings die Situation des Patienten, Krankenhausaufenthalt, Absetzen der Alzheimermedikation, Durchfälle und Gewichtsabnahme und zieht dann noch die Medikation in Betracht, so fällt Folgendes auf:

- Problematische Situation durch ungewohnte Umgebung
- Verschlechterung des Gesundheitszustands und Unwohlsein
- Einnahmezeitpunkte Donepezil (Aricept®) und Citalopram nicht optimal
- Verordnung eines Arzneimittels mit anticholinergen Eigenschaften
- Interaktion Citalopram/Donepezil
- Keine adäquate Schmerztherapie.

Ebenfalls besprochen werden sollte die Kombination von ASS und Ginkgo und die Dosierung von Ginkgo. Auffällig ist, dass es keine Indikation für ASS gibt. Eine reine Alzheimer-Demenz ist keine Indikation für ASS, ebenso gilt das für eine Primärprophylaxe bei Hypertonie [21]. Allerdings könnte bei der Demenz auch ein vaskulärer Anteil vorhanden sein, so dass die Therapie erst einmal nicht infrage gestellt werden sollte. Wenn Ginkgo weiter eingenommen werden soll, so sollte man die Dosis auf die empfohlenen 240 mg/d erhöhen und dann auf eine erhöhte Blutungsneigung monitoren.

Ebenfalls kontraproduktiv für die Zielerreichung ist die Gabe von Oxybutinin, einem Medikament, dass ausgesprochen anticholinerge Eigenschaften besitzt. Dieses Medikament wurde kurz vor dem Krankenhausaufenthalt angesetzt und kann durchaus eine Abschwächung der Donepezilwirkung verursachen. Zudem muss noch bedacht werden, dass die Inkontinenz häufig mit dem Voranschreiten der Erkrankung assoziiert ist und daher die medikamentöse Therapie mit einem Anticholinergikum wenig sinnvoll ist. Eine optimale Inkontinenzversorgung sollte angedacht werden.

MTM – das Medikationsmanagement

Das MTM wird nun im modifizierten SOAP Format zusammengefasst.

 Kurzbeschreibung des Patienten

A.B. ist ein 82-jähriger Patient, mit Alzheimer-Demenz. Seit einigen Tagen leidet er unter Durchfällen, die zu Gewichtsabnahme, Müdigkeit und allgemeiner Schwäche geführt haben. Zudem scheint sich seine Demenz in der letzten Zeit deutlich verschlechtert zu haben.

 Objektive Parameter

Diagnosen:
Demenz vom Alzheimertyp, Essenzielle Hypertonie, Depression, unipolar, Hypothyreose, Arthrose, Gewichtsabnahme

Medikation, Vitalparameter und Laborwerte siehe Kasten S. 133
Nichtraucher, kein Alkohol

 Befund

Das Therapieziel, der Erhalt der kognitiven Fähigkeiten mit möglichst wenig Nebenwirkungen, ist nicht erreicht worden. Die Dosis von Aricept® sollte auf 5 mg reduziert und neu aufdosiert werden. Das gewünschte Imodium® ist nicht geeignet, das Problem der Diarrhö adäquat zu lösen. Der Gewichtsverlust sollte auf anderem Wege behandelt werden.

Medikamentenprüfung

Dosierungen:
Die Dosierung für Aricept® ist vor dem Hintergrund der längeren Pause zu hoch gewählt. Ein erneutes Aufdosieren ist notwendig. Die Dosierung von Citalopram muss ebenfalls reduziert werden, da sie nicht altersgerecht ist.

Einnahmezeitpunkte:
Der Einnahmezeitpunkt von Aricept® sollte von morgens auf die empfohlene abendliche Gabe umgestellt werden, im Gegenzug sollte Citalopram von abends auf morgens umgestellt werden, da die abendliche Gabe zu vermehrter Unruhe und Schlafstörungen führen kann.

Interaktionen:
Arzneimittel-Wechselwirkungen. Sowohl Omeprazol als auch Citalopram können über CYP-Interaktionen die Blutspiegel von Donepezil erhöhen und damit zu vermehrten unerwünschten Wirkungen wie Übelkeit, Durchfall und Bradykardie führen. Gleichzeitig besteht die Möglichkeit einer Interaktion zwischen Ibuprofen und ASS, die jedoch vom Einnahmezeitpunkt der Substanzen abhängig ist. Da Ibuprofen nur bei Bedarf gegeben wird, ist eine Vorhersage nicht ganz einfach.
Die Interaktion zwischen den Blutdrucksenkern, insbesondere Benazepril, ist bei einer gelegentlichen Einnahme von Ibuprofen zu vernachlässigen. Der Einfluss auf die Blutgerinnung sowohl durch ASS, Citalopram und Ginkgo ist durch die Einnahme von Omeprazol im Hinblick auf gastrointestinale Blutungen relativ gut kontrolliert.

Auswahl der Arzneimittel vor dem Hintergrund ihres Einflusses auf die Erkrankung

Oxybutinin sollte nicht bei Patienten mit einer bestehenden demenziellen Erkrankung eingesetzt werden. Aufgrund seiner anti-cholinergen Eigenschaften kann es zu einer Verschlechterung der demenziellen Symptome kommen. Zusätzlich ist zu beachten, dass Inkontinenz im Verlauf einer Alzheimer-Demenz als Krankheitssymptom auftritt und nur schlecht auf Oxybutinin anspricht.
Ibuprofen, auch wenn als Alternative der Priscus-Liste genannt, sollte möglichst bei einem Patienten dieser Altersgruppe und bei dieser Nierenfunktion nicht eingesetzt werden. Zudem besteht keine eindeutige Indikation, da einer Arthrose nicht notwendigerweise eine Entzündung zugrunde liegen muss. Außerdem kann Ibuprofen in seltenen Fällen eine Depression hervorrufen (O. Rose, POP-Fall Depression, DAZ 2012, Nr. 38, S. 71). ▷

Grundsätze im Umgang mit Alzheimerpatienten:

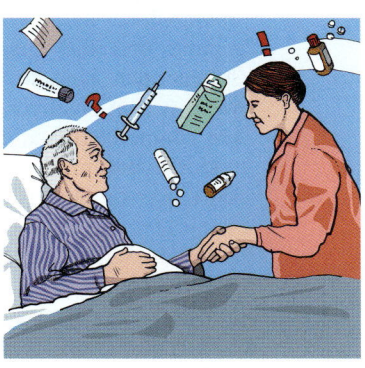

- Beachtung und Beseitigung von Seh-, Hör- und sensorischen Einschränkungen
- Festsetzung des persönlichen Autonomie-Levels und Anpassung während des Krankheitsverlaufs
- Vermeidung von Konfrontation. Angehörige/Pflegende sollten versuchen ruhig und bestimmt zu bleiben und dem Patienten Unterstützung anbieten, wenn er ungehalten wird
- Erhalt einer gleichbleibenden, strukturierten Umgebung mit dem Patienten angepassten Stimulationen
- Angebot von regelmäßigen Erinnerungs-, Erklärungs- und Orientierungshilfen
- Reduktion von Auswahlmöglichkeiten
- Vereinfachen von Nachfragen und Anforderungen an den Patienten
- Vermeidung von Frustration durch Überforderung
- Inanspruchnahme professioneller Hilfe bei Abnahme der Fähigkeiten und Auftreten neuer Symptome

Arthrosetherapie

Mit einer einmal täglichen Gabe von Ibuprofen an wenigen Tagen in der Woche ist keine ausreichende Schmerzkontrolle bei diesem Patienten erzielt worden, was möglicherweise auch seine Unruhe und leicht aggressiven Tendenzen erklärt. Hier sollte Paracetamol als Medikation erwogen werden. Eine zusätzliche topische Anwendung eines NSAR-haltigen Gels sollte ebenfalls empfohlen werden, je nach Muster des Gelenkbefalls.

 Plan

- Dosisreduktion von Aricept® auf 5 mg und nach ca. 14 Tagen auf 10 mg steigern.
- Einnahmezeitpunkt von Aricept® auf abends verlegen.
- Langsame Dosisreduktion von Citalopram auf 20 mg und Einnahmezeitpunkt auf morgens verlegen.
- Oxybutinin absetzen.
- ASS 100 mg: Einnahme auf morgens verlegen.
- Omeprazol: Einnahme 1/2 h vor dem Frühstück.
- Paracetamol als Schmerzmittel mit 3 x 500 mg anfangen und je nach Ansprechen auf maximal 3 x 1000 mg steigern.
- Diclofenac-Gel als topisches Analgetikum für die betroffenen Gelenke.
- Umstellung auf 240 mg Ginkgo-biloba-Extrakt
- Trinknahrung mit Vanillegeschmack.
- Anpassung der Inkontinenzversorgung.

 Monitoring

Insgesamt soll durch die Dosisänderungen die Diarrhö gestoppt und somit das Wohlbefinden des Patienten wieder hergestellt werden. Durch diese Maßnahme und die geänderten Einnahmezeitpunkte sollen auch Unruhe und Aggressivität gemildert werden. Ein positiver Effekt auf das Schlafverhalten könnte ebenfalls erzielt werden. Das Absetzen von Oxybutinin kann ebenfalls eine verbesserte Wirkung von Donepezil bewirken. Bei einer weite-

ren Reduktion der MMSE-Werte könnte eine Umstellung auf Memantin in Erwägung gezogen werden oder ab MMSE < 9 auch eine Addition, die dann jedoch eine Off-label-Behandlung darstellt.

Die Dosiserhöhung von Tebonin® erfordert eine verstärkte Überwachung der Blutungsneigung. Bei voranschreitender Demenz sollte die grundsätzliche Einnahme noch einmal überdacht werden (s. Tab. 3 und Tab. 4).

 Patientenschulung

Im Gespräch mit der Tochter sollte noch einmal die Ursache für die Diarrhö erläutert werden, aber auch die grundsätzliche Anwendung der Medikamente. Besonders wichtig ist es auch, noch einmal zu erläutern, dass mit Antidementiva keine Heilung der Erkrankung erreicht werden kann, sondern nur eine Verlangsamung der Progression.

Sollte nach Rücksprache mit dem behandelnden Hausarzt und Neurologen eine Umstellung der Therapie erfolgen, empfiehlt es sich, zusätzlich für den Patienten einen neuen Medikationsplan zu erstellen z.B. nach den Vorgaben des Aktionsbündnisses Patientensicherheit, um sicherzustellen, dass alle Medikamente, auch die Selbstmedikation, verzeichnet sind. Dies erleichtert auch die Kommunikation bei verschiedenen Verordnern und erhöht somit die Patientensicherheit.

Auch sollten die Angehörigen über die verschiedenen Auswirkungen der Erkrankung aufgeklärt werden, wie Gewichtsabnahme und Inkontinenz sowie die verschiedenen nicht-kognitiven Probleme. Der Besuch einer Selbsthilfegruppe für Angehörige ist in diesem Zusammenhang auch immer wertvoll.

Die Tabletteneinnahme wurde durch die Verschiebung der Einnahmezeitpunkte auf morgens und abends optimiert. Hilfreich kann an eine abschließbare Dosette sein (z.B. Anabox®) oder ein Auseinzeln der Dosierungen in eine Kruke.

Auch über die Folgen einer nicht adäquaten Schmerztherapie sollte mit den Angehörigen gesprochen werden: ihnen sollte die Angst vor der Medikation genommen werden, die einen sachge-

Tab. 3: Monitoring Donepezil

Parameter	Zeitpunkt	Zielwerte	durch wen?	Maßnahmen
Überwachung der Wirksamkeit				
MMSE	alle 6 Monate	Geringe Progression	Neurologe	Umstellung auf Memantin oder Kombination bei MMSE < 9
Überwachung der Toxizität				
Durchfall, Erbrechen, Magenbeschwerden	fortlaufend	nicht vorhanden	Arzt/Betreuer	Dosisreduktion, Umstellung auf anderen ACh-Esterase-Inhibitor oder Memantin
Bradykardie	fortlaufend	> 50 Schläge/min	Arzt/Betreuer	Dosisreduktion, Umstellung auf anderen ACh-Esterase-Inhibitor oder Memantin
Gewichtsabnahme	fortlaufend	BMI > 20	Betreuer	Trinknahrung, Esstraining
Dyspnoe	fortlaufend	Atembeschwerden, Kurzatmigkeit	Betreuer	ggf. Umstellung auf Memantin

Tab. 4: Monitoring Ginkgo biloba

Parameter	Zeitpunkt	Zielwerte	durch wen?	Maßnahmen
Überwachung der Wirksamkeit				
Aktivitäten des täglichen Lebens (ADL) z. B. nach Barthel	nach 3 Monaten, dann alle 6 – 12 Monate	geringe Progression	Neurologe	bei deutlicher Verschlechterung absetzen
Überwachung der Toxizität				
Blutungen, Schleimhautblutungen	fortlaufend	nicht vorhanden	Arzt/Betreuer	Dosisreduktion auf 120 mg/d
Hautreaktionen, Hautrötung, Schwellung, Juckreiz	fortlaufend	nicht vorhanden	Arzt/Betreuer	absetzen
Krampfanfälle	fortlaufend	nicht vorhanden	Arzt/Betreuer	absetzen
Schwindel, Kopfschmerzen	fortlaufend	nicht vorhanden	Betreuer	absetzen

rechten Umgang mit der notwendigen Therapie erschwert und den Patienten unnötig leiden lässt.

Einige Tipps im generellen Umgang mit Patienten mit Demenz bietet der Kasten „Grundsätze im Umgang mit Alzheimer-Patienten".

Als letzter Aspekt sollte in der Patienten/Angehörigenschulung auch die Belastung der Angehörigen angesprochen werden. Wichtig ist in diesem Zusammenhang die Einstufung in eine „Pflegestufe 0". Hierbei handelt es sich nicht um eine konkrete Pflegestufe, sondern um die Möglichkeit, Betreuungsleistungen bei der Pflegekasse zu beantragen. Hilfreich sind hier auch die Angebote der Tagespflegen und der verschiedenen Demenzgruppen. Besonders empfehlenswert sind die Gedächtnissprechstunden.

Zusammenfassung

Der Fall von A. B. hat gezeigt, dass Apothekerinnen und Apotheker in der öffentlichen Apotheke die Arzneimitteltherapiesicherheit zusätzlich erhöhen. Hier zeigt sich zudem sehr deutlich, dass die Selbstmedikation auch immer einen Einstieg in ein Medikationsmanagement bietet und jede Abgabe von OTC-Arzneimitteln durchaus kritisch hinterfragt werden muss. Besonders bei älteren und multimorbiden Patienten verbirgt sich hinter dem Selbstmedikationswunsch häufig ein ganz anderes zugrunde liegendes Problem.

Hier war im Hinblick auf die Dosisreduktion von Donepezil eine sofortige Intervention durch den Arzt notwendig, die weiteren Änderungen sollten dann aber in schriftlicher Form dem Arzt übermittelt werden. Hier ist zusätzlich noch zu bedenken, dass auch mehrere Verordner den Fall verkomplizieren. Die Kommunikation und Koordination sollte, wenn der Patient es zulässt, dem Hausarzt überlassen werden.

Dieser Fall macht auch deutlich, dass ein umfassendes Wissen zu den einzelnen Arzneistoffen und ihrer Stellung in der Therapie notwendig ist.

Angehörige von Patienten mit Alzheimer-Demenz benötigen in besonderem Maße Unterstützung bei der Bewältigung der Herausforderungen, die diese Erkrankung ihnen abverlangt. Die Apotheke kann hier wertvolle Hilfe bieten, denn eine sinnvolle und richtig angewandte Arzneimitteltherapie erleichtert den Umgang mit diesen Patienten ganz wesentlich. ◄

Literatur

[1] Aus Förstl . Demenzen in Theorie und Praxis. Springer Verlag Berlin Heideberg 2011. Förstl H, Lang Ch. Was ist Demenz. Kapitel 1, S. 4

[2] Weltgesundheitsorganisation (WHO) (2006) Internationale Klassifikation Psychischer Störungen ICD-10, Kap V (F) Forschungskriterien. Huber, Bern

[3] Dubois B, Picard G, Sarazin M. Early detection of Alzheimers`s disease: new diagnostics criteria. Dialogues Clin Neurosci 2009;11:135–139

[4] Mahlberg R. Gutzmann H. (Hrsg.) Demenzerkrankungen, erkennen, behandeln und versorgen. Deutscher Ärzteverlag, Köln 2009. Einleitung Krankheitsbilder, S. 3

[5] Zaccai J, Ince P, Brayne C. Population-based neuropathological studies of dementia: design, methods and areas of investigation- asystematic review. BMC Neurology 2006;6:2

[6] Pang YP, Kozikowski AP: Prediction of the binding site of 1-benzyl-4-[(5,6-dimethoxy-1-indanon-2-yl)methyl]piperidine in acetylcholinesterase by docking studies with the SYSDOC program. In: J. Comput. Aided Mol. Des.. 8, Nr. 6, Dezember 1994, S. 683–693

[7] Deutsche Gesellschaft für Psychiatrie, Psychotherapie und Nervenheilkunde (DGPPN), Deutsche Gesellschaft für Neurologie (DGN). S3-Leitlinie „Demenzen". Unter http://www.dgn.org/images/stories/dgn/pdf/s3_leitlinie_demenzen.pdf, erfasst am 28.05.2013

[8] Fachinformation Exelon Hartkapseln, erfasst am 28.05.2013 unter www.fachinfo.de

[9] Rountree et al.: Persistent Treatment with cholinesterase inhibitors and /or memantine slows clinical progression of Alzheimer disease; Alzheimers's Research and Therapy Vol 1 No 2, 2009

[10] Boothby LA, Doering PL: Vitamin C and vitamin E for Alzheimer's disease. Ann Pharmacother 2005; 39:2073–2080.

[11] Isaac MG, Quinn R, Tabet N: Vitamin E for Alzheimer's disease and mild cognitive impairment. Cochrane Database Syst Rev 2008 (3): CD002854.

[12] Tabet N, Feldman H: Indomethacin for the treatment of Alzheimer's disease patients. Cochrane Database Syst Rev. 2002 (2): CD003673

[13] Hogervorst E, Yaffe K, Richards M, et al.: Hormone replacement therapy to maintain cognitive function in women with dementia. Cochrane Database Syst Rev 2002 (3): CD003799.

[14] Flicker L, Grimley Evans G: Piracetam for dementia or cognitive impairment. Cochrane Database Syst Rev 2001 (2): CD001011

[15] Fioravanti M, Flicker L: Efficacy of nicergoline in dementia and other age associated forms of cognitive impairment. Cochrane Database Syst Rev 2001 (4): CD003159.

▷

[16] Olin J, Schneider L, Novit A, et al.: Hydergine for dementia. Cochrane Database Syst Rev 2001 (2): CD000359.

[17] Higgins JP, Flicker L: Lecithin for dementia and cognitive impairment. Cochrane Database Syst Rev 2003 (3): CD001015.

[18] Lopez-Arrieta JM, Birks J: Nimodipine for primary degenerative, mixed and vascular dementia. Cochrane Database Syst Rev 2002 (3): CD000147.

[19] 101. Birks J, Flicker L: Selegiline for Alzheimer's disease. Cochrane Database Syst Rev 2003 (1): CD000442

[20] DiPiro JT, 7th Edition. Pharmacotherapie –A Pathophysiological Approach; Kapitel 67: 1051-1065. S McGraw Hill Medical,2008

[21] Leitlinie zur Behandlung der arteriellen Hypertonie, 2008. Erfasst unter: http://www.awmf.org/uploads/tx_szleitlinien/046-001_S2_Behandlung_der_arteriellen_Hypertonie_06-2008_06-2013.pdf am 31.05.2013

Autoren

Isabel Waltering Studium der Pharmazie von 1987 bis 1992 an der WWU in Münster, Referentin für verschiedene Apothekerkammern im Bereich Fort- und Weiterbildung. Studium an der Universtiy of Florida, Gainesville mit dem Abschluss PharmD. Prüfungsausschuss Geriatrische Pharmazie 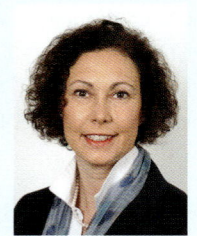 (AKWL und LAKBW), Wissenschaftliches Mitglied und Mitinitiatorin der WestGem-Studie (MTM und sektorübergreifende Versorgungsforschung bei multimorbiden Patienten) in Zusammenarbeit mit der Bergischen Universität Wuppertal und der KatHO-NRW. Mitarbeiterin in der Ludgeri-Apotheke in Billerbeck. Wissenschaftliche Mitarbeiterin im Arbeitskreis von Prof. Hempel in Münster als AMTS-Dozentin.

Isabel Waltering, Doctor of Pharmacy (USA), Siemensstraße 9, 48301 Nottuln

Tilman Fey Studium der Humanmedizin an der Georg-August-Universität, Göttingen von 1986 bis 1993, von Dezember 1993 bis Mai 1995 Arzt im Praktikum an der Klinik für Neurologie und Neuropsychiatrie der Asklepios Kliniken 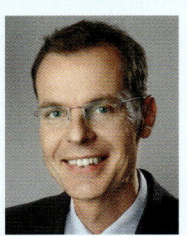 Schildautal, Seesen, danach als Assistenzarzt an der Neurologischen Klinik des Klinikums Villingen-Schwenningen, später an der Klinik für Neurologie und Neuropsychiatrie der Asklepios Kliniken Schildautal, Seesen und am Niedersächsischen Landeskrankenhaus Göttingen. Es folgte eine Tätigkeit als Oberarzt an der LWL-Klinik Münster, Abteilung Gerontopsychiatrie. Seit September 2007 arbeitet er als Chefarzt der Abteilung Gerontopsychiatrie der LWL-Klinik Münster.

Dr. med. Tilman Fey, Facharzt für Neurologie und Psychiatrie, Psychotherapie, Geriatrie, Chefarzt Abteilung Gerontopsychiatrie, LWL-Klinik Münster, Friedrich-Wilhelm-Weber-Str. 30, 48147 Münster,

Robert Hermann studierte Humanmedizin an der Goethe-Universität Frankfurt und ist Facharzt für Anästhesie & Intensivmedizin sowie Facharzt für Klinische Pharmakologie. Er arbeitet als selbstständiger 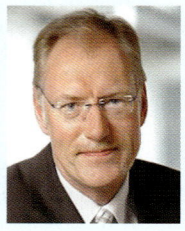 Berater für die klinische Entwicklung innovativer Arzneimittel.

Dr. med. Robert Hermann, Managing Director
Clinical Research Appliance, Rossittenstraße 15, 78315 Radolfzell
robert.hermann@cr-appliance.com

Hartmut Derendorf, Apotheker, ist Distinguished Professor und Chairman des Departments of Pharmaceutics an der University of Florida in Gainesville, wo er seit 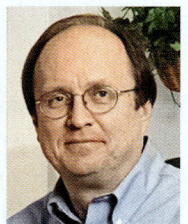 1983 Pharmakokinetik, Pharmakodynamik und Klinische Pharmakokinetik lehrt.

Prof. Dr. Hartmut Derendorf, Distinguished Professor and Chairman, Department of Pharmaceutics, University of Florida

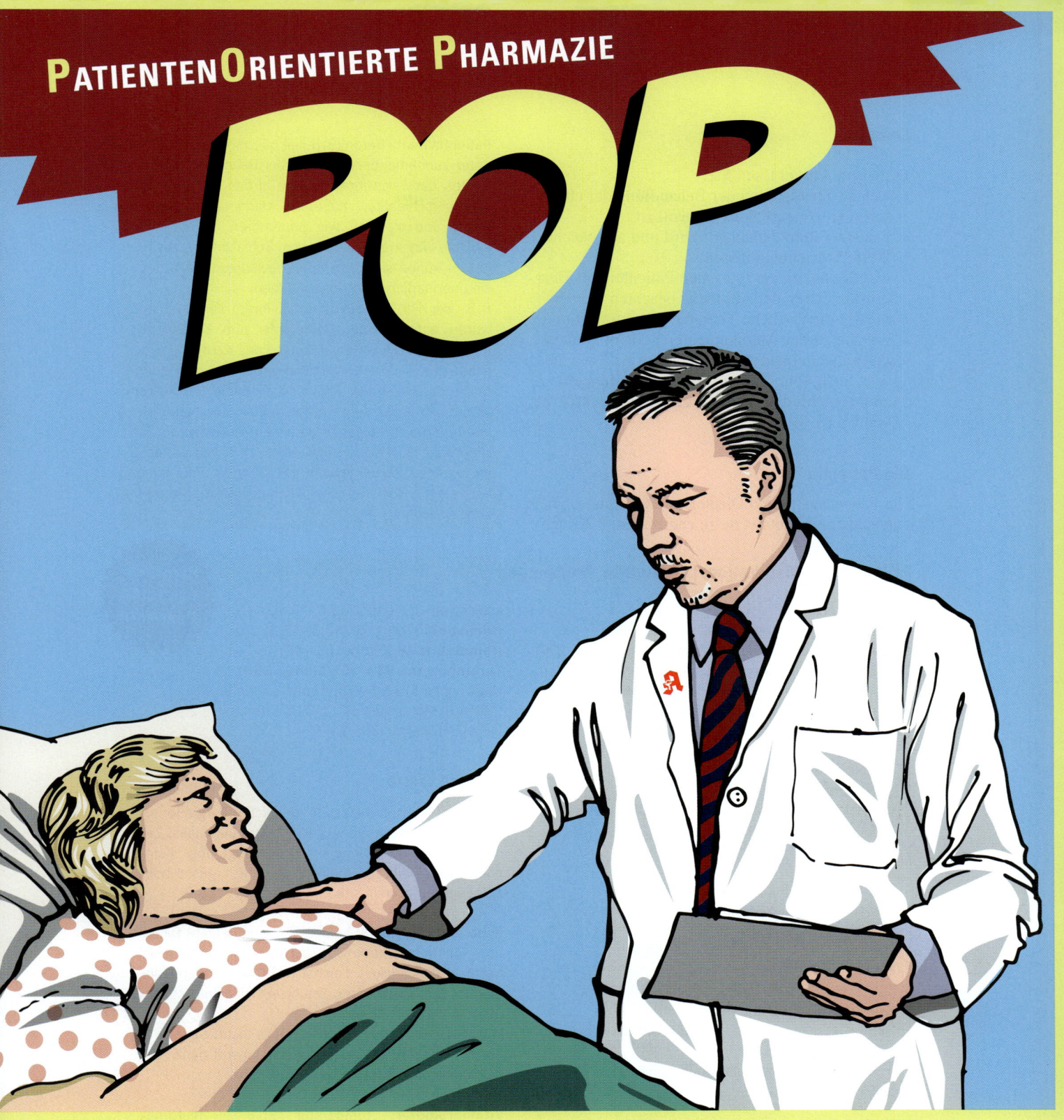

PatientenOrientierte Pharmazie

POP

Eine Patientin mit Herzinsuffizienz

Von Olaf Rose, Christian Fechtrup und Hartmut Derendorf | In der Klinischen Pharmazie dreht sich alles um den Patienten, um Leitlinien und um das klinische Ergebnis. Bearbeiten Sie mit uns diesen Patientenfall und erlernen Sie so zusätzliches Wissen in Klinischer Pharmazie.

Lernziele

In diesem Artikel lesen Sie:

- welche Therapie bei der Behandlung der chronischen Herzinsuffizienz sinnvoll ist;
- wie ein Patient behandelt wird und auf welche Werte Sie achten müssen;
- was Sie bei einem typischen Patienten mit Herzinsuffizienz in der Apotheke beachten können;
- wie Sie die ärztliche Therapie unterstützen und
- wie Sie zu den Medikamenten beraten können;
- wie Sie bei einem sehr komplexen Fall wie diesem, auch ohne Zugang zu Laborwerten, ein einfaches Medikationsmanagement durchführen können (S. 149).

Die Patientin

Der Patientenakte sind Diagnosen, Medikation, Vitalparameter und Laborwerte zu entnehmen (s. Kasten).

Patientin Beata Boran (B. B.) ist 64 Jahre alt und leidet unter zunehmender Atemnot bei Belastung. Sie berichtet, dass sich ihre Dyspnoe in den letzten Tagen sehr verschlechtert habe, sie kaum noch schlafen könne und sie sich wie benommen fühle. Selbst kleinste Wegstrecken – wie vom Schlafzimmer zur Toilette – könne sie kaum noch bewältigen, dazu habe sie unerklärlich stark zugenommen.

B. B. war vor einer Woche bei ihrem Hausarzt und wurde aufgrund der Symptome zum Kardiologen überwiesen. Die Untersuchungen des Kardiologen ergeben keine Hinweise auf Myokardinfarkt oder andere akute Ereignisse; EKG und Troponin-Test waren unauffällig. Außerdem wurde ein Echo durchgeführt. Ins Auge fallen hingegen die Ödembildungen an den Unterschenkeln und Fußgelenken. B. B. gibt an, dass ihr aktuelles Körpergewicht mit 77 kg ca. 5 kg höher liegt als das vor etwa zwei Wochen zu Hause gemessene Gewicht.

Diagnosen, Medikation; Laborwerte, Messungen

PATIENTEN-**O**RIENTIERTE **P**HARMAZIE

Diagnosen

- Koronare Herzkrankheit (Diagnose 2008)
- Aorten- und Mitralklappenersatz bioprothetisch, 2001
- Eisenmangelanämie, sekundär durch Angiektasien im Dünndarm, behandelt mit Darbepoetin alfa (Aranesp®) 200 µg/zweiwöchentlich
- Pulmonale Hypertonie
- Chronische Herzinsuffizienz
- Colitis ulcerosa
- Hysterektomie 2003
- Totale Hüftendoprothese rechts, 2004
- Katarakt-Operation 2008

Medikation

Lansoprazol 30 mg p.o., 1 x täglich
Atenolol 50 mg p.o., 1 x täglich
Lisinopril 5 mg p.o., 1 x täglich
Macrogol 3550, 13,125 g, p.o., 2 x täglich
Loratadin 10 mg p.o., 1 x täglich
Ibuprofen 600 mg p.o., 2 x täglich
Sauerstoff, 2 Liter/min per Nasenbrille
Darbepoetin alfa 200 µg/zweiwöchentlich

Allergien:
Amoxicillin und Ampicillin (Hautausschlag)
Sulfonamide (Schwellungen)

Laborwerte

Natrium 143 mmol/l (Normalwerte: 135 – 145),
Kalium 5,2 mmol/l (3,8 – 5,2),
Chlorid 105 mmol/l (96 – 110),
Serum-Kreatinin 2,2 mg/dl, GFR: 22 ml/min,
Glucose 114 mg/dl,
Calcium 8,4 mmol/l (2 – 2,6),
Magnesium 2,9 mmol/l (0,73 – 1,06),
Phosphat 4,2 mmol/l (0,84 – 1,45).

Urin: Leukozyten negativ, negativ auf Leukozyten-Esterase und Nitrit.
Kardiale Marker: Troponin T <0,4 µg/l, Creatinkinase 30 U/l, Creatinkinase; Muscle-Brain-Type 2,6 U/l, Gerinnungsparameter: Prothrombinzeit 12,2, INR 1, aktivierte partielle Thromboplastinzeit 25

Leukozyten 2,9 x 10^9/l (3,8 – 10,5),
Hämoglobin 9,5 g/dl (12,3 – 15,3),
Hämatokrit 28,7 Vol% (36 – 48),
Thrombozyten 94 x 10^9/l (140 – 350),
Neutrophile 61% (55 – 75), Lymphozyten 36,% (25 – 45), Monozyten 6% (3 – 7)%, Eosinophile 2% (1 – 4), MCV 93 fl (80 – 96)

Weitere Werte

Röntgen Thorax: beidseits deutliche Vergrößerung des Herzens. Aufweitung der Arteria pulmonalis; Zeichen der pulmonalvenösen Drucksteigerung. Keine pulmonalen Infiltrate. Kleinere pleurale Ergüsse bds.. Klappenprothesen in situ.

Echo vom 3. 3. 2013: Leichte linksventrikuläre Dilatation; Ejektionsfraktion 35% bei diffuser Hypokinesie. Normale Wanddicken. Leichte rechtsventrikuläre Dilatation; stark erhöhter rechtsventrikulärer Druck (85 – 90 mmHg systolisch).
Mitralklappenprothese: höhergradige Insuffizienz.
Aortenklappenprothese: hochgradige Insuffizienz.
Pulmonalklappe mit geringer Insuffizienz.

Vitalparameter: Temperatur 36,8 °C, Blutdruck 107/52 mmHg, Puls 81, Atemfrequenz 18, Sauerstoffsättigung 98%
Herzaktion arrhythmisch (absolute Arrhythmie); Detaillierte medizinische Informationen: 2/6 Systolikum im II. Intercostalraum im II. Intercostalraum links parasternal; rauhes 3/6 Systolikum im Bereich der Herzspitze mit Ausstrahlung in die Axilla.
Lunge: bilaterale Rasselgeräusche, leichte Spastik, Tachypnoe, flache Atmung.

Sozialer Status: Patientin erscheint mit ihrer Tochter. Nicht berufstätig, alleinlebend, verwitwet, verneint Drogen- oder Alkoholgebrauch, Nichtraucherin

Familienanamnese: Vater und Bruder mit KHK

Arzt und Apotheker arbeiten in diesem Fall eng zusammen und haben ein gutes Vertrauensverhältnis. Der Arzt muss dringend zu einer Herzkatheter-Untersuchung und möchte nun, dass der Apotheker zwischenzeitlich die Daten der Patientin B. B. insgesamt klinisch-pharmazeutisch aufarbeitet und ein MTM erstellt.

Wie lautet das Ziel in der Therapie der Patientin B. B.?

Um das Ziel in der Behandlung festzulegen, muss für B. B. zunächst die Schwere der Erkrankung bestimmt werden. Sie ist stark symptomatisch und toleriert selbst kleinste Belastungen kaum. Der schweren Herzinsuffizienz liegen strukturelle Herzerkrankungen zugrunde, und zwar die beschriebenen Klappeninsuffizienzen und die eingeschränkte Funktion des dilatierten linken Ventrikels. Mit steigender Flüssigkeitsretention und nachlassender Nierenfunktion zeigten sich Zeichen einer schweren Dekompensation. Die letzte Messung der linksventrikulären Ejektionsfraktion beträgt 35 Prozent. Die Einteilungen erfolgen aufgrund der vorliegenden Informationen in ACC/AHA-Kategorie C-D und in NYHA IV (siehe auch Abbildung 1 und 2). Das primäre Therapieziel bei B. B. ist die Behandlung der Herz- und Niereninsuffizienz. Zunächst muss die massive Flüssigkeitsretention angegangen werden; Dyspnoe und Ödembildung sollten sich damit auch bessern. Dann sollte man sich den zugrunde liegenden Ursachen zuwenden und schließlich insgesamt die leitliniengerechte Therapie überprüfen.

Klinische Pharmazie

Pharmakotherapie der systolischen Herzinsuffizienz

Herzinsuffizienz ist eine der großen Volkskrankheiten. Sie kann aus jeder Erkrankung resultieren, die die Herzleistung beeinträchtigt, zum Beispiel nach KHK, Vorhofflimmern (Absoluter Arrhythmie), Herzklappenkrankheiten, Kardiomyopathie, Hypertrophie, Myokardinfarkt. Bluthochdruck als Vorläufer ist häufig. Im Ergebnis entspricht die Herzleistung dann nicht mehr den metabolischen Bedürfnissen des Körpers. Betroffene Patienten klagen meist über Dyspnoe, Abgeschlagenheit und Anzeichen für Flüssigkeitsretention (Ödembildung, Husten). Mit zunehmendem Krankheitsverlauf schränken sich die Patienten immer weiter ein. Sie sind schließlich kaum noch belastbar und bettlägerig. Herzinsuffizienz wird durch steigende Herzfrequenz, Aktivierung des RAAS, Remodelling und Flüssigkeitsretention zunächst kompensatorisch ausgeglichen. Durchschnittlich über alle Ursachen und Stadien betrachtet hat ein Patient mit der Diagnose Herzinsuffizienz aber eine Lebenserwartung von nur noch fünf Jahren [4]. Der Apotheker kann sich in Zusammenarbeit mit dem Arzt und dem Patienten vielfältig therapieunterstützend einbringen. Dies ist auch ein Grund, warum die ABDA diese Indikation für die PHARM-CHF-Studie auswählte, die den Nutzen pharmazeutischen Handelns zeigen soll. ▷

ACC-/AHA-Klassifikation

Stadium A

Patienten mit einem hohen Risiko, eine Herzinsuffizienz zu entwickeln.
Typische Beispiele: Bluthochdruck, KHK, Atherosklerose, Diabetes, Adipositas, Metabolisches Syndrom.

↓

Stadium B

Patienten mit strukturellen Herzerkrankungen, aber ohne Anzeichen oder Symptome einer Herzinsuffizienz.
Typische Beispiele: durchlebter Myokardinfarkt, linksventrikuläre Hypertrophie, linksventrikuläre systolische Dysfunktion.

↓

Stadium C

Symptomatische Patienten mit strukturellen Herzerkrankungen.
Typische Beispiele: linksventrikuläre systolische Dysfunktion mit Symptomen wie Dyspnoe, Abgeschlagenheit und reduzierter Belastbarkeit.

↓

Stadium D

Behandlungsresistente Herzinsuffizienz, die spezialisierte Interventionen erfordert.
Typische Beispiele: Behandlungsresistenz auch ohne Belastung, Symptome trotz maximal möglicher Pharmakotherapie (Patienten, die einer stationären Aufnahme mit inotropen Medikamenten oder mechanischer Unterstützung bedürfen).

Abb. 1: Klassifikation nach American College of Cardiology/American Heart Association (ACC/AHA)

Highlights in der Behandlung der Herzinsuffizienz

- ACE-Hemmer und gegebenenfalls Diuretika bilden die Basis der Behandlung.
- β-Blocker sollen früh nach erreichter Rekompensation eingesetzt werden; ein prognostischer Nutzen ist für einige bestimmte β-Blocker gut belegt.
- Patienten im Stadium NYHA II-IV profitieren ggf. zusätzlich von Mineralocorticoid-Antagonisten (Eplerenon oder Spironolacton).
- Digoxin hat keinen Einfluss auf Krankheitsverlauf und Mortalität, kann aber die Symptome bessern und Krankenhauseinweisungen senken. Zur Behandlung der Herzinsuffizienz reicht eine niedrige Dosierung aus.

PHARM-CHF-Studie

Die Abkürzung steht für "Pharmacy-based interdisciplinary Program for Patients with Chronic Heart Failure" PHARM-CHF ist eine randomisierte, kontrollierte Studie, die den Effekt eines apothekenbasierten, interdisziplinären Programms bei voraussichtlich 2000 Patienten mit chronischer Herzinsuffizienz untersucht. Circa 300 Arztpraxen und 300 Apotheken in verschiedenen Regionen Deutschlands nehmen teil. Durchgeführt wird die Studie von der ABDA gemeinsam mit der Klinik für Innere Medizin III der Universität des Saarlandes.

Die Diagnose wird häufig anhand der Symptome vorgenommen, obwohl bekannt ist, dass Symptomstärke und Krankheitsstadium oft nicht korrelieren. Ein Echokardiogramm ist daher die beste Möglichkeit zur Diagnosefindung. Hierbei muss die Ejektionsfraktion bestimmt werden, um zwischen systolischen und diastolischen Formen zu differenzieren.

Therapieziel: Ziel der Therapie sind eine Verbesserung der Symptome und der Lebensqualität, eine Verlangsamung des Krankheitsfortschreitens und somit eine Lebensverlängerung. Das Blutdruckziel entspricht demjenigen in der Hypertoniebehandlung, in aller Regel unter 140 mmHg systolisch und unter 90 mmHg diastolisch.
Während sich das bekannte NYHA-Staging direkt an der Herzinsuffizienz orientiert, basiert die Ein-

NYHA-Klassifikation

Stadium	Definition
NYHA I	• Herzerkrankung ohne körperliche Limitation • alltägliche körperliche Belastung verursacht ▸ keine inadäquate Erschöpfung ▸ keine Rhythmusstörungen ▸ keine Luftnot oder Angina pectoris
NYHA II	• Herzerkrankung mit leichter Einschränkung der körperlichen Leistungsfähigkeit • keine Beschwerden in Ruhe • alltägliche körperliche Belastung verursacht Erschöpfung, Rhythmusstörungen, Luftnot oder Angina pectoris
NYHA III	• Herzerkrankung mit höhergradiger Einschränkung der körperlichen Leistungsfähigkeit bei gewohnter Tätigkeit • keine Beschwerden in Ruhe • geringe körperliche Belastung verursacht Erschöpfung, Rhythmusstörungen, Luftnot oder Angina pectoris
NYHA IV	• Herzerkrankung mit Beschwerden bei allen körperlichen Aktivitäten und in Ruhe • Bettlägerigkeit

© DAZ/Hammelehle

Abb. 2: NYHA-Klassifikation

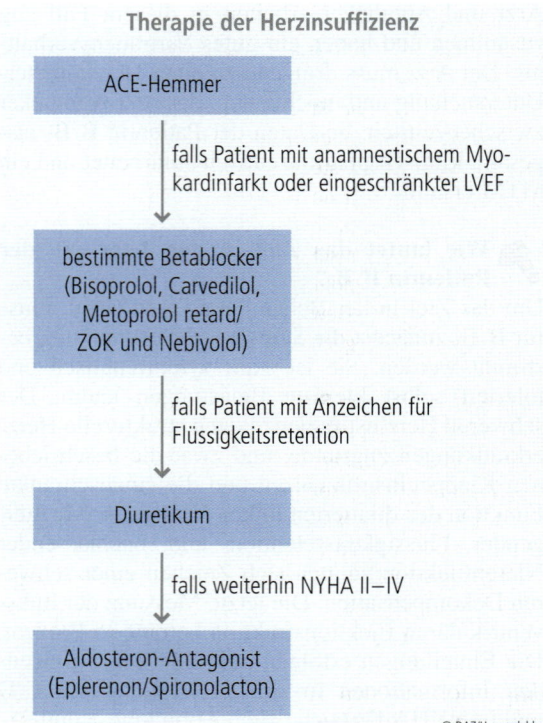

Therapie der Herzinsuffizienz

ACE-Hemmer

↓ *falls Patient mit anamnestischem Myokardinfarkt oder eingeschränkter LVEF*

bestimmte Betablocker (Bisoprolol, Carvedilol, Metoprolol retard/ZOK und Nebivolol)

↓ *falls Patient mit Anzeichen für Flüssigkeitsretention*

Diuretikum

↓ *falls weiterhin NYHA II–IV*

Aldosteron-Antagonist (Eplerenon/Spironolacton)

© DAZ/Hammelehle

Abb. 3: Therapie der Herzinsuffizienz – Kurzalgorithmus

teilung des American-College of Cardiology und der American Heart Association (ACC/AHA) mehr auf den zugrunde liegenden Risikofaktoren und will so den Behandlungsfokus stärker auf die ursächlichen Risiken lenken (Abb. 1, Abb. 2).
Was die Therapie der chronischen Herzinsuffizienz betrifft, so sind zu zahlreichen Medikamenten große Studien durchgeführt worden, deren Ergebnisse von allen Leitlinien sehr ähnlich umgesetzt werden (s. Abb. 3 und Kasten „Behandlung der chronischen Herzinsuffizienz") [1, 2].
Der Apotheker kann also in aller Regel davon ausgehen, dass ein Patient mit systolischer Herzinsuffizienz einen ACE-Hemmer benötigt. Da die Evidenzlage für ACE-Hemmer ausgezeichnet ist, sollte auch nur bei Unverträglichkeit gegen ein Sartan ausgetauscht werden. Beide Wirkstoffklassen sind bei Niereninsuffizienz mit Vorsicht einzusetzen. Das Therapieziel besteht in einer möglichst hochdosierten Behandlung, da der Nutzen mit der Dosis steigt. Allerdings muss langsam aufdosiert werden.
Auch Betablocker haben einen günstigen Einfluss auf die Endpunkte und sollten daher in der Therapie berücksichtigt werden. Bei der Therapie der Herzinsuffizienz gibt es die Besonderheit, dass nur vier spezielle Betablocker ihre Wirksamkeit beweisen konnten. Dies sind Bisoprolol, Carvedilol, Metoprolol retard/ZOK und Nebivolol. Da in der Therapie oft schon vor der Herzinsuffizienz ein Betablocker eingesetzt wurde, wird häufig nach der neuen Diagnose der Wechsel auf genau diese Substanzen vergessen. Ein Betablocker kann jedoch eine akute Herzinsuffizienz durch die Senkung der Herzfrequenz zunächst wieder verschlechtern. Daher sollte erst nach der Rekompensation des Patienten mit der Therapie begonnen werden. Die Leitlinien haben den Zeitpunkt inzwischen allerdings vorverlegt und

Leitliniengerechte Behandlung der chronischen Herzinsuffizienz

■ **Behandlung von Stage-A-Patienten:**
Bei Patienten soll die Behandlung der Risikofaktoren im Vordergrund stehen, da noch keine Symptome einer Herzinsuffizienz auftreten. Eine leitliniengerechte Blutdruckeinstellung reduziert so z. B. das Risiko eines Fortschreitens der Herzinsuffizienz um 50 % (5,8). Behandlung von Diabetes, Metabolischem Syndrom, KHK, Gewichtsreduktion oder Rauchstopp sind andere mögliche Ansatzpunkte.

■ **Behandlung von Stage-B-Patienten:**
Patienten dieser Gruppe weisen bereits strukturelle Herzveränderungen auf. ACE-Hemmer (bei Unverträglichkeit AT_1-Rezeptorblocker/ARBs) sollen zusätzlich zu den Maßnahmen aus Stage A eingesetzt werden. Liegt ein Herzinfarkt zugrunde oder ist die linksventrikuläre Ejektionsfraktion (LVEF) eingeschränkt (<40%), sollen bestimmte Betablocker (Bisoprolol, Carvedilol, Metoprolol retard/ZOK und Nebivolol) zusätzlich zum ACE-Hemmer gegeben werden.

■ **Behandlung von Stage-C-Patienten:**
Diese Patienten sind symptomatisch. Zusätzlich zu den Maßnahmen aus Stage A und B sollen hier immer ein Beta-Blocker (wie oben, soweit nicht schon gegeben) und ein Diuretikum eingesetzt werden. Mineralocorticoid-Antagonisten wie Eplerenon oder Spironolacton sind ebenfalls sinnvoll. Digoxin und Hydralazin-Isosorbid-Dinitrat können in ausgewählten Patientengruppen eingesetzt werden.

■ **Behandlung von Stage-D-Patienten:**
Patienten in diesem Stadium sind selbst in Ruhe symptomatisch. Sie bedürfen in aller Regel erweiterter therapeutischer (intensivmedizinischer) Maßnahmen.

empfehlen nun den Therapiebeginn alternativ auch schon im Krankenhaus oder zur Entlassung. Betablocker müssen, ähnlich wie die ACE-Hemmer oder Sartane, sehr langsam eingeschlichen werden. Als Faustformel gilt hier: Verdoppelung der Dosis alle zwei Wochen und ein Erreichen der Zieldosis nach sechs bis acht Wochen. Behandelt wird auf einen Puls von 60 Schlägen/Minute als Ziel. Die Mineralocorticoid-Rezeptor-Antagonisten Eplerenon und Spironolacton kommen inzwischen schon ab NYHA II zum Einsatz. Herzinsuffizienz-Patienten profitieren von der Einnahme der Mineralocorticoid-Rezeptor-Antagonisten. Allerdings erhöhen sie deutlich den Kaliumspiegel. Daher ist eine Überprüfung der Kaliumwerte Pflicht, besonders bei eingeschränkter Nierenfunktion. Spironolacton führt häufig zu Gynäkomastie, dieser Effekt tritt beim weiterentwickelten Eplerenon deutlich seltener auf.

Die Trias aus ACE-Hemmer, bestimmten Betablockern und Mineralocorticoid-Rezeptor-Antagonisten zählt heute also zu den lebensverlängernden Therapieoptionen und sollte bei allen Patienten mit systolischer Herzinsuffizienz entsprechend geprüft und erwogen werden (s. Tab. 1). ▷

Tab. 1: Titrieren der Dosierung von Betablockern zur Behandlung der Herzinsuffizienz

Wirkstoff	Startdosis	Zwischenschritte (bis Puls ca. 60, sonst bis Zieldosis)	Zieldosis Patient < ca. 80 kg	Zieldosis Patient > ca. 80 kg
Bisoprolol	1,25 mg, 1 x täglich	2,5 mg, 3,75 mg, 5 mg, 7,5 mg, jeweils für eine Woche	5 mg, 1 x täglich	10 mg, 1 x täglich
Carvedilol	3,125 mg, 2 x täglich	Verdoppelung alle 2 Wochen	25 mg, 2 x täglich	50 mg, 2 x täglich
Metoprololsuccinat	23,75 mg, 1 x täglich in NYHA I & II 11,875 mg, 1 x täglich in NYHA III & IV	Verdoppelung alle 2 Wochen	200 mg, 1 x täglich	200 mg, 1 x täglich
Nebivolol	1,25 mg, 1 x täglich*	Verdoppelung alle 2 Wochen	10 mg, 1 x täglich	10 mg, 1 x täglich

*nur als (viertelbare) 5-mg-Tablette erhältlich

MTM – das Medikationsmanagement

SOAP: Zunächst erstellt der Apotheker eine Kurzbeschreibung der Patientin und berücksichtigt ihre Hauptbeschwerden. Dann sichtet er die Daten der Patientin. Er prüft die relevanten Laborwerte und Vitalparameter. Dann formuliert er die Ziele anhand der Leitlinien und gibt eine konkrete und verbindliche Empfehlung. Dazu schlägt er Parameter vor, mit denen die Therapie der Medikamente überwacht und eingestellt werden kann.

 ### Kurzbeschreibung des Patientin

B. B. ist eine 64-jährige Patientin mit fortgeschrittener Herzinsuffizienz NYHA IV. Sie klagt über Dyspnoe bei den kleinsten körperlichen Betätigungen.

 ### Objektive Parameter und relevante Ziele

Siehe Seite 144

 ### Befund

Ziel: Das Patientenziel ist nicht erreicht. Die Patientin ist stark symptomatisch. Ödembildung und nachlassende Nierenfunktion erfordern dringend eine Therapie. Es besteht eine Indikation, für die keine Medikation erfolgt.

Medikamentenprüfung

1. Interaktionsprüfung:
ACE-Hemmer (Lisinopril) und NSAR (Ibuprofen) in Kombination können die Nierenfunktion mindern. Ibuprofen wird nur initial nach Hüftendoprothese zur Verhinderung der Bildung von knöchernem Gewebe außerhalb des Skelettsystems (heterotope Ossifikationsprophylaxe) gegeben, ein häufiges Problem nach dieser Operation. Da sie aber schon längere Zeit zurückliegt, sollte hier leitliniengerecht auf Paracetamol gewechselt werden [14]. Zahlreiche nicht vorhersehbare Auswirkungen auf den Kaliumspiegel, Kontrolle weiterhin erforderlich.

2. Kontraindikationen:
Mit Atenolol ist der falsche Betablocker im Therapieplan, vermutlich noch aus der Zeit vor der Diagnose Herzinsuffizienz. Es wird empfohlen, Atenolol abzusetzen und auf Metoprololsuccinat zu wechseln. Wegen der Verschlechterung der Herzinsuffizienz würde man auf 50 mg/Tag reduzieren.

3. Evidenzlage und Leitlinienkonformität:

Darbepoetin alfa gilt auf der Basis allerdings kleiner kontrollierter Studien als sicher in der Therapie der Herzinsuffizienz, ein niedriger Hämoglobin-Wert ist bei Herzinsuffizienz ungünstig, manchmal sogar ursächlich. Die Gabe sollte unverändert beibehalten werden, bis das Hämoglobin sich dem Normalwert nähert.

Lisinopril ist hier der wichtigste Wirkstoff in der Behandlung der Herzinsuffizienz. Die anzustrebende Maximaldosis von 10 mg/Tag sollte wegen der niedrigen Blutdruckwerte derzeit nicht eingesetzt werden, sondern weiterhin 5 mg/Tag oral gegeben werden.
Zur Behandlung der Ödeme und zur Verbesserung der Nierenfunktion sollte mit **Furosemid** 40 mg 1–1–0 behandelt werden, Dosisanpassung nach Ansprechen, höhere Dosen sind bei Herzinsuffizienz oft erforderlich. Die Patientin scheint eine akute Niereninsuffizienz auf der Grundlage der chronischen Niereninsuffizienz entwickelt zu haben.
Kochsalzrestriktion und Flüssigkeitsrestriktion auf 1 Liter/Tag wird angeraten. Elektrolyte zunächst täglich prüfen.
Mittelfristig kann die Gabe von **Spironolacton** unter Kaliumkontrolle sinnvoll sein und sollte geprüft werden. Bei GFR zwischen 10 und 50 ml/min ist die tägliche Einmalgabe ausreichend, unter 10 ml/min sollte Spironolacton nicht mehr eingesetzt werden.

Loratadin: keine Indikation, prüfen

Was wäre wenn…

 … die Patientin einen Typ-2-Diabetes entwickeln würde:
Pioglitazon darf bei Herzinsuffizienz nicht eingesetzt werden, auch gegen Metformin spricht hier die schlechte Nierenfunktion. Daher sollte zunächst nur mit Insulin behandelt werden.

 …zur Blutdrucksenkung eine zusätzliche Therapie mit einem Calcium-Antagonisten notwendig wäre?

Nicht-Dihydropyridine wie Verapamil und Diltiazem dürfen wegen des negativ inotropen Effektes nicht bei Patienten mit Herzinsuffizienz gegeben werden. Amlodipin oder Felodipin wären hier Mittel der Wahl, da sie beide nicht negativ inotrop wirken und somit die Herzinsuffizienz nicht verschlechtern würden [1].

 …Digoxin 0,2 mg eingesetzt würde?

In der Therapie der Herzinsuffizienz ist 0,1 mg Digoxin stets ausreichend [13, 14]. Unter dieser Dosierung gibt es auch kaum Probleme mit Intoxikationen. Im Patientenfall müsste allerdings wegen der schlechten Nierenfunktion die Dosierung um weitere 50% reduziert werden.

…ein Betablocker den Puls nicht ausreichend senken würde oder aus anderen Gründen kontraindiziert wäre?
Ivabradin ist als Ersatz für einen Betablocker die beste Wahl, da es den Puls senkt und nicht negativ inotrop wirkt. Es kann auch als Add-On zu einem Betablocker gegeben werden, wenn der Zielpuls von 60 nicht erreicht wird oder wenn die Angina-pectoris-Symptome trotz des Betablockers persistieren.

Einfaches Medikationsmanagement

Keine Daten? Was der Apotheker tun kann, wenn er keine Information vom Arzt erhalten hat.

Der vorliegende Fall beschreibt ein klinisches Medikationsmanagement, das laut Definition der DPhG (siehe dphg.de oder DAZ 2013, Nr. 19, S. 25) dann erstellt werden kann, wenn sowohl Apothekendaten als auch Kundeninformationen und Arztdaten vorliegen. Liegen nur die Daten aus dem Apothekencomputer vor, so kann man ein einfaches Medikationsmanagement erstellen, zusammen mit Informationen vom Patienten kommt man zu einem erweiterten Medikationsmanagement.

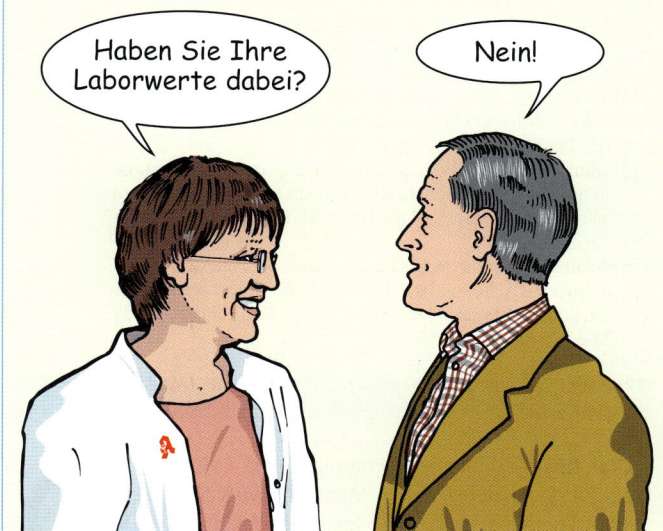

Der Apotheker kann bei der hier vorgestellten Patientin anhand der Kundenhistorie im Apotheken-Computer bereits einige Verbesserungen vornehmen.

Die Interaktionsprüfung ist ein solches Beispiel für ein einfaches Medikationsmanagement. Die Wechselwirkung zwischen Ibuprofen und Lisinopril ist allerdings klinisch erst dann relevant, wenn – wie im Patientenfall – die Nierenfunktion sehr schlecht ist. Dies hätte im einfachen Medikationsmanagement ohne Arztdaten und Kreatinin-Werte also nur ein erster Hinweis sein können. Ohne Anhaltspunkte für die Niereninsuffizienz ist das Melden einer erforderlichen Kaliumspiegelbestimmung vielfach ein ‚over-reporting‘ und führt aufseiten des Arztes eher zu Verwirrung denn zu einer Arbeitserleichterung.

Schon mit den Patientenangaben kann man dann aber sogar ein erweitertes (intermediäres) Medikationsmanagement durchführen. Anhand der Reichweitenberechnung der einzelnen Wirkstoffe kann so z. B. auf eine falsche Dosierung oder auf mangelnde Compliance geschlossen werden. Hierzu sollte unbedingt auch der Medikationsplan des Patienten vorliegen, überprüft werden und mit den Informationen aus dem Kundenkonto abgeglichen werden. Sind alle Medikamente, die vom Kunden eingenommen auf dem Medikationsplan? Stimmen die Dosierungen mit den Standarddosierungen überein oder gibt es Auffälligkeiten?

Auch ohne die Laborwerte und exakten Diagnosen kann oft aufgrund der Medikation auf die Indikationen geschlossen werden, und teilweise kann so auch schon überprüft werden, ob die Therapie leitliniengerecht ist.

 Plan

- Absetzen:
  – Ibuprofen
  – Atenolol

- Gabe von:
  – Lisinopril 5 mg p.o. 1–0–0
  – Metoprololsuccinat 47,5 mg p.o. 1–0–0

– Paracetamol 500 mg p.o. 1–1–1
– Lansoprazol 30 mg p.o. 0–0–1, 30 min. vor dem Abendessen
– Macrogol 3550, 13,125 g, p.o., 1–0–1
– Sauerstoff, 2 Liter/min. per Nasenbrille
– Darbepoetin alfa 200 µg/zweiwöchentlich s.c. bis Hb max 12 g/dl
– Loratadin 10 mg p.o., 1–0–0 (nach Prüfung)   ▷

Tab. 2: Therapieüberwachung (exemplarisch für Lisinopril)

Parameter	Zeitpunkt	Zielwerte	Durch wen?	Maßnahmen
Überwachung der Wirksamkeit				
Blutdruck	wöchentlich, später quartalsweise	syst. <140 mmHg diast. <90	Primärarzt	ggf. Therapieverlängerung
Überwachung der Toxizität				
Kalium	nach 2 Wochen und bei jeder Dosierungsänderung, im speziellen Patientenfall dann quartalsweise	3,8 – 5,2 mmol/l	Primärarzt	Verständigung des Arztes, Verdacht auf pseudomembranöse Enterokolitis, Diagnostik im Stuhl auf Clostridien und Clostridientoxin
Kreatinin und glomeruläre Filtrationsleistung	nach 2 Wochen und bei jeder Dosierungsänderung, im speziellen Patientenfall dann quartalsweise	ansteigend	Primärarzt	bei Verschlechterung ggf. Dosisreduktion
Leukozyten	jährlich	4 – 9 x 10^9/l	Primärarzt	Wechsel auf Sartan
Reizhusten	fortlaufend	ja/nein	Patient	Wechsel auf Sartan

Monitoring/Therapieüberwachung

Die Therapieüberwachung wird hier exemplarisch für Lisinopril aufgezeigt (s. Tab. 2).
Elektrolytkontrolle zunächst täglich, Kontrolle und ggf. Dosisänderung nach vier Wochen, Patientenschulung, bei Verschlechterung sofortige stationäre Aufnahme.

 Patientenschulung

Sofern die Vorschläge vom Arzt umgesetzt werden, sollte der klinische Apotheker den Patienten entsprechend schulen. Wichtig ist es hier, dass man mit griffigen Sätzen die Botschaft kurz und prägnant vermittelt.
Im Beispiel ist eine stationäre Aufnahme fast unvermeidbar. Da die Patientin diese allerdings auf keinen Fall wünscht, sollten in diesem Fall Arzt und Apotheker eng mit dem Pflegedienst zusammenarbeiten. Der Bedeutung der Kochsalz- und Flüssigkeitsrestriktion muss Rechnung getragen werden. Die Patientin und ihr soziales Umfeld müssen darauf hingewiesen werden, dass jede Medikamentengabe strikt einzuhalten ist und jede Veränderung mitgeteilt werden muss.

Zusammenfassung

Anhand dieser doch recht typischen fortgeschrittenen Herzinsuffizienzpatientin kann die sinnvolle professionsübergreifende Zusammenarbeit aufgezeigt werden. Das Medikationsmanagement konnte den Medikationsplan optimieren, die Nierenfunktion verbessern und die Ödeme und Symptome lindern. ◄

Literatur

[1] Hunt SA, Abraham WT, Chin MH, et al. 2009 Focused update incorporated into the ACC/AHA 2005 Guidelines for the Diagnosis and Management of Heart Failure in Adults A Report of the American College of Cardiology Foundation/ American Heart Association Task Force on Practice Guidelines Developed in Collaboration With the International Society for Heart and Lung Transplantation. J Am Coll Cardiol. 2009 Apr 14;53(15):e1-e90.

[2] McMurray JJ, Adamopoulos S, Anker SD, et al. ESC guidelines for the diagnosis and treatment of acute and chronic heart failure 2012: The Task Force for the Diagnosis and Treatment of Acute and Chronic Heart Failure 2012 of the European Society of Cardiology. Developed in collaboration with the Heart Failure Association (HFA) of the ESC. Eur J Heart Fail. 2012 Aug; 14(8): 803–69.

[3] Packer M, Fowler MB, Roecker EB, et al. Effect of carvedilol on the morbidity of patients with severe chronic heart failure: Results of the carvedilol prospective randomized cumulative survival (COPERNICUS) study. Circulation 2002; 106: 2194–2199.

[4] DiPiro JT, Talbert RL, Yee GC et al. Pharmacotherapy: A Pathophysiologic Approach. 8th edition. chapter 83: 1255–1302.

[5] Chobanian AV, Bakris GL, Black HR, et al. The Seventh Report of the Joint National Committee on Prevention, Detection, Evaluation, and Treatment of High Blood Pressure: The JNC 7 report. JAMA 2003; 289: 2560–2572.

[6] Hjalmarson A, Goldstein S, Fagerberg B, et al. Effects of controlledrelease metoprolol on total mortality, hospitalizations, and well-being in patients with heart failure: The Metoprolol CR/XL Randomized Intervention Trial in Congestive Heart Failure (MERIT-HF). MERITHF Study Group. JAMA 2000; 283: 1295–1302.

[7] The Cardiac Insufficiency Bisoprolol Study II (CIBIS-II): A randomised trial. Lancet 1999; 353: 9–13.

[8] K/DOQI Clinical Practice Guidelines on Hypertension and Antihypertensive Agents in Chronic Kidney Disease, Am J Kidney Dis. 2004 May; 43(5 Suppl 1): S1-290.

[9] Pitt B, Zannad F, Remme WJ, et al. for the Randomized Aldactone Evaluation Study (RALES) investigators.; The effect of spironolactone on morbidity and mortality in patients with severe heart failure. Randomized Aldactone Evaluation Study Investigators; N Engl J Med. 1999 Sep 2; 341(10): 709–17

[10] Baliga RR, Ranganna P, Pitt B, et al. Spironolactone treatment and clinical outcomes in patients with systolic dysfunction and mild heart failure symptoms: a retrospective analysis; J Card Fail. 2006 May; 12(4): 250–6.

[11] Pitt B, Williams G, Remme W, et al. The EPHESUS trial: eplerenone in patients with heart failure due to systolic dysfunction complicating acute myocardial infarction. Eplerenone Post-AMI Heart Failure Efficacy and Survival Study. Cardiovasc Drugs Ther. 2001 Jan; 15(1): 79–87

[12] Lawler PR, Filion KB, Eisenberg MJ. Correcting anemia in heart failure: the efficacy and safety of erythropoiesis-stimulating agents. J Card Fail. 2010 Aug; 16(8): 649–58.

[13] Towheed TE, Maxwell L, Judd MG, et al. Acetaminophen for osteoarthritis. Cochrane Database Syst Rev. 2006 Jan 25;(1):CD004257

[14] Ahmed A, Rich MW, Love TE, et al. Digoxin and reduction in mortality and hospitalization in heart failure: a comprehensive post hoc analysis of the DIG trial. Eur Heart J. 2006 Jan; 27(2): 178–86.

[15] Adams KF Jr, Gheorghiade M, Uretsky BF, Patterson JH, Schwartz TA, Young JB. Clinical benefits of low serum digoxin concentrations in heart failure. J Am Coll Cardiol. 2002 Mar 20; 39(6): 946–53.

Autoren

Olaf Rose, Studium der Pharmazie von 1989 bis 1993 an der WWU in Münster, 1993 bis 1994 Forschungsaufenthalt bei Bayer Yakuhin, Japan, Studium zum Doctor of Pharmacy an der University of Florida, USA 2006 bis 2009. Inhaber dreier Apotheken in Münster und im Münsterland. Doktorand an der Uni Bonn bei Prof. Ulrich Jaehde. Wissenschaftliches Mitglied und Mitinitiator der WestGem-Studie (MTM und sektorübergreifende Versorgungsforschung bei multimorbiden Patienten) in Zusammenarbeit mit der Bergischen Universität Wuppertal und der KatHO-NRW. Forschungsschwerpunkt: klinisches MTM.

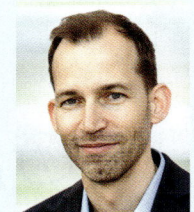

Apotheker Olaf Rose, Pharm.D., Münster, E-Mail: rose@elefantenapo.de

Christian Fechtrup, Studium der Medizin von 1981 bis 1987 in München, Münster, Newcastle-upon-Tyne (GB); Ausbildung zum Arzt für Innere Medizin sowie zum Kardiologen und Angiologen an der Universitätsklinik Münster (Medizinische Klinik, Professor Breithardt). Mitglied der Deutschen und Europäischen Gesellschaft für Kardiologie. Niedergelassen in fachübergreifender internistischer Gemeinschaftspraxis in Münster seit 1998.

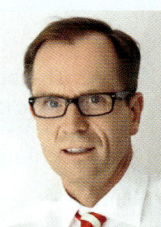

Dr. med. Christian Fechtrup, Münster; E-Mail: Fechtrup@Innere-Medizin.de

Hartmut Derendorf, Apotheker, ist Distinguished Professor und Chairman des Departments of Pharmaceutics an der University of Florida in Gainesville, wo er seit 1983 Pharmakokinetik, Pharmakodynamik und Klinische Pharmakokinetik lehrt.

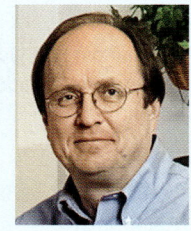

Prof. Dr. Hartmut Derendorf, Distinguished Professor and Chairman, Department of Pharmaceutics, University of Florida

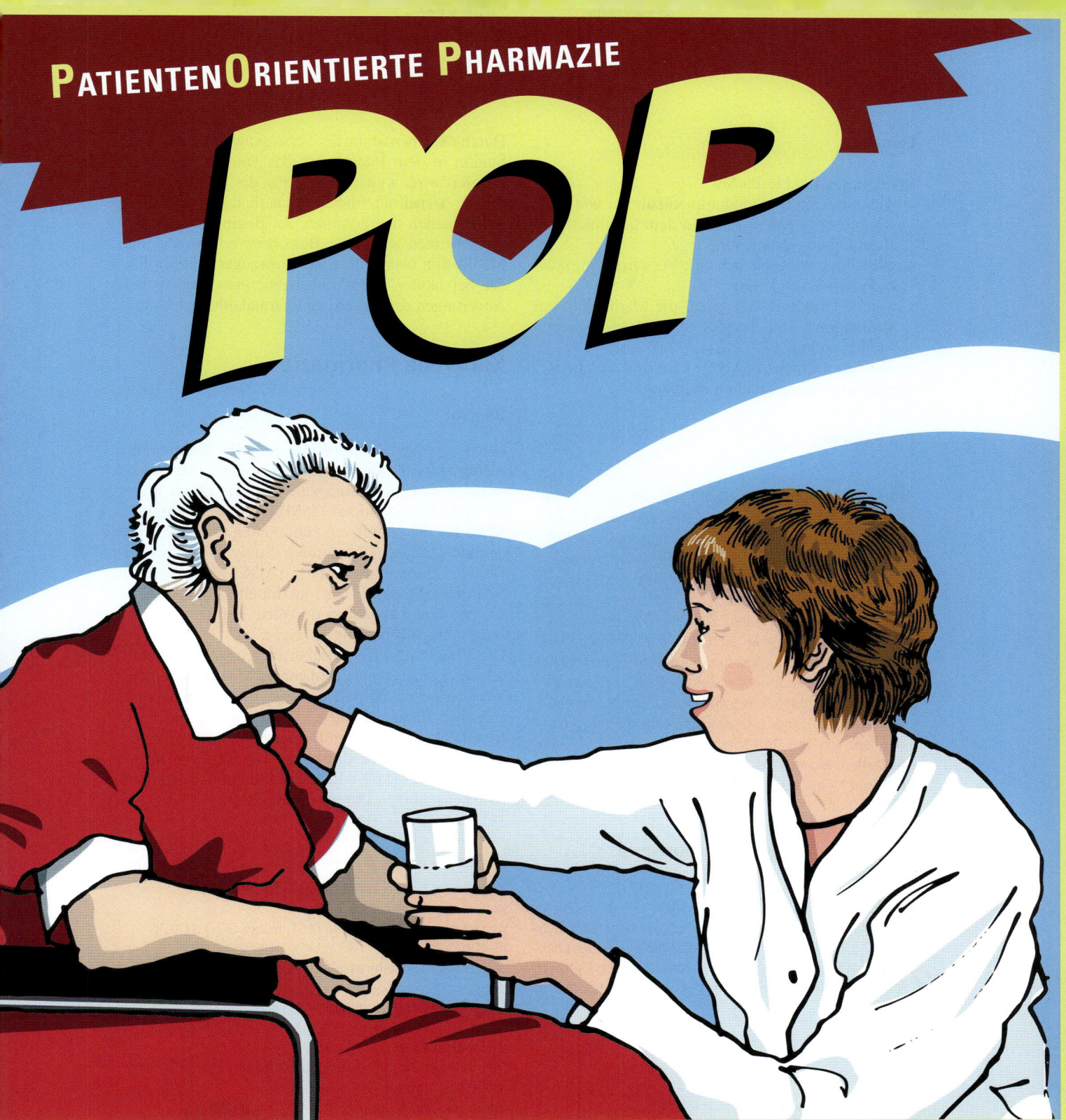

Eine Patientin mit Herzrhythmusstörungen

Von Andreas Niclas Förster, Robert Hermann und Hartmut Derendorf | **In der Klinischen Pharmazie dreht sich alles um den Patienten, um Leitlinien und um das klinische Ergebnis. Bearbeiten Sie mit uns diesen Patientenfall und erlernen Sie so zusätzliches Wissen in Klinischer Pharmazie.**

Lernziele:

In diesem Artikel lesen Sie:
- wie eine akute Standardmedikation, wie eine Antibiose, in jedem Fall mit dem gesamten Fall abgeglichen werden sollte;
- wie schwerwiegend sich eine Verschreibungskaskade auswirken kann;
- welche Punkte in Bezug auf die Medikation zur Vermeidung von Torsade de Pointes beachtet werden sollten;
- wie eine Demenz bewertet wird und welche Behandlungsmöglichkeiten bestehen.

Die Patientin

Eine der Patientinnen ist die 83-jährige Frau C. Z. Sie bewohnt das Heim seit vier Jahren. Bei ihrem Einzug litt sie unter dem Lendenwirbelsäulensyndrom (LWS-Syndrom) und Osteoporose, was ein selbstständiges Leben stark erschwert hatte. Im Laufe der Zeit verschlechterte sich ihre zunächst milde Demenz und die Blasenentleerungsstörung. Zusätzlich zu dieser Entwicklung manifestierte sich bei der Patientin ein Parkinson-Syndrom, welches bei ihrem Einzug nicht vorgelegen hatte. In letzter Zeit machte ihr Blutdruck zusätzliche Probleme. Normalerweise ist sie eher hypotonisch, hat aber phasenweise eine erhöhte Pulsfrequenz von über 160 Schlägen in der Minute.
Außerdem leidet sie derzeit unter einer starken Erkältung mit Fieber bis 39°C und Husten mit Auswurf.

Durch die Übernahme der Versorgung einer weiteren Station in dem Pflegeheim, das von der Apotheke beliefert wird, wurde gleichzeitig die Verantwortung für die Arzneimitteltherapiesicherheit von 15 weiteren Patienten übernommen. Zu Beginn der Versorgung werden sämtliche Bewohner erfasst und die Medikation überprüft. Eine bevorzugte Prüfung findet bei akuten Verschreibungen, insbesondere bei Änderungen der bisherigen Pharmakotherapie statt.

Klinische Pharmazie

Demenz

Die kognitiven Fähigkeiten und die funktionelle Alltagsaktivität werden jeweils anhand von Punkteskalen gemessen. Beispiele sind das „Mini Mental State Examination" (MMSE), eine 30-Punkte-Skala für die kognitiven Fähigkeiten und der „Alzheimer Disease Cooperative Study Activities of Daily Living Inventory" (ADCS-ADL), eine 54-Punkte-Skala für die funktionelle Alltagsaktivität, bei denen abnehmende Werte jeweils eine Zustandsverschlechterung anzeigen.
Die Einteilung erfolgt dabei in leicht, mäßig und schwer. Leicht ist eine Demenz im MMSE, wenn der Wert zwischen 20 und 24 liegt, mäßig bei Werten zwischen 10 und 19 und schwer bei Werten unter 10. Eine leichte bis mäßige Demenz sollte mit Cholinesterase-Inhibitoren therapiert werden. Eine Kombination mit NMDA-Rezeptorantagonisten ist erst ab einer mäßigen Demenz vorteilhaft.

Diagnose, Medikation, Laborwerte

Diagnosen:
Hypotonie mit tachykarden Episoden, leichte Taubheit, Blasenentleerungsstörung, Osteoporose, LWS-Syndrom. Zusätzlich berichtet die Akte von einem beobachteten Parkinson-Syndrom und zunehmender Demenz, Atemwegsinfekt mit Fieber und produktivem Husten

Medikation
Fentanyl TTS 12,5 µg/h, 1 Pflaster/3 Tage
Haloperidol Tropfen 3 mg; 1-0-1
Melperon Saft 50 mg, 0-1-1
Metoprolol 50 mg, 1-0-0
Movicol, 1 Beutel/Tag
Ranitidin 300 mg, 1-0-0
Risperidon 0,5 mg, 1-0-2

Laborwerte:
Die letzte zugänglich dokumentierte Laboruntersuchung liegt zwei Monate zurück. Relevante Werte sind hier wiedergegeben:

Natrium 142 mmol/l (Normbereich: 135–145)
Kalium 3,4 mmol/l (3,6–4,8)
Aspartat-Aminotransferase (AST, früher GOT) 31 U/L (5-40)
Alanin-Aminotransferase (ALT, früher GPT) 34 U/L (5-35)
Serum-Kreatinin 1,5 mg/dl (<0,9)

Vitalparameter:
Der BMI beträgt: 19 (Gewicht: 52 kg bei einer Körpergröße von 1,65 m)
Blutdruck: 90/60 mmHg
Puls: 65 Schläge/Minute

Allergien:
Keine bekannt

Sonstiges
Die Patientin raucht nicht und trinkt keinen Alkohol.

PATIENTEN-ORIENTIERTE PHARMAZIE

Vorgeschichte
Die Patientin lebt zu Hause Ihr Alltag wird zunehmend problematisch

Einzug ins Pflegeheim vor 4 Jahren

langsame Zustandsverschlechterung erste Beobachtung des Parkinson-Syndroms, der Hypotonie mit tachykarden **Episoden und zunehmender Demenz**

Übernahme der Station durch die Apotheke

der akute Fall: bakterielle Infektion

© DAZ/Hammelehle

Abb. 1: Zeitstrahl zur besseren Einordnung der Patientenentwicklung.

MTM – das Medikationsmanagement

 Beschreibung der Patientin

Die Patientin klagt über Schmerzen im Rücken. Sie macht einen unkonzentrierten und unruhigen Eindruck, wobei sie gebrechlich wirkt. Derzeit leidet sie unter einer starken Erkältung, die antibiotisch behandelt werden soll, da die Patientin unter hohem Fieber bis 39 °C und Husten mit Auswurf leidet. Der Arzt, der das Heim betreut, hat Levofloxacin verordnet. Ein Antibiogramm liegt nicht vor.

 Objektive Parameter und relevante Ziele

Laborwerte, Vitalparameter und Diagnosen. siehe Seite 152

Relevante Ziele.
Die Schmerzen der Patientin sollen verringert werden und ihre akute Atemwegsinfektion bekämpft werden. Zusätzlich soll die Pharmakotherapie zur Vermeidung von Interaktionen und unerwünschten Wirkungen mit den bekannten Indikationen abgeglichen werden.

 Befund und Auswertung

Osteoporose/Lendenwirbelsäulensyndrom
Die Therapieziele sind eine Reduktion der Frakturrate beziehungsweise der Frakturwahrscheinlichkeit und Schmerzfreiheit bereits degenerierter Bereiche. Derzeit findet laut Medikationsplanung keine Therapie der manifesten Osteoporose statt. Auf der Grundlage der Therapieempfehlungen sollte zumindest eine gesicherte Versorgung mit Calcium gewährleistet werden. Daher ist nach einer Abklärung der Ernährung eine Supplementation durch eine Calcium-/Vitamin-D-Kombination empfehlenswert. Durch die Demenz und Pflegebedürftigkeit ist eine Einnahme von Bisphosphonaten aufgrund der besonderen Kautelen bei der Einnahme unter Umständen nicht empfehlenswert, könnte aber durch eine intravenöse Gabe von 60 mg Denosumab subcutan (s.c.) zweimal pro Jahr ersetzt werden.
Die Schmerzen der Patientin sind durch die bisherige Therapie nicht ausreichend kontrolliert und treten vornehmlich am Nachmittag und in der Nacht auf. Insbesondere bei zunehmend dementen Patienten können sich Schmerzen in unruhigem oder sogar aggressivem Verhalten äußern. Diese Verhaltensänderung ist besonders kritisch zu beobachten und sollte ursächlich bekämpft werden. Daher sollte bei der Patientin die Intensität und Häufigkeit des Auftretens der Schmerzen genauer bestimmt werden.
Die Verwendung von Fentanyl begann ordnungsgemäß nach dem Versagen eines Opioids der Stufe zwei. Die zusätzliche Verwendung von drei verschiedenen Neuroleptika, pharmakologisch nur sehr schwer zu begründen, könnte sich aus dem

Versuch heraus erklären, sie als Co-Analgetika gegen radikuläre Schmerzen einzusetzen. Diese Schmerzen werden durch die mechanische Spinalnervenkompression nach einem Wirbelbruch ausgelöst. In diesem Fall würde sich jedoch eher die Konzentration auf ein ausreichend dosiertes Neuroleptikum oder Tramadol anbieten, da dieses aufgrund seiner serotonergen und noradrenergen Eigenschaften bei einem solchen Einsatz besonders vorteilhaft ist.
Optional können eindeutig Osteoporose-bedingte Schmerzen dank der für ihr Alter relativ guten Leber- und Nierenwerte mit Paracetamol oder eingeschränkt auch nichtsteroidalen Antirheumatika (NSAR) bekämpft werden. Sollten diese weiterhin regelmäßig auftreten, kann auch eine Erhöhung der Fentanyldosis in Erwägung gezogen werden. Durch die bessere Einstellung sollte sich der Bedarf an Neuroleptika deutlich reduzieren (siehe auch: AMTS-Spezial Schmerztherapie nach WHO; DAZ 2012, Nr. 22, S. 38).

Zunehmende Demenz
Das Ziel der Therapie ist eine Erhaltung bzw. Verbesserung des kognitiven Status und der funktionellen Alltagsaktivität.
Bei der Patientin wird eine zunehmende Demenz beobachtet. Ihr Minimental Status Score betrug bei Einzug noch 22, was einer leichten Demenz entspricht. Eine aktuellere Bewertung ist in den Unterlagen des Heims nicht zu sehen, es liegen lediglich die Beobachtungen des Pflegepersonals vor, laut derer sich der Zustand verschlechtert. Bei einer leichten bis mittleren Alzheimer-Demenz ist der Cholinesterase-Hemmer Rivastigmin indiziert und nachweislich wirksam.
Sollte sich der Zustand der Patientin in kurzer Zeit noch weiter verschlechtert haben, so ist zu bedenken, dass akute Infektionen beim Patienten verstärkte Verwirrtheit hervorrufen können.

Parkinson-Syndrom
Es finden sich keine Unterlagen zur Diagnose des Parkinson-Syndroms, was sich ebenfalls im bisherigen Ausbleiben einer Therapie widerspiegelt.
Durch die verstärkte Anwendung des Haloperidols anstelle des Melperons mit seiner deutlich kürzeren Halbwertszeit tritt dieses Syndrom als unerwünschte Wirkung durchaus häufig auf. Ein mögliches zusätzliches Zeichen für eine unerwünschte Akkumulation des Haloperidols im Körper der Patientin ist die Hypotonie, die sich im Laufe des Heimaufenthalts entwickelt hat. Die Patientin hat außer der neu aufgetretenen Hypotonie keine weitere Diagnose im Herz-Kreislauf-System. Ebenso wurde unter der Therapie mit Risperidon von einem sich verschlimmernden Parkinson-Syndrom berichtet. Die beobachteten Symptome resultieren möglicherweise auf dem Ergebnis einer Verschreibungskaskade. (Siehe auch: POP-Fall: Eine Patientin mit Juckreiz und Ödemen, S. 107) ▷

Sporadische Pulsschwankungen

Die Genese der dokumentierten tachykarden Episoden ist ebenfalls unklar. Eine Ursache könnte in der diagnostizierten Hypotonie liegen.

Im Zuge der Medikationsanpassung sollte berücksichtigt werden, dass die verabreichten Medikamente in den Herzrhythmus eingreifen. Bis zu ein Prozent der Fentanylpatienten leiden unter Brady- beziehungsweise Tachykardie. Haloperidol und Melperon führen zu einer Verlängerung des QT-Intervalls und Risperidon sollte sehr sorgsam mit anderen Arzneimitteln kombiniert werden, welche die QT-Zeit verlängern.

Unter der Annahme einer zu hohen Haloperidol-Dosierung ist ein Zusammenhang mit den festgestellten Pulsschwankungen wahrscheinlich. Begünstigt wird dieser Effekt noch durch weitere Risikofaktoren: einen niedrigen Kaliumspiegel und die Tatsache, dass es sich um eine alte, weibliche Patientin handelt (s. auch Tab. 1).

Bei einer vorzuschlagenden Medikationsänderung sollte in jedem Fall eine Reduktion der Zahl QT-Intervall-beeinflussender Medikamente angestrebt werden. Das Metoprolol, bisher zur Kontrolle der tachykarden Episoden eingesetzt, sollte spätestens mit dem Beginn einer Therapie mit Rivastigmin ausgeschlichen werden.

Arzneimttel ohne Indikation

Ranitidin ist für eine Dauermedikation zur Senkung der Säureproduktion im Magen nicht indiziert. Wenn dieser Effekt gewünscht ist, so sollte für die Dauer der Therapie ein Protonenpumpenhemmer bevorzugt werden. Unter den häufigen unerwünschten Wirkungen von Ranitidin finden sich Infektionen der oberen Atemwege und Parkinsonismus.

Blasenentleerungsstörung

Harnretention ist eine Nebenwirkung der Schmerztherapie mit Fentanyl. Solange die Patientin keine rezidivierenden Harnwegsinfekte erleidet, ist das Übel im Vergleich zur erreichten Schmerzlinderung hinnehmbar.

Akuter Atemwegsinfekt

Die Patientin leidet akut unter einem Infekt der oberen Atemwege und es liegt ein Rezept über Levofloxacin vor. Dieses Medikament hat ebenfalls eine

Torsade de Pointes

Die QT-Intervallverlängerung und die damit assoziierten spezifischen ventrikulären Herzrhythmusstörungen vom Typ „Torsade de Pointes" können für den Patienten tödliche Konsequenzen haben, weshalb das Risiko eines Auftretens aufgrund der Arzneimitteltherapie so gering wie möglich gehalten werden muss. In der Regel lagen bei den bekannten Patientenfällen zusätzliche endogene oder exogene Risikofaktoren (s. Tab. 1) vor, die zur gesteigerten Wahrscheinlichkeit der Manifestation der Torsade de Pointes beitrugen.

Tab. 1: Risikofaktoren für Torsade de Pointes unter Repolarisationszeit-verlängernden Pharmaka

vorbestehende QT-Verlängerung (z. B. Vorliegen eines kongenitalen QT-Syndroms)	
myokardiale Hypertrophie (z. B. bei arterieller Hypertonie)	
weibliches Geschlecht	
Bradykardien	Sinusbradykardien, intermittierender Sinusknotenstillstand
	höhergradige AV-Blockierungen (AV-Block II. und III. Grades)
	relative Bradykardie durch kompensatorische Pausen nach Extrasystolen
Elektrolytstörungen	Hypokaliämie
	Hypomagnesiämie
hohe Plasmakonzentrationen bei	Überdosierung
	Intoxikation
	normaler Dosierung, aber gleichzeitiger Hemmung des Metabolismus und/oder Ausscheidung (z. B. Nieren-, Leberinsuffizienz, Hemmung der Metabolisierung durch entsprechende Begleitmedikation (z. B. Cytochrom P-450-Hemmer)
	schnelle Injektions-/Infusionsgeschwindigkeit
Begleitmedikation mit anderen Repolarisationszeit-verlängernden Pharmaka	

Interaktionswahrscheinlichkeit

Für das Jahr 2009 ermittelte das Deutsche Arzneiprüfungsinstitut e.V. (DAPI) im Auftrag der Bundesapothekerkammer (BAK), dass für jeden vierten Patienten einer gesetzlichen Krankenversicherung, also etwa 15 Mio. Bundesbürger, fünf oder mehr Wirkstoffe gleichzeitig zur Behandlung eingesetzt wurden. Für zwölf Prozent der Versicherten, immerhin etwa sieben Millionen Personen, waren es sogar elf oder mehr Wirkstoffe. Bekannt ist auch, dass mit der Zahl der zugeführten Substanzen auch die Wahrscheinlichkeit von Interaktionen steigt. Diese können aufgrund synergistischer oder additiver Wirkungen erwünscht sein, leider jedoch steigt auch die Wahrscheinlichkeit unerwünschter Arzneimittel-Interaktionen. Dabei ist es in der Praxis selbst für den Fachmann aus seiner klinischen Erfahrung heraus schwierig, das Auftreten einer unerwünschten Arzneimittelinteraktion festzustellen.

Würde man eine Interaktion, die bei bis zu einem von 1000 Patienten auftritt, in der Praxis beobachten wollen, dann müsste man immerhin 3000 Patienten mit dieser Arzneimittelkombination beobachten, um die erwartete Interaktion wenigstens mit einer Wahrscheinlichkeit von 95% gesehen zu haben. Dies bedeutet leider nicht, dass nicht auch schon der erste Patient das Opfer dieser Interaktion werden könnte.

Gleichzeitig sind die pharmakodynamischen und pharmakokinetischen Wege, über die die Interaktion zu einer Konsequenz für den Patienten führen kann, mannigfaltig und die Feststellung, ob ein beobachteter Effekt auf eine bestimmte Interaktion zurückzuführen ist, ist schwer zu treffen. Dies und weitere Effekte führen zu Problemen bei der exakten und quantitativ umfassenden Erfassung, Dokumentation und Analyse arzneimittelbezogener Interaktionen. Neben der Problematik, dass auch im Rahmen der Pharmakovigilanz bei der Kausalitätsbewertung die Einzelsubstanz im Vordergrund steht, muss auch der Tatsache Rechnung getragen werden, dass nicht jede unerwünschte Interaktion durch klinische Effekte auf sich aufmerksam macht. Solche „stillen Interaktionen" drücken sich letztlich in einem Therapieversagen aus, da die Wirksamkeit eines verabreichten Medikaments von dem erwarteten Maß abweicht. Aufgrund dieser Tatsachen ist davon auszugehen, dass die Inzidenz von Arzneimittel-Interaktionen und daraus resultierenden unerwünschten Effekten deutlich unterschätzt wird.

Obwohl es also wichtig ist, bei jeder Arzneimittelverordnung eine Prüfung auf mögliche Interaktionen mit anderen verschriebenen oder in der Selbstmedikation verabreichten Substanzen vorzunehmen, ist es bei der Zahl der möglichen Interaktionen für den Arzt und den Apotheker schwer, auf dem aktuellen Wissensstand zu bleiben und alle möglichen Interaktionen zu berücksichtigen. Auch die vorhandenen Interaktionskompendien weisen untereinander nur eine geringe Konkordanz auf, so dass das Aussprechen oder Unterbleiben einer Warnung von der vor Ort verwendeten Software abhängig sein kann. Dies unterstreicht die Notwendigkeit für den Anwender, die Grundlagen seiner Software zu kennen und die Wichtigkeit des pharmazeutischen Sachverstandes bei der Beurteilung der Resultate.

QT-Zeit-verlängernde Wirkung und sollte deshalb nicht in Kombination mit anderen Arzneimitteln des gleichen Nebeneffekttyps gegeben werden. Je nach Erregerempfindlichkeit sollte hier eine Alternative gewählt werden, beispielsweise Amoxicillin.

Der Impfstatus der Patientin sollte überprüft werden. Insbesondere eine jährliche Influenza-Impfung ist empfehlenswert.

 Plan

- Addition von **Calcium 1000 mg/Vitamin D** 800 i. E. täglich;
- nach Feststellung der aktuellen Knochendichte und einem T-Wert über -2,5 Standardabweichungen (SD): Addition von **Denosumab** 60 mg s.c. alle sechs Monate;
- **Haloperidol** wird abgesetzt und soll soweit notwendig komplett durch **Melperon** ersetzt werden. Dosierung des Melperons: Auftitration auf bis zu 200 mg pro Tag;
- gleichzeitig Abtitration des **Risperidons** bis zur Absetzung.
- **Metoprolol** sollte im Anschluss an die Vereinfachung der neuroleptischen Medikation ausgeschlichen werden;
- **Paracetamol:** 500 mg mittags und abends, mit einer möglichen Steigerung auf maximal 1000 mg mittags und abends. Bei Schmerzpersistenz: **Fentanyl** erhöhen auf: 25 µg/Stunde (ein Pflaster/ drei Tage);
- Gabe von **Rivastigmin:** Beginn 1,5 mg morgens und abends oral, nach zwei Wochen morgens und abends 3 mg oral. Eine weitere Steigerung ist bis zu zweimal 6 mg täglich möglich. Dies sollte im Anschluss an ein Ausschleichen des Metoprolols geschehen.
- Absetzen des **Ranitidins** und Ersatz durch **Pantoprazol** 20 mg morgens. In drei Monaten sollte ein Absetzungsversuch gestartet werden.
- **Amoxicillin** 1000 mg alle 8 Stunden für 7 Tage.

 Monitoring

siehe Tabelle 2 ▷

Was wäre wenn …

? …das bakterielle Erregerspektrum in dem Heim eine Therapie mit einem QT-Intervall-verlängernden Antibiotikum erzwingt?

Eine Therapie wäre dennoch notwendig. Zur Sicherheit sollte vor dem Einsatz des zusätzlichen Medikaments ein EKG aufgezeichnet werden und einige Zeit nach dem Beginn der Medikation eine Kontrolle erfolgen, ob eine bislang symptomfreie Änderung im kardialen Stromfluss aufgetreten ist.

Ein Klinikaufenthalt kann notwendig werden.

Tab. 2: Monitoring

Calcium/ Vitamin D				
Wirksamkeit				
Parameter	**Zeitpunkt**	**Zielwert**	**durch wen**	**Maßnahme**
Erhalt oder Verbesserung der Knochendichte	quartalsweise	Knochendichte mindestens beim Ausgangswert	Arzt	Therapie fortführen
unerwünschte Wirkungen				
Parameter	**Zeitpunkt**	**Zielwert**	**durch wen**	**Maßnahme**
Übelkeit/Erbrechen	täglich	nicht vorhanden	Pflegepersonal	aussetzen der Dosis

Denosumab				
Wirksamkeit				
Parameter	**Zeitpunkt**	**Zielwert**	**durch wen**	**Maßnahme**
Wirbelbrüche	täglich	nicht aufgetreten	Arzt/Pflegepersonal	Therapie fortführen
Hüftbruch	täglich	nicht aufgetreten	Arzt/Pflegepersonal	Therapie fortführen
Erhalt oder Verbesserung der Knochendichte	quartalsweise	Knochendichte mindestens beim Ausgangswert	Arzt	Therapie fortführen
unerwünschte Wirkungen				
Parameter	**Zeitpunkt**	**Zielwert**	**durch wen**	**Maßnahme**
Harnwegsinfektion	kontinuierlich	nicht aufgetreten	Arzt	Antibiotikatherapie
Nierenfunktion	quartalsweise	CrCl > 30 mg/ml	Arzt	Dosisanpassung bei Absinken der Nierenleistung
Hypokalziaemie	quartalsweise	9–11 mg/dl	Arzt	verstärkte Calciumsubstitution
Infektionen der Unterhaut	kontinuierlich	nicht aufgetreten	Arzt/Pflegepersonal	Antibiotikatherapie
Zustand des Kiefers	halbjährlich	keine Osteonekrose	Zahnarzt/Arzt	Therapieänderung unter Nutzen-Risiko-Abwägung
Katarakt	halbjährlich	nicht aufgetreten	Augenarzt	Therapieänderung unter Nutzen-Risiko-Abwägung

Melperon				
Wirksamkeit				
Parameter	**Zeitpunkt**	**Zielwert**	**durch wen**	**Maßnahme**
Verwirrung und Unruhe	kontinuierlich	reduziert/nicht mehr vorhanden	Pflegepersonal/Arzt	nach Ursachenforschung – Dosis erhöhen
unerwünschte Wirkungen				
Parameter	**Zeitpunkt**	**Zielwert**	**durch wen**	**Maßnahme**
QT-Intervall	vor, während und im Anschluss an die Titration monatlich	keine Verlängerung gegenüber Anfangswert, bzw. < 480 ms	Arzt	Dosisreduktion
Kalium	monatlich	Serumkonzentration 4 < x < 5 mmol/L	Arzt	Supplementierung
Magnesium	monatlich	Serumkonzentration < 2 mg/dL	Arzt	EKG zur Beobachtung
Dyskinesie	kontinuierlich	verstärkte Symptomatik	Arzt/Pflegepersonal	Dosisüberprüfung

Fentanyl
Wirksamkeit

Parameter	Zeitpunkt	Zielwert	durch wen	Maßnahme
Schmerzfreiheit	kontinuierlich	keine Schmerzen	Pflegepersonal/Arzt	Dosisanpassung oder Adaption der nicht opioiden Analgetika (Paracetamol)

unerwünschte Wirkungen

Parameter	Zeitpunkt	Zielwert	durch wen	Maßnahme
Obstipation	kontinuierlich	nicht auftretend	Pflegepersonal/Arzt	Intensivierung der Gegenmaßnahmen. Nutzen-Risiko-Abwägung einer Dosisanpassung oder einer Kombination mit einem Co-Analgetikum
Symptome einer Überdosierung	kontinuierlich	nicht auftretend	Pflegepersonal/Arzt	Gegenmaßnahmen und Dosisanpassung

Rivastigmin
Wirksamkeit

Parameter	Zeitpunkt	Zielwert	durch wen	Maßnahme
Verwirrtheit/Demenz	kontinuierlich	nicht zunehmend	Arzt/Pflegepersonal	Therapie weiterführen

unerwünschte Wirkungen

Parameter	Zeitpunkt	Zielwert	durch wen	Maßnahme
Übelkeit/Erbrechen	täglich	nicht vorhanden	Pflegepersonal/Arzt	Titration verlangsamen - bis hin zu einer kurzen Therapieunterbrechung in schweren Fällen
Gewichtsverlust	täglich	nicht vorhanden	Pflegepersonal	Nahrungsaufnahme stärker fördern
Dehydratation	kontinuierlich	nicht auftretend	Pflegepersonal/Arzt	Flüssigkeitsaufnahme fördern
Hautreaktion	täglich	nicht auftretend	Pflegepersonal/Arzt	Therapieunterbrechung
Parkinson-Symptomatik	kontinuierlich	keine Verschlechterung	Pflegepersonal/Arzt	Titration verlangsamen - bzw. die Dosis reduzieren

Pantoprazol
Wirksamkeit

Parameter	Zeitpunkt	Zielwert	durch wen	Maßnahme
kein Auftreten einer Refluxösophagitis bei Bettlägerigkeit	täglich	gegeben	Pflegepersonal/Arzt	Dosis fortführen

unerwünschte Wirkungen

Parameter	Zeitpunkt	Zielwert	durch wen	Maßnahme
Leberenzyme im normalen Bereich	monatlich	AST 5 – 40 U/ L ALT 5 – 35 U /L	Arzt	Dosisreduktion
Muskelschmerzen	täglich	nicht auftretend	Pflegepersonal/Arzt	absetzen nach Schmerzursachenabklärung
Knochenbrüche (Hüfte, Wirbelsäule, Handgelenk)	täglich	nicht auftretend	Pflegepersonal/Arzt	Reduktion der Erhaltungsdosis
Blutbild (Agranulozytose)	monatlich	nicht auftretend	Arzt	absetzen des Medikaments

Metoprolol
Wirksamkeit

Parameter	Zeitpunkt	Zielwert	durch wen	Maßnahme
kein Auftreten der Rhythmusschwankungen	kontinuierlich		Pflegepersonal/Arzt	Versuch einer Absetzung nach der Titrationsphase

unerwünschte Wirkungen

Parameter	Zeitpunkt	Zielwert	durch wen	Maßnahme
Bradykardie/Sturzgefahr	kontinuierlich	nicht auftretend	Pflegepersonal/Arzt	absetzen der Medikation

Amoxicillin
Wirksamkeit

Parameter	Zeitpunkt	Zielwert	durch wen	Maßnahme
Atemwegsinfektion	täglich	abgeschwächt/nicht mehr vorhanden	Arzt/Pflegepersonal	Therapie bis Ende durchführen

unerwünschte Wirkungen

Parameter	Zeitpunkt	Zielwert	durch wen	Maßnahme
allergische Hautreaktionen	kontinuierlich	nicht auftretend	Arzt/Pflegepersonal	absetzen des Medikaments

 Warum der Apotheker gefordert ist

Eine ausführliche Betrachtung der möglichen Kausalitäten im Hinblick auf eine Verschreibungskaskade ist schwierig. Hier ist eine genaue Kenntnis des Nebenwirkungsprofils der Arzneimittel und ihrer möglichen gegenseitigen Beeinflussung gefragt. Diese Kenntnisse gilt es dann auf den Patienten in seiner speziellen Situation (Elektrolytwerte, Alter und aktueller Zustand) anzuwenden. Diese Tätigkeit ist in jedem Fall zeitaufwendig. Für eine spezialisierte Berufsgruppe als Teil eines Teams allerdings um einiges effektiver und effizienter auszuführen als für Berufsgruppen, die dieses Wissen im Nebenfach erwerben.

Zusammenfassung

Es zeigt sich, wie ein Therapieansatz sich immer weiter verstärkt hat und die unerwünschten Wirkungen verordneter Arzneimittel allmählich das ursprüngliche Krankheitsbild komplett überlagern (sog. Verordnungskaskaden). Die latent immer vorhandene Gefahr einer kritisch QT-Zeit-verlängernden Kombination mit der Konsequenz lebensgefährlicher Rhythmusstörungen verstärkte sich so immer weiter, bis ein Schnitt in der Therapie gemacht wurde. ◄

Literatur:

Deutsche Gesellschaft für Psychiatrie, Psychotherapie und Nervenheilkunde, Deutsche Gesellschaft für Neurologie (2009): S3-Leitlinie Demenzen. Internet: www.dgn.org/images/stories/dgn/pdf/s3_leitlinie_demenzen.pdf
AD 2000 Collaborative Group (2004): Long-term donepezil treatment in 565 patients with Alzheimer's disease (AD2000): randomised double-blind trial. Lancet 363: 2105–2115.
Birks J, Grimley Evans J, Iakovidou V, Tsolaki M, Holt FE (2009): Rivastigmine for Alzheimer's disease. Cochrane Database Syst Rev 2: CD001191.
Schwabe U.,Paffrath D., Arzneiverordnungs-Report 2012
Bone HG, Hosking D, Devogelaer JP, Tucci JR, Emkey RD, Tonino RP, Rodriguez, Portales JA, Downs RW, Gupta J, Santora AC, Liberman UA; Alendronate Phase III Osteoporosis Treatment Study Group (2004): Ten years´ experience with alendronate for osteoporosis in postmenopausal women. N Engl J Med 350: 1189–1199.
Cummings SR, San Martin J, McClung MR, Siris ES, Eastell R, Reid IR, Delmas P, Zoog, HB, Austin M, Wang A, Kutilek S, Adami S, Zanchetta J, Libanati C, Siddhanti S, Christiansen C; FREEDOM Trial (2009): Denosumab for prevention of fractures in postmenopausal women with osteoporosis. N Engl J Med 361: 756–765.
The Pain Society (2004): Recommendations for the appropriate use of opioids for persistent non-cancer pain. A consensus statement prepared on behalf of the Pain Society, the Royal College of Anaesthetists, the Royal College of General Practitioners and the Royal College of Psychiatrists. March 2004. Internet: www.britishpainsociety.org/pdf/opioids_doc_2004.pdf
DiPiro et al: Pharmacotherapy a pathophysiologic approach. McGrawHill 2011

Autoren

Andreas N. Förster, Pharm. D., Adler-Apotheke Velbert, studierte Pharmazie in Bonn und Poitiers (Frankreich). Studium an der University of Florida (USA) zum Doctor of Pharmacy, wurde er zum Clinical Assistant Professor for Professional Education an der University of Minnesota (USA) ernannt. Für seine Konzepte zur Integration der pharmazeutischen Betreuung in die öffentliche Apotheke erhielt er den Excellence Award 2009 und den Zukunftspreis Öffentliche Apotheke 2012.

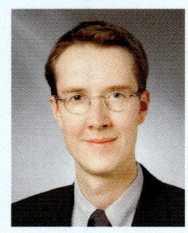

Andreas Niclas Förster, Pharm. D., Adler-Apotheke, Friedrichstr. 185, 42551 Velbert

Robert Hermann studierte Humanmedizin an der Goethe-Universität Frankfurt und ist Facharzt für Anästhesie & Intensivmedizin sowie Facharzt für Klinische Pharmakologie. Er arbeitet als selbstständiger Berater für die klinische Entwicklung innovativer Arzneimittel.

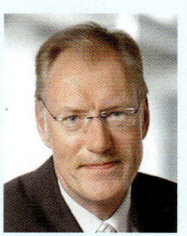

Dr. med. Robert Hermann, Managing Director Clinical Research Appliance, Rossittenstraße 15, 78315 Radolfzell robert.hermann@cr-appliance.com

Hartmut Derendorf, Apotheker, ist Distinguished Professor und Chairman des Departments of Pharmaceutics an der University of Florida in Gainesville, wo er seit 1983 Pharmakokinetik, Pharmakodynamik und Klinische Pharmakokinetik lehrt.

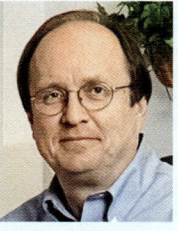

Prof. Dr. Hartmut Derendorf, Distinguished Professor and Chairman, Department of Pharmaceutics, University of Florida

Quellennachweis

Die Fälle wurden folgenden Ausgaben der Deutschen Apotheker Zeitung entnommen

- Eine Patientin mit Hyperlipidämie.. DAZ Nr. 16, 2012
- Eine Schmerz-Patientin... DAZ Nr. 20, 2012
- Eine Hypertonie-Patientin.. DAZ Nr. 25, 2012
- Eine Parkinson-Patientin mit Sturzneigung... DAZ Nr. 29, 2012
- Ein junger Asthma-Patient.. DAZ Nr. 33, 2012
- Eine depressive Patientin... DAZ Nr. 38, 2012
- Ein jugendlicher Diabetiker... DAZ Nr. 41, 2012
- Ein Schlaganfall-Patient.. DAZ Nr. 46, 2012
- Eine junge Rheuma-Patientin.. DAZ Nr. 50, 2012
- Ein Patient mit COPD... DAZ Nr. 3, 2013
- Ein Patient mit bipolarer Störung... DAZ Nr. 8, 2013
- Eine Patientin mit Juckreiz und Ödemen.. DAZ Nr. 11, 2013
- Eine Patientin mit Verhütungswunsch.. DAZ Nr. 17, 2012
- Ein junger CF-Patient.. DAZ Nr. 20, 2013
- Ein Alzheimer-Patient.. DAZ Nr. 25, 2013
- Eine Patientin mit Herzinsuffizienz... DAZ Nr. 29, 2013
- Eine Patientin mit Herzrhythmusstörungen.. DAZ Nr. 33, 2013

Bibliografische Information der Deutschen Nationalbibliothek. Die Deutsche Nationalbibliothek verzeichnet diese Publikation in der Deutschen Nationalbibliografie; detaillierte bibliografische Daten sind im Internet unter http://dnb.d-nb.de abrufbar.

ISBN 978-3-7692-6310-7

© 2014 Deutscher Apotheker Verlag
Birkenwaldstraße 44, 70191 Stuttgart
www.deutscher-apotheker-verlag.de

Printed in Germany

Satz: W. Kohlhammer, Druckerei GmbH & Co. KG, Augsburger Straße 722, 70329 Stuttgart
Druck und Bindung: W. Kohlhammer, Druckerei GmbH & Co. KG, Augsburger Straße 722, 70329 Stuttgart
Umschlagabbildung/Umschlaggestaltung: GO: Grafik und Konzept GmbH, Stuttgart